全国中等卫生职业教育规划教材

案例版

供护理、助产等相

五官科护理

主　编　韩晋玲

副主编　郭蒲霞　王　利

编　委　（按姓氏汉语拼音排序）

　　　　郭蒲霞　韩晋玲　姜　楠

　　　　王　利　王　巍

科学出版社

北　京

内 容 简 介

本教材主要介绍眼科、耳鼻咽喉科、口腔科的疾病概要、护理评估、护理诊断、护理措施和健康指导。在五官科疾病护理内容中,突出常见病和多发病,注意疾病与护理的紧密结合,理论与技能操作的紧密结合。本教材内容精炼、重点突出、编排新颖、图文并茂,符合中职学生的知识水平和心理特点。在每章设有案例、链接、小结、目标检测、考点提示、护理技术操作等以便于学生学习。

本教材为中职护理、助产专业的教材,同时也可供各级护理人员参考。

图书在版编目(CIP)数据

五官科护理 / 韩晋玲主编 . 一北京:科学出版社,2013.2
全国中等卫生职业教育规划教材
ISBN 978-7-03-036696-2

Ⅰ. 五… Ⅱ. 韩… Ⅲ. 五官科学-护理学-中等专业学校-教材
Ⅳ. R473.76

中国版本图书馆 CIP 数据核字(2013)第 028447 号

策划编辑:袁 琦 / 责任编辑:袁 琦 张 艳 / 责任校对:张小霞
责任印制:肖 兴 / 封面设计:范璧合

斜 学 出 版 社 出版
北京东黄城根北街 16 号
邮政编码:100717
http://www.sciencep.com
溉海印刷有限责任公司 印刷
科学出版社发行　各地新华书店经销
*

2013 年 2 月第 一 版　开本:850 × 1168 1/16
2016 年 8 月第三次印刷　印张:8 1/2
字数:269 000
定价:**19.80 元**
(如有印装质量问题,我社负责调换)

前　言

　　为适应卫生职业学校专业教学和五官科护理事业发展的需要，为满足"课岗融合，教、学、做合一"的实用型人才培养模式，我们编写了本教材。在编写的过程中结合中等职业学校学生的学习特点，强调理论知识以"必需、够用"为度，护理知识"必知、应用"即可。注重培养学生的实际操作能力，保持教学与临床"零距离接触"。

　　本教材第1、2、3、4章为眼科护理内容；第5、6、7、8、9章为耳鼻咽喉科护理内容；第10、11、12、13章为口腔科护理内容。由于五官科的特殊性，首先介绍五官科的解剖、生理及常用的诊疗技术，而后着重从疾病概要和临床护理两方面介绍五官科常见病和多发病。前者介绍疾病的病因及发病机制、临床表现、防治要点等。后者应用整体护理的观念介绍护理评估、护理诊断、护理措施及健康教育。

　　本教材每章节均设有课后小结、目标检测、考点提示，并有对应的案例分析、链接，以利于学生更好地掌握本书知识点和基本技能。

　　由于编者在能力和认识上的局限性，本教材难免有不妥之处，恳请广大师生批评指正。

编　者

2012 年 12 月

目 录

第3篇 口腔科患者的护理

第1篇 眼科护理

第1章 眼的应用解剖和生理

眼为视觉器官,包括眼球、视路和眼附属器三部分。眼球接受外界光线并成像于视网膜,再经视路传达到视皮质中枢产生视觉。眼附属器对眼球起保护、运动等作用。

第1节 眼 球

眼球近似球形,正常成年人眼球的前后径平均为24mm,垂直径为23mm,水平径为23.5mm。眼球位于眼眶前部,借眶筋膜、韧带与眶壁联系,前面有眼睑保护,周围有眶脂肪垫衬,以减少眼球的震动。眼球向前平视时,一般突出于外侧眶缘12～14mm,两眼间相差通常不超过2mm。眼球前端称为前极,后端称为后极,前后两半球的连接处称为赤道部。

眼球由眼球壁和眼球内容物组成(图1-1)。

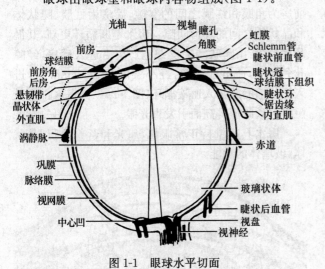

图1-1 眼球水平切面

一、眼 球 壁

眼球壁分为三层。由外向内依次为纤维膜、葡萄膜、视网膜。

(一)外层

外层为纤维膜,由坚韧致密的纤维组织构成,主要起维持眼球形状、保护眼内组织的作用。其前1/6为透明的角膜,后5/6为乳白色的巩膜,两者移行处称为角巩膜缘。

1. 角膜 位于眼球前中央,略呈横椭圆形,横径11.5～12mm,垂直径10.5～11mm。一般以横径表示其大小,小于10mm为小角膜,大于12mm为大角膜。角膜厚度中央部约0.5mm,周边部约1mm,向前呈半球状突起,为眼的屈光系统的重要组成部分。组织学上角膜由外向内分为5层。

(1)上皮细胞层:由5～6层上皮细胞组成,无角化,再生能力强,损伤后修复快且不留瘢痕。

(2)前弹力层:为一层均质无细胞成分的透明膜,损伤后不能再生。

(3)基质层:约占角膜厚度的90%,由排列规则的胶原纤维束薄板组成。损伤后无再生能力,形成瘢痕,留下薄翳。

(4)后弹力层:为坚韧且有弹性的透明均质膜,抵抗力较强,损伤后可再生。

(5)内皮细胞层:为单层六角形扁平上皮细胞,具有角膜-房水屏障功能,损伤后不能再生,依靠邻近细胞扩张和移行来修复。

角膜具有以下特点。

(1)无色透明,是重要的屈光介质之一,其屈光力占眼球总屈光力的3/4。

(2)无血管,代谢缓慢。其营养主要来自角膜缘血管网和房水,代谢所需的氧主要来自空气,故在病理情况下修复缓慢。出现新生血管是重要的病理改变。

(3)感觉灵敏。上皮层含丰富的三叉神经末梢,对微小刺激即产生显著反应,可起到保护眼球的作用。

(4)表面有一层泪液膜,具有防止角膜干燥,保持其光滑、潮湿及光学特性的作用。

2. 巩膜 呈乳白色,不透明,质地坚韧,主要由致密且相互交错的胶原纤维组成。巩膜外表面有眼外肌附着,还有血管和神经穿过的孔道。其厚度不均,后部视神经纤维穿出眼球处的筛状板最薄,易受高眼压的影响而形成特殊的杯状凹陷,临床称为"青光眼杯"。

3. 角巩膜缘　是角膜和巩膜的移行区,宽1～2mm,呈灰白色半透明状。其深部是环绕前房角的Schlemm管和小梁网,是房水排出的主要通道。角巩膜缘也是临床上许多内眼手术切口的标志部位。另外,此处结构薄弱,眼球钝挫伤时易发生破裂。

(二)中层

中层为葡萄膜,因其富含血管和色素,又称血管膜、色素膜,有营养和遮光的作用。由前向后分为三部分,依次是虹膜、睫状体和脉络膜。

1. 虹膜　为一圆盘状薄膜。其颜色因种族不同而异,国人多呈棕褐色。虹膜中央有一圆孔即瞳孔,直径2.5～4mm。虹膜表面有辐射状凹凸不平的皱褶和隐沟,称虹膜纹理。

虹膜组织内有两种眼内肌:一种是瞳孔括约肌,环绕瞳孔周围,由副交感神经支配,司缩瞳作用;另一种是瞳孔开大肌,向虹膜周边呈放射状排列,由交感神经支配,司散瞳作用。瞳孔在眼内肌的协调运动下,随光线的强弱而缩小或扩大,以调节进入眼内的光线,称为瞳孔对光反射。

由于虹膜位于晶状体的前面,当晶状体脱位或手术摘除后,虹膜失去依托,在眼球转动时可发生虹膜震颤。虹膜感觉神经纤维丰富,炎症时可引起疼痛。

2. 睫状体　前接虹膜,后连脉络膜,切面为底向前的三角形环状膜。睫状体前1/3较肥厚,称睫状冠,内表面有纵行放射状突起,称睫状突,其上皮细胞可分泌房水;后2/3薄而平坦,称睫状环。睫状体有丰富的肌纤维,称睫状肌,受副交感神经支配,收缩或舒张时可以松弛或拉紧悬韧带,调节晶状体的厚度而改变眼的屈光能力。视近物时,睫状肌收缩,悬韧带松弛,晶状体靠其自身弹性变厚,屈光力增强,从而看清近物,这种作用称调节。睫状体内富含血管和三叉神经末梢,因此炎症时可引起剧烈疼痛。

3. 脉络膜　前接睫状体,后止于视盘周围,介于视网膜与巩膜之间。含有丰富的血管和色素,主要起营养视网膜外层和遮光的作用。

(三)内层

内层为视网膜,为一层透明膜,是眼的感光部分。可分为两层,外层为色素上皮层,内层为神经感觉层。两层之间有潜在间隙,临床上视网膜脱离即发生在此处。

黄斑位于视网膜后极正对视轴处,为一中央无血管的凹陷区,因富含叶黄素而得名。其中央有一小凹,称为黄斑中心凹,是视觉最敏锐处。距黄斑鼻侧约3mm处,有一直径为1.5mm的淡红色的圆盘状区域,称为视盘(视神经乳头),是视网膜上的视神经纤维汇集并穿出眼球处。视盘中央呈漏斗状凹陷称视杯(生理凹陷)。视盘无感光细胞,故无视觉,在视野中形成生理盲点。

视网膜神经感觉层主要由三级神经元构成。第一级神经元是感光细胞,分视锥细胞和视杆细胞。视锥细胞主要分布在黄斑区,感受强光(明视觉)和色觉;视杆细胞分布在黄斑以外的视网膜周边部,感受弱光(暗视觉),如视杆细胞受损则产生夜盲。第二级神经元为双极细胞。第三级神经元为神经节细胞。各级神经元相互联系,传递视觉信息。

视网膜血管是终末血管,是人体唯一用检眼镜即可观察到的活体血管,其结构和心脑血管相似,故可通过观察眼底血管状态估计心脑血管功能。

考点提示:眼球壁各层的解剖结构及功能

二、眼球内容物

眼球内容物包括房水、晶状体和玻璃体,与角膜共同组成眼的屈光系统。

(一)房水

为具有营养物质的透明液体,充满前房与后房。前房为角膜和虹膜之间的空隙,后房为虹膜、睫状体和晶状体之间的环形间隙。房水不断循环更新,其循环途径为:由睫状突上皮细胞产生后进入后房,经瞳孔到前房,通过前房角,经小梁网和Schlemm管,进入睫状前静脉归入血液循环(图1-2)。当房水排出受阻时可致眼压升高而引发青光眼。

房水具有维持正常眼压、屈光和营养角膜、晶状体、玻璃体的功能。

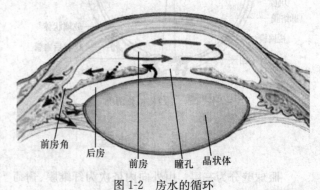

前房角　后房　前房　瞳孔　晶状体

图1-2　房水的循环

考点提示:房水的循环途径

(二)晶状体

形如双凸透镜,富有弹性。位于虹膜和玻璃体之间,通过悬韧带与睫状体联系固定。晶状体由囊和纤维组成。一生中晶状体纤维不断生成,并将旧的纤维挤向中心,逐渐硬化形成晶状体核,核外较新的纤维称为皮质。随年龄增长晶状体核逐渐浓缩、增大,其弹性逐渐减弱,调节功能下降,出现老视。

晶状体无血管,其营养来自房水。当晶状体囊受损或房水代谢发生变化时,晶状体可发生混浊形成白内障。晶状体有屈光功能,是重要的屈光介质之一;可滤去部分紫外线,保护视网膜;在眼的调节功能中也发挥着重要的作用。

(三) 玻璃体

为透明的胶质体,充满于玻璃体腔内,占眼球内容积的4/5。玻璃体无血管和神经,其营养来自脉络膜和房水;无再生能力,当玻璃体病变会浑浊或变性而致视力下降。随年龄增加,玻璃体内可呈凝缩和液化状态,表现为眼前可见黑影飘动(飞蚊症)。玻璃体有屈光、维持眼球形态和支撑视网膜的作用。若玻璃体液化或脱失,则易导致视网膜脱离。

链接

眼的屈光系统

人们常把眼睛比作照相机,眼球壁相当于照相机外壳,屈光系统可以比作镜头,瞳孔好比自动光圈,晶状体的调节作用犹如调整照相距离,而视网膜则是最理想的彩色底片。眼的屈光系统包括角膜、房水、晶状体和玻璃体。角膜与房水的屈光指数相近,二者可以看成一个单球面折射的屈光体(角膜屈光系统)。晶状体位于屈光指数相同的房水与玻璃体之间,为另一具有厚凸透镜折射作用的屈光体(晶体屈光系统)。因此可把眼的屈光系统看成包含两个屈光体,两者屈光力的组合就是整个眼的屈光力。

第2节 视 路

视路是视觉传导的神经通路。起于视网膜,经视神经、视交叉、视束、外侧膝状体、视放射,终止于大脑皮质枕叶的视中枢(图1-3)。

视网膜神经纤维汇集于视盘,穿出眼球后形成视神经,向后经视神经管进入颅内。在蝶鞍处脑垂体上方形成视交叉。此时来自鼻侧的纤维交叉到对侧,与颞侧未交叉的纤维合成视束。视束绕过大脑脚止于外侧膝状体更换神经元,通过内囊形成视放射,终止于大脑皮质枕叶的视中枢。

视路各部的神经纤维排列极有规律,因此,当视路不同部位受损,则出现特定的视野改变,这种变化对眼底病及颅内占位性病变的定位诊断具有重要意义。

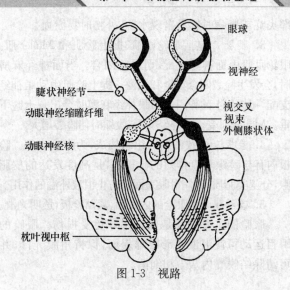

图1-3 视路

视神经由视神经鞘膜包裹,此鞘膜是三层脑膜的延续。鞘膜间隙与相应的脑膜间隙连通,有脑脊液填充。故颅内压升高时,常发生视盘水肿。

第3节 眼附属器

眼附属器包括眼睑、结膜、泪器、眼外肌和眼眶。

一、眼 睑

眼睑覆盖于眼球表面,分上睑和下睑。上、下睑之间的裂隙称睑裂,其内外相连处分别称内眦和外眦。眼睑游离缘称睑缘,睑缘分为前唇和后唇。前唇钝圆,长有睫毛,皮脂腺及变态汗腺开口于毛囊。后唇呈直角,与眼球表面紧密接触。两唇间有一条灰色线,为皮肤与结膜的交界处。灰线与后唇之间有一排细孔,为睑板腺的开口。上下睑缘的内侧端各有一乳头状突起,其上有一小孔称泪点(图1-4)。

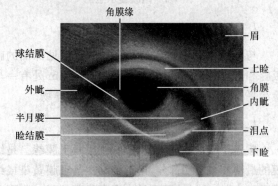

图1-4 眼睑外观

眼睑组织从外向内分5层。

1. **皮肤** 是人体最薄的皮肤之一,易形成皱褶,有利于眼睑的开闭活动。

2. **皮下组织** 为疏松结缔组织和少量脂肪。局部炎症或肾病时容易出现水肿,外伤时易淤血。

3. **肌层**　包括眼轮匝肌、提上睑肌和 Müller 肌。眼轮匝肌由面神经支配,司眼睑闭合。当面神经麻痹时,会发生睑裂闭合不全和泪溢。提上睑肌由动眼神经支配,司提起上睑作用。动眼神经麻痹时会出现上睑下垂。Müller 肌受交感神经支配,收缩时使睑裂增大。

4. **睑板**　由致密结缔组织构成,为眼睑支架。睑板内有与睑缘垂直排列的睑板腺,是高度发达的皮脂腺,分泌类脂质,有润滑眼表面和防止泪液外溢的作用。

5. **睑结膜**　为眼睑的内表面,紧贴睑板,透明光滑。

眼睑的主要功能是保护眼球免受损伤。眼睑的瞬目运动可使泪液润滑眼球表面,保持角膜光泽,并可清除结膜囊内灰尘和细菌。

二、结　膜

结膜是一层光滑且富有弹性的半透明黏膜组织,覆盖于眼睑内面和眼球巩膜前表面。按其部位不同分为睑结膜、球结膜和穹隆结膜,这三部分结膜形成一个以睑裂为开口的囊状间隙,称结膜囊(图 1-5)。

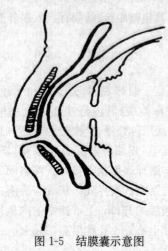

图 1-5　结膜囊示意图

(一) 睑结膜

与睑板黏附牢固,因其透明,所以可见深面的睑板腺和血管。上睑结膜距睑缘后唇约 2mm 处有一与睑缘平行的浅沟,称上睑下沟,较易存留异物。

(二) 球结膜

覆盖于眼球前部巩膜表面,止于角巩膜缘。是结膜的最薄和最透明部分,可被推动。当巩膜黄染或结膜下出血时,透过结膜可见。近穹隆部的球结膜下是注射药物的常用部位。

(三) 穹隆结膜

是睑结膜和球结膜两者的移行部分。此部结膜组织疏松,多皱褶,便于眼球活动。

结膜组织内分布有杯状细胞和副泪腺,分泌黏液和泪液以湿润眼球表面,从而减少接触面摩擦,保护眼球。

三、泪　器

包括分泌泪液的泪腺和排出泪液的泪道两部分(图 1-6)。

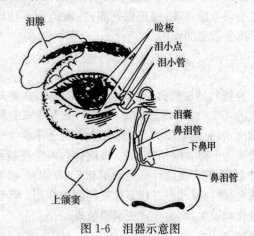

图 1-6　泪器示意图

(一) 泪腺

泪腺位于眼眶外上方的泪腺窝内,正常时不能触及。此外还有位于穹隆结膜下的副泪腺,它们共同分泌泪液润湿结膜囊。泪液为弱碱性透明液体,含有溶菌酶、免疫球蛋白、无机盐和蛋白等。泪液除具有润滑眼球表面的作用外,还具有清洁、杀菌、营养的作用。当异物进入眼内时,便反射性分泌大量泪液,冲洗和稀释有害物质。

(二) 泪道

泪道是泪液的排出通道。包括泪小点、泪小管、泪囊和鼻泪管。

1. **泪小点**　是泪道的起始部,位于上下睑缘内眦部的乳头状突起上,贴附于眼球表面。

2. **泪小管**　为连接泪小点与泪囊的小管。到达泪囊前,上、下泪小管多先汇合成泪总管进入泪囊部,亦有分别直接进入泪囊的。

3. **泪囊**　位于泪囊窝内。其上方为盲端,下方与鼻泪管相连接。

4. **鼻泪管**　位于骨性鼻泪管内。上接泪囊,开口于鼻腔下鼻道。鼻泪管下端的开口处有一半月形的瓣膜,有阀门作用。

泪液排入结膜囊后,经瞬目运动分布于眼球的前表面,通过虹吸作用经泪小点、泪小管、泪囊、鼻泪管排入鼻腔,经黏膜吸收。如泪液排出受阻,可引起泪溢;若泪液分泌不足,则导致干眼症。

链接

电脑族为什么易患干眼症?

正常情况下,人每隔5~6秒眨眼一次。而长时间近距离用眼,如上网、玩游戏,则降到每十几秒甚至二十几秒眨眼一次。在此期间,人的注意力高度集中,易引起血管神经调节紊乱,眼睛泪液分泌不足;另外,由于眼睛一直盯着电脑,眼球水分蒸发过快,容易造成眼睛缺氧,泪液分泌也会减少,从而造成干眼症。调查证实,每天使用电脑3小时以上的人群中,90%都患有干眼症。

四、眼 外 肌

眼外肌是司眼球运动的肌肉。每侧眼有4条直肌和2条斜肌。4条直肌为上直肌、下直肌、内直肌和外直肌,收缩时主要对眼球起上转、下转、内收、外展的作用;2条斜肌是上斜肌和下斜肌,收缩时主要起内旋和外旋的作用(图1-7)。

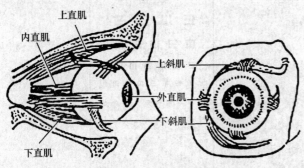

图1-7 眼外肌模式图

眼外肌除上斜肌为滑车神经支配,外直肌为展神经支配外,其余均受动眼神经支配。各条肌肉相互配合协调运动,保证两眼能同时注视一个目标,从而实现双眼单视(立体视觉)功能。眼外肌发生病变可导致斜视、复视或弱视。

五、眼 眶

眼眶为四边锥体形的骨窝,其开口向前,尖朝向后。眼眶有上、下、内、外4个壁。眼眶外侧壁较厚,其前缘稍偏后,眼球暴露较多,有利于外侧视野开阔,但也增加了外伤机会。其他三壁骨质较薄,较易受外力作用而发生骨折,且与额窦、筛窦、上颌窦毗邻。由于眼眶与鼻窦关系密切,鼻窦的炎症和肿瘤常累及到眶内。眼眶壁上有视神经孔、眶上裂、眶下裂等,为神经与血管的通道。

眼眶内容纳了眼球、眼外肌、泪腺、血管、神经和筋膜等,其间有脂肪填充,脂肪起软垫保护作用。在眶深部,距眶尖前约1cm处,视神经与外直肌之间,有一睫状神经节,内眼手术时行球后麻醉,即阻断该神经节。

小 结

眼是人体的视觉器官,我们所感受的外界信息约90%来自视觉。本章重点掌握眼球的构成及功能,熟悉眼附属器的组成及作用,了解视路的组成。能说出眼球壁各层及眼内容物的解剖结构和生理功能、眼附属器的组成及作用、视路的组成及视野缺损的临床意义。

目标检测

一、名词解释

1. 瞳孔对光反射　2. 调节作用　3. 视路

二、填空题

1. 眼是视觉器官,包括_____、_____和_____三部分。

2. 眼球由_____和_____构成。眼附属器由_____、_____、_____和_____构成。

三、选择题

1. 角膜损伤后可以再生的是(　　)
   A. 上皮细胞层与基质层　　B. 上皮细胞层与后弹力层
   C. 上皮细胞层与内皮细胞层　D. 前弹力层与后弹力层
   E. 内皮细胞层与基质层

2. 视力最敏锐的部位是(　　)
   A. 视网膜　　B. 视盘　　C. 黄斑
   D. 视神经乳头　E. 视杯

3. 使眼球形成天然"暗箱"且不透明的是(　　)
   A. 角膜和视网膜　　　　B. 巩膜和视网膜
   C. 角膜和脉络膜　　　　D. 巩膜和脉络膜
   E. 角膜和巩膜

4. 下列对晶状体的描述哪项正确(　　)
   A. 位于角膜和虹膜之间　　B. 为胶状物质
   C. 无调节能力　　　　　　D. 富有血管、神经
   E. 具有弹性

5. 眼的屈光介质不包括(　　)
   A. 角膜　　B. 瞳孔　　C. 房水
   D. 晶状体　E. 玻璃体

6. 不属于泪道组成部分的是(　　)
   A. 泪阜　　B. 鼻泪管　　C. 泪小管
   D. 泪囊　　E. 泪小点

7. 由展神经支配的眼外肌是(　　)
   A. 上直肌　　B. 下直肌　　C. 内直肌
   D. 外直肌　　E. 下斜肌

8. 视觉形成是在(　　)
   A. 视网膜　　B. 视神经　　C. 大脑皮层
   D. 黄斑　　E. 生理盲点

四、简答题

1. 试述眼球壁各层的解剖及功能。

2. 眼球内容物包括哪些? 它们的生理功能是什么?

3. 简述房水的循环途径。

(姜　楠)

第2章 眼科常用护理检查

第1节 视功能检查

视功能检查包括视力、视野、色觉、暗适应、立体视觉、视觉电生理检查等。

> **链接**
>
> ### 视 功 能
>
> 由于光线的特性,人眼对光线的刺激可以产生相当复杂的反应,表现有多种功能。人的眼睛不仅可以区分物体的形状(视力)、明暗(暗适应)及颜色(色觉),而且在视觉分析器(眼球、视路、视中枢)与运动分析器(眼肌活动等)的协调作用下,产生更多的视觉功能(如立体视觉),同时各功能在时间上与空间上相互影响,互为补充,使视觉更精美、完善。

一、视 力 检 查

视力即视敏锐度,是眼辨别最小物象的能力,反映视网膜黄斑中心凹处的功能,也称中心视力,可分为远视力及近视力。

(一) 远视力检查

距离注视目标 5m 或 5m 以外的视力称为远视力。

1. 检查条件 常用国际标准视力表或对数远视力表(采用 5 分记录法)检查远视力(图 2-1)。远视力表悬挂处光线照明要充足,悬挂高度以 1.0 行视标与受检眼等高为宜。检查距离为 5m,若置反光镜,视力表距镜面为 2.5m。

2. 检查方法 检查时两眼分别进行,自上而下,逐行辨认。在 3 秒内能全部辨认出的最小视标为该眼的远视力。一般先右眼后左眼,先健眼后患眼,戴镜矫正者,先查裸眼视力,再查矫正视力。检查时遮盖眼要充分,但勿压迫眼球。受检者要保持正直姿势,勿前倾或歪头看视标。

3. 视力记录 以辨认最小视标行的小数记录。如能看清 0.8 行视标,则记为 0.8,其余类推。戴镜者应记录裸眼视力及戴镜的屈光度和矫正视力。正常标准视力为 1.0。若在 5m 处不能辨认最大视标,

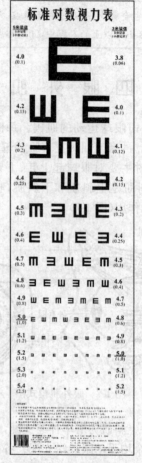

图 2-1 远视力检查表

则令受检者前移至认出为止,按如下公式记录:视力=0.1×检查距离(m)/5(m)。如 3m 处看清 0.1 行视标,则视力=0.1×3/5=0.06。

(1) 对在 1m 处仍不能辨认最大视标者,应检查其眼前分辨指数的能力,记录其最远距离。如为 40cm,则记为"指数/40cm"。

(2) 如在眼前也不能分辨指数,应检查其眼前分辨手动的能力,将手掌放在受检者眼前摆动,记下最远距离,如"手动/20cm"。

(3) 若在眼前不能辨出手动,可在暗室检查光感。用烛光或手电光,测试受检者能否感觉光亮,并记录其最远的光感距离,如在 3m 处能感知光亮,则记录为"光感/3m"。

(4) 不能感知光亮者,记为"无光感"。

对有光感者,还要检查光定位,在受检者眼前1m处9个方位移动点状光源,测定受检眼对光源的分辨力。

(二) 近视力检查

距离注视目标30cm的视力称为近视力。通常指阅读视力。近视力检查可了解眼的调节能力。

1. 检查条件　常用标准近视力表检查。照明充足,避免反光。检查距离为30cm。

2. 检查方法　与远视力检查基本相同,但可以调整距离以获最佳视力。

3. 视力记录　应同时记录视力和距离,若近视力不良,则以最佳视力和距离记录,如"1.0/15cm"、"1.0/40cm"等。戴镜者应检查和记录矫正近视力。标准近视力为1.0/30cm。

考点提示:远视力的检查及记录法

二、视野检查

视野是当眼向前方注视时所见的空间范围,反映视网膜周边部功能,也称周边视力。包括距注视点30°以内范围的中心视野和30°以外范围的周边视野。

(一) 周边视野检查

1. 对比法　是以检查者的正常视野范围与受检者的视野范围作对比,可大致判断受检者的视野是否正常(检查者应为正常视野)。检查者与受检者相距0.5m,对视而坐。检查右眼时,检查者以左眼与受检者右眼彼此注视,各遮盖另眼,检查左眼则相反。检查者以手指或视标置于二人等距离处,从周边向中心移动,如受检者能在各方向与检查者同时看到视标,其视野大致正常。

2. 弧形视野计　是简单的动态周边视野计,为半径33cm的半环弧形板(图2-2)。遮盖一眼,检查者

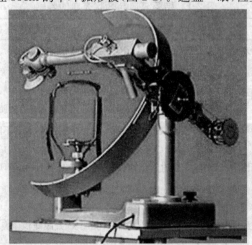

图2-2　弧形视野计

持视标沿弧弓由周边向注视点缓缓移动,将能看清视标的刻度标记在图上,再转动弧弓30°,依次检查12个径线,将各标记点连接起来,即为受检眼的周边视野。采用白色视标所得的正常视野范围为,上方约55°,鼻侧约60°,下方约70°,颞侧约90°。

(二) 中心视野检查

用平面视野计检查(图2-3)。先遮盖一眼,受检眼与黑色屏相距1m,注视屏中心的注视点,用白色视标来动态检查中心视野。可发现视野缺损和暗点。生理盲点为绝对暗点,呈椭圆形,垂直径7.5°,横径5.5°,位于注视点外15.5°,水平线下1.5°处。

考点提示:正常视野范围及生理盲点的位置

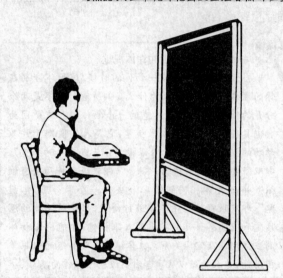

图2-3　平面视野计检查

三、色觉检查

色觉是人眼的辨色能力,反映视锥细胞的功能。色觉异常可分为先天性和后天性,常见的色觉障碍是一种性连锁隐性遗传的先天异常,多见于男性。后天性色觉异常继发于视网膜、视神经或视中枢病变。色觉障碍较轻者为色弱,较重者为色盲。临床上以红绿色觉障碍多见。

色觉检查法:在室内良好的自然光线下,受检者双眼同时看色盲检查图,距离约0.5m,让其在5秒钟内读出图中数字或图形,然后按所附说明书判断其色觉为正常、色盲或色弱。

四、暗适应检查

当人从明处进入暗处时,起初一无所见,以后渐能看清暗处的物体,眼的这种随着光敏感度逐渐增进,最终达到最佳状态的过程称为暗适应。暗适应常在暗室

内行对比法检查,即受检者与暗适应正常的检查者同时进入暗室,比较两人辨认周围物体的时间,如受检者的时间明显延长,则表示其暗适应能力差。暗适应检查可了解视杆细胞的功能。视网膜色素变性、维生素A缺乏症等可导致暗适应时间延长,甚至夜盲。

五、立体视觉检查

立体视觉又称深度觉,或空间视觉,是感知物体立体形状及不同物体相互远近关系的能力。立体视觉一般以双眼单视为基础,大脑视中枢将两眼视网膜上所成的像融合成一个,其主观感觉具有三维性,形成立体视觉。立体视觉常用同视机或立体视觉检查图片检查。

> **链接**
>
> **双眼的立体视觉**
>
> 当你注视空间中某一物体的时候,该物体分别在你的左右眼成像。那么为什么我们所看到的不是两个分开的物体,而是有立体感的一个物体呢?这是因为我们具备非常完善的双眼视觉,它是人类区别于许多动物的视觉能力之一。双眼视觉分三级:"同时知觉",即双眼要能够同时视物;"融合",即双眼可将两个有细微差异而大体相同的像融合成为一个像;"立体视觉",即双眼将其差异部分进行处理,形成对物体的深度觉和空间感。具有完善的双眼视觉,才能感知物体的立体形状及空间关系。立体视觉是最高级的双眼单视功能,是人类赖以从事各种高级精细工作的基础。

六、视觉电生理检查

视觉电生理检查包括眼电图(EOG)、视网膜电图(ERG)及视觉诱发电位(VEP)。是应用视觉电生理仪测定视网膜受光照射或图形刺激时发生的生物电活动,以了解视觉功能和相关疾病,是一种无创伤性的客观检查法。

第2节 眼部检查

眼部检查应在良好照明下系统地进行。按从右向左、从外向内、从前向后的顺序进行。

一、眼附属器检查

(一)眼睑检查

观察有无眼睑位置异常、倒睫,睫毛根部有无鳞屑、脓痂和溃疡;眼睑运动如何,两侧睑裂是否对称,

闭合功能是否正常;眼睑皮肤有无红肿、淤血、瘢痕或肿物。

(二)泪器检查

观察泪腺部位有无红肿、压痛;泪小点有无外翻或闭塞;泪囊区有无红肿或瘘管,压迫泪囊部有无分泌物自泪小点溢出;泪道冲洗是否通畅。

(三)结膜检查

1. 翻眼睑的方法　翻上眼睑:嘱受检者双眼放松,向下注视,检查者用一手示指和拇指轻提睑缘皮肤向前,使眼睑离开眼球,示指下压,拇指上推,即可顺利翻转上睑;将上睑固定眶上缘,另一手向上推压眼球,上穹隆即可暴露(图2-4)。

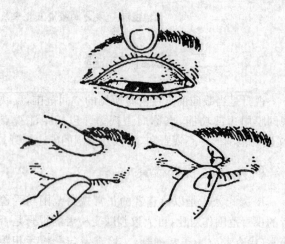

图2-4　上睑翻转法

翻下眼睑:用拇指或示指将下睑向下牵拉,同时嘱受检者向上注视,即可完全暴露。

2. 检查睑结膜　注意有无充血、乳头、滤泡、瘢痕、结石、异物、新生物和睑球粘连等。应特别注意区分结膜充血与睫状充血(表2-1)。

表2-1　结膜充血与睫状充血的鉴别

	结膜充血	睫状充血
血管来源	浅层结膜后动脉血管	深层睫状前动脉血管
颜色	鲜红色,滴肾上腺素后充血即消退	暗红色,滴肾上腺素后充血不消退
部位	愈近穹隆处充血愈明显	愈近角膜缘处充血愈明显
血管形态	血管呈网状、树枝状,轮廓清楚	血管呈放射状,轮廓不清
移动性	推动球结膜时,血管可随之移动	推动球结膜时,血管不随之移动
分泌物	多有黏液性或脓性	少或无
充血原因	结膜炎	角膜炎、虹膜睫状体炎、青光眼

（四）眼球位置及运动检查

正常眼球突出度为 12～14mm。观察两眼位置是否相同;眼球大小有无异常,有无突出、凹陷;观察眼球的运动是否正常等。

（五）眼眶检查

观察眼眶是否对称;眶缘触诊有无缺损、压痛;眶内有无肿块。

考点提示:结膜充血与睫状充血的鉴别

二、眼球前段检查

眼球前段检查常用两种方法:一种是利用聚光手电筒配合放大镜进行检查(斜照法);另一种是采用裂隙灯显微镜进行检查。

（一）角膜检查

观察角膜大小、形状、弧度、透明度等,正常角膜直径为 11.5～12mm,<10mm 为小角膜,>12mm 为大角膜。

注意角膜有无异物、浸润、水肿、溃疡、瘢痕、血管翳等病变;角膜知觉如何,角膜后有无沉着物(KP)。

1. 荧光素钠染色检查法 用消毒的 1%荧光素钠溶液滴于结膜囊内,正常角膜不着色,如角膜上皮缺损或溃疡,病变区被染成黄绿色。

2. 角膜知觉检查 用消毒的纤细棉丝以尖端从眼外侧轻轻触及角膜表面,立即引起瞬目反射者为知觉正常,否则为异常。

（二）巩膜检查

观察巩膜颜色(充血、出血、黄染、色素沉着等),注意有无结节、隆起及压痛。

（三）前房检查

观察前房的深浅度和房水的清晰度。

（四）虹膜及瞳孔检查

观察虹膜颜色、纹理,注意有无新生血管、色素脱落、结节、萎缩、粘连及震颤。

正常瞳孔直径为 2.5～4mm。观察瞳孔大小,两侧瞳孔是否等大、等圆,位置及运动有无异常,注意有无后粘连,瞳孔各种反射是否正常。

（五）晶状体检查

观察晶状体有无混浊和脱位。

三、眼球后段检查

常在暗室里用检眼镜进行眼球后段检查。检眼镜分为直接和间接两种。直接检眼镜检查右眼时,检查者站在受检者右侧,右手持检眼镜,用右眼检查,检查左眼时则相反(图 2-5)。

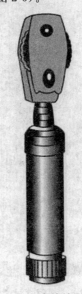

图 2-5 直接检眼镜

（一）玻璃体检查

散瞳后,将检眼镜镜盘转至+8～+10D 处,距受检眼 10～20cm,观察玻璃体内有无出血及黑影飘动。

（二）眼底检查

嘱受检者固视前方,将检眼镜移至受检眼前约 2cm 处,将转盘拨至 0 处,对屈光不正者可转动镜盘至看清眼底为止。正常眼底呈橘红色。

1. 观察视盘 在视网膜中央偏鼻侧,可见一淡红色略呈椭圆形的视盘,其中央色泽稍淡为生理凹陷。观察视盘有无水肿、萎缩等。

2. 观察黄斑区 在视盘颞侧约 2PD(视盘直径)处有一颜色稍暗的无血管区,即为黄斑,其中央有一针尖样的反光点,称为中心凹反射。

3. 观察血管 视网膜中央动脉较细呈鲜红色,静脉较粗呈暗红色,动静脉比例正常为 2:3。

4. 观察视网膜、脉络膜 有无出血、渗出、水肿、脱离等。

第3节 眼科其他检查

一、裂隙灯显微镜检查

裂隙灯显微镜是眼科最常用的检查仪器(图

2-6)。检查需在暗室内进行,由光源投射系统和放大系统组成。通过调节焦点和光源宽窄,将透明的眼组织切成一个光学切面,经显微镜放大后,详细观察眼球前段组织的细微变化。如附加前置镜、前房角镜和三面镜,可检查前房角、玻璃体和眼底的变化。

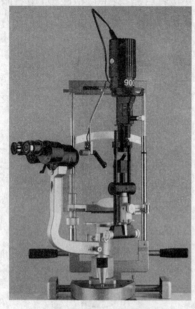

图 2-6　裂隙灯显微镜

二、眼压测量

眼压是眼球内容物作用于眼球壁的压力。正常眼压范围为 10～21mmHg。眼压测量对青光眼的诊断及治疗具有重要意义。测量方法包括指测法和眼压计测量法(图 2-7)。

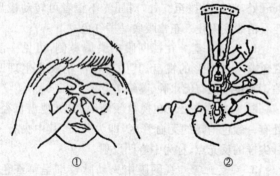

图 2-7　眼压测量法
①指测法；②Schiotz 眼压计测量

(一) 指测法

嘱受检者两眼向下注视,检查者将两手示指尖放在上睑皮肤面,两指交替轻压眼球,感觉眼球硬度来判断眼压的高低。若指尖的感觉如同触压前额、鼻尖及嘴唇的感觉,则粗略判定为眼压增高、正常、降低。记录方法:眼压正常记为 Tn;眼压偏高、很高和极高

记为 T+1、T+2 和 T+3;眼压偏低、很低和极低记为 T−1、T−2 和 T−3。

(二) 眼压计测量法

1. 压陷眼压计测量　常用 Schiotz 眼压计测量,所测数值受眼球壁硬度的影响。受检者低枕仰卧,滴 0.5% 丁卡因溶液 2～3 次。在等待麻醉期间,应检查眼压计,先在试板上测试指针是否指零,再用乙醇棉球擦拭底板待干。测量时嘱受检者两眼直视眼前一目标或自己手指,使两眼角膜保持水平正中位置。检查者右手持眼压计,左手拇指及示指分开上下眼睑,并固定于眶缘上,不可压迫眼球。将眼压计底板垂直放在角膜中央,观察指针刻度,如读数小于 3,应更换更重的砝码再测。测量毕,结膜囊内滴抗生素眼液,并嘱闭目休息片刻。记录方法:如砝码重量为 5.5g,刻度读数为 4,则记录为 5.5/4=20.55mmHg。

2. 压平眼压计测量　目前国际比较通用的是 Goldmann 压平眼压计,安装在裂隙灯显微镜上,坐位测量。基本不受眼球壁硬度和角膜弯曲度的影响,测量准确。

3. 非接触眼压计测量　是一种不接触眼球的测量方法。不用麻醉和消毒,避免了眼压计接触角膜引起的交叉感染,可用于对表面麻醉剂过敏者,但准确性稍差。

三、眼屈光检查

屈光检查即验光,用以检查眼的屈光状态,作为配镜或治疗的依据。

(一) 主觉验光法

是靠受检者主观感觉判断为准,来决定屈光性质和程度。常用插片法,不散瞳,根据患者的裸眼视力及主诉,通过试镜达到最佳视力。此法简单易行,但易受调节作用的影响,不够精确。规范的主觉验光应在中和验光仪上进行,可减少调节因素的影响,达到最佳矫正视力。

(二) 他觉验光法

1. 检影法　是一种较准确的客观测量屈光不正的方法。先用散瞳剂使睫状肌充分麻痹,然后在暗室内用检影镜观察受检眼瞳孔区的影动,寻找中和点,确定屈光不正的度数。

2. 电脑验光法　用电脑验光仪进行验光,方便快速,但不很准确,需再行主觉验光进行调整,方可配镜。

四、眼底荧光血管造影

是将造影剂从肘静脉快速注入体内,利用眼底照相机连续拍摄眼底血管及其灌注的过程,动态观察视网膜和脉络膜血管情况,可以查明一般检眼镜不能发现的微循环病变。

五、眼科影像学检查

近年来影像学检查发展迅速,已逐渐成为眼科临床诊断的常用方法。影像学检查对眶内和颅内病变的诊断有重要价值,包括眼部超声波检查、电子计算机断层扫描、磁共振成像及眼科计算机图像分析等高新技术。

小 结

眼的结构精细,功能特殊,因此眼科检查与其他临床学科差别很大。眼部检查应仔细,动作应轻巧,按解剖层次从前向后,从外向内顺序进行。本章重点掌握视功能检查,熟悉眼部检查,了解眼科其他检查。学会正确进行视力、视野、色觉、眼压、眼附属器及眼球前段的顺序检查,会进行翻眼睑操作。

目标检测

一、名词解释

1. 视力 2. 视野 3. 暗适应

二、填空题

1. 视功能检查包括_____、_____、_____、_____、_____、_____。
2. 周边视野的范围在_____以外。正常视野范围上方约_____,鼻侧约_____,下方约_____,颞侧约_____。
3. 眼压是_____作用于_____的压力,正常眼压值是_____。
4. 距离注视目标_____cm的视力称为近视力。

三、选择题

1. 远视力检查时,以下哪项错误( )
   A. 先测右眼再测左眼
   B. 视力表中的0.1行与眼平行
   C. 用对数视力表应采用5分记录法
   D. 视力表挂在光线充足的地方
   E. 自上而下依次辨认视标
2. 色觉反映以下哪种细胞的功能( )
   A. 视锥细胞   B. 视杆细胞
   C. 双极细胞   D. 神经节细胞
   E. 以上都不对
3. 正常标准视力为( )
   A. 0.8   B. 0.9
   C. 1.0   D. 1.2
   E. 1.5
4. 下列眼科护理检查顺序中,哪项不妥( )
   A. 先健眼后患眼   B. 先眼部检查后视功能检查
   C. 先右眼后左眼   D. 先一般检查后特殊检查
   E. 先外后内
5. 自然光照下瞳孔直径为( )
   A. 1~2mm   B. 2~3mm
   C. 3~3.5mm   D. 2.5~4mm
   E. 4~4.5mm
6. 距离视力表1.5m处才看清最大视标,其远视力为( )
   A. 0.1   B. 0.09
   C. 0.07   D. 0.05
   E. 0.03
7. 眼底检查主要采用
   A. 望诊   B. 检影镜
   C. 检眼镜   D. 裂隙灯显微镜
   E. 放大镜

四、简答题

1. 试述结膜充血与睫状充血的鉴别。
2. 如何进行远视力检查?
3. 说出常用眼科检查仪器的名称及用途。

(姜 楠)

第3章 眼科患者的护理

第1节 眼睑及泪器疾病患者的护理

一、睑缘炎

【疾病概要】

睑缘为眼睑皮肤和睑结膜的汇合处,发生在睑缘部分的炎症称为睑缘炎。其病因为睑腺分泌过旺合并轻度细菌感染。有害理化因素的刺激、屈光不正、不良卫生习惯和睡眠不足等可为诱因。睑缘炎的分型及临床表现见表3-1。

表3-1 睑缘炎的分型及临床比较

类型	临床表现	并发症与后遗症
鳞屑性睑缘炎	痒、睑缘红肿,附着白色鳞屑	慢性结膜炎、脱睫,可再生
溃疡性睑缘炎	痛、睑缘红肿、脓点、溃疡	慢性结膜炎、秃睫、睫毛乱生
眦部睑缘炎	外眦奇痒,眦部皮肤糜烂	慢性结膜炎、眦角粘连

防治原则:消除病因和各种诱因。在清洁局部的基础上使用抗生素眼药。

【临床护理】

(一)护理评估

1. 健康史 了解患者的卫生习惯、生活环境及饮食习惯。如是否常用不洁手或手帕擦眼;有无不良理化因素(粉尘、烟熏或使用劣质化妆品等)的长期刺激;是否喜食辛辣刺激性食物,是否嗜烟酒;了解患者是否有体弱、营养不良、糖尿病、屈光不正等。

2. 身心状况

(1)身体状况:睑缘炎有睑缘、眦角处红肿,有鳞屑或溃疡,睫毛脱落。

(2)心理状况:本类疾病在病变较轻时,由于视力影响不大,患者往往重视不够而延误治疗,症状较重者则因疼痛不适,容貌受到影响,则易产生焦虑、恐惧情绪。

(二)主要护理诊断及合作性问题

1. 舒适的改变 眼痛、刺痒等,与眼睑疾病有关。

2. 焦虑 与舒适改变、容貌受影响有关。

3. 知识缺乏 缺乏眼睑疾病的防治常识。

(三)护理措施

1. 心理护理 耐心听取患者主诉,解释病情,介绍治疗方法,解除其焦虑心理。

2. 观察病情 密切观察患者眼局部变化。

3. 局部处理及用药 指导患者正确使用滴眼液及眼药膏。睑缘炎用0.9%氯化钠溶液或3%硼酸溶液每天轻拭睑缘,去除鳞屑和痂皮,然后涂抗生素眼膏,炎症消退后再持续治疗2~3周,以防复发;眦部睑缘炎滴用0.5%硫酸锌滴眼液,每天3~4次,抑制莫-阿双杆菌。

(四)健康教育

养成良好的眼部卫生习惯,如饭前、便后洗手,不用脏手或不洁手帕揉眼,不用劣质化妆品,不过度用眼。

二、眼睑腺体疾病

> ━━◆ 案例3-1 ◆━━
>
> 患者男,18岁。右眼皮红、肿、痛2天,加重1天。
>
> 检查:右眼上睑红肿,睑缘中部可见局限性隆起,约4mm×6mm,压痛(++),触之有波动感。顶部可见黄白色脓点。结膜无充血,角膜透明。
>
> 问题:1. 你评估该患者患了何病?
>
> 　　　2. 应采取什么护理措施?

【疾病概要】

(一)睑腺炎

睑腺炎又称麦粒肿,是眼睑腺体的急性化脓性炎症。发生在睫毛毛囊或其附属皮脂腺的为外睑腺炎,发生在睑板腺的为内睑腺炎。

1. 症状 患眼局部疼痛。

2. 体征 患者眼睑病变处呈现红肿硬结,状似麦粒。数日后硬结软化,顶部出现黄白色脓点,触之有波动感。脓肿破溃后脓液排出,症状消退。

3. 治疗原则 初期应热敷、理疗,局部应用抗生素。脓肿形成后及时切开排脓。

(二) 睑板腺囊肿

睑板腺囊肿又称霰粒肿,是因睑板腺开口阻塞,腺体分泌物潴留,刺激周围组织导致肉芽组织增生而形成的慢性肉芽肿。

1. 症状 眼睑皮下可触及一圆形硬结,多无自觉症状。

2. 体征 硬结表面光滑,无红肿、压痛。相应部位的睑结膜面可呈紫红色,有时自此穿破,排出胶样内容物。

3. 治疗原则 对小而无症状者无须处理。稍大者可采用热敷、理疗或向囊腔内注射糖皮质激素等方法促其消散。对大者需手术摘除。

【临床护理】

(一) 护理评估

1. 健康史 了解患者是否有体弱、营养不良、糖尿病、屈光不正等。

2. 身心状况

(1) 身体状况:睑腺炎,患侧眼睑红肿,疼痛,硬结,压痛等;睑板腺囊肿,可触及眼睑皮下肿块,无疼痛及压痛,无急性炎症征象,相应的睑结膜面呈紫红色。

(2) 心理状况:本疾病在病变较轻时,由于视力影响不大,患者往往重视不够而延误治疗,症状较重者则因疼痛不适,容貌受到影响,易产生焦虑、恐惧情绪。

(二) 主要护理诊断及合作性问题

1. 舒适的改变 眼痛,与眼睑腺体的炎症有关。

2. 焦虑 与舒适改变、容貌受影响、手术有关。

3. 潜在并发症 眼睑蜂窝织炎、海绵窦血栓性静脉炎等。

4. 知识缺乏 缺乏对本类疾病正确处理的知识。

(三) 护理措施

1. 心理护理 耐心听取患者主诉,解释病情,介绍治疗方法,解除其焦虑心理。

2. 局部处理及用药 指导患者正确使用滴眼液及眼药膏。睑腺炎局部应用抗生素眼液及眼膏(如氧氟沙星),并早期热敷、理疗,有助炎症消散,后期热敷可促进脓肿形成。不能自行吸收的稍大睑板腺囊肿可穿刺抽出内容物、并向囊内注射抗生素加糖皮质激素,外加热敷。

3. 手术护理 首先做好心理护理,耐心解释手术治疗的必要性、安全性,以消除患者紧张恐惧的心理。

(1) 睑腺炎行脓肿切开术,脓肿成熟后配合医生切开排脓,注意两点:

1) 切口方向:外睑腺炎在皮肤面与睑缘平行切开;内睑腺炎在睑结膜面与睑缘垂直切开。

2) 脓肿未成熟禁过早切开及挤压,以免炎症扩散,引起败血症或海绵窦脓毒血栓性静脉炎,危及患者生命。

(2) 睑板腺囊肿行囊肿切除术。按外眼手术护理常规准备,配合医生完成手术。术后次日遵医嘱撤去眼垫并进行眼部换药,滴抗生素眼液至反应消失(图 3-1)。

考点提示:急性睑腺炎的护理措施

(四) 健康教育

1. 注意眼部卫生,养成良好的卫生习惯,如饭前、便后洗手,不用脏手或不洁手帕揉眼,不过度用眼。

2. 提高患者对眼部疾病的认识,对营养不良、糖尿病、结膜的慢性炎症、屈光不正等患者,应及早进行治疗;体质弱者应增强体质,提高机体抵抗力。

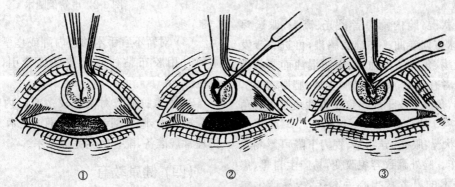

图 3-1 睑板腺囊肿摘除术
①切开;②刮除内容物;③剪除囊壁

三、睑位置异常

【疾病概要】

(一) 睑内翻与倒睫

睑缘向眼球方向翻转的异常状态称睑内翻。睫毛倒向眼球,刺激眼球称倒睫。常因睑结膜瘢痕收缩、眼轮匝肌痉挛性收缩所致。婴幼儿睑内翻常因先天性因素所致,随年龄增长可逐渐消除。

1. 症状　异物感、畏光、流泪、疼痛。

2. 体征　睑缘内卷,睫毛倒向眼球,摩擦刺激角膜。

3. 治疗原则　在去因治疗的基础上,可行电解倒睫术或睑内翻矫正术。

(二) 睑外翻

睑外翻是睑缘离开眼球向外翻转,睑结膜不同程度的暴露在外的反常状态。常因眼睑皮肤瘢痕挛缩、面神经麻痹、眼轮匝肌张力减弱所致。

1. 症状　轻者泪溢,重者可因角膜干燥、暴露引起视力下降。

2. 体征　轻者睑结膜外翻、充血、干燥、肥厚,重者可出现角膜混浊。

3. 治疗原则　首先应针对病因治疗,无效时手术矫正外翻。在此治疗过程中,要保持眼球湿润,防止暴露性角膜炎的形成。

【临床护理】

(一) 护理评估

1. 健康史　了解患者有无沙眼、内眦赘皮、眼轮匝肌过度发育、先天性睑内翻等病症。患者眼睑皮肤有无由于炎症、烧伤、创伤及手术所遗留的瘢痕,有无面神经麻痹等疾病。

2. 身心状况

(1) 身体状况:睑内翻患者畏光、流泪、眼睑痉挛,睑缘向眼球方向卷曲。如继发感染,可进一步发展形成角膜溃疡、角膜新生血管、角膜混浊而影响视力。睑外翻患者有泪溢、畏光、结膜干燥、肥厚、角化,睑裂闭合不全,角膜上皮干燥导致暴露性角膜炎或角膜溃疡。

(2) 心理状况:眼痛、异物感、视力下降可影响患者的生活、工作。睑外翻致容貌改变,易产生自卑、焦虑情绪。需手术的患者常担心手术疗效,易产生焦虑、恐惧心理。

(二) 主要护理诊断及合作性问题

1. 舒适的改变　畏光、流泪、异物感或泪溢等,与眼睑位置异常的疾病有关。

2. 自我形象紊乱　自卑,与睑外翻致容貌改变有关。

3. 焦虑　与舒适改变、容貌改变、手术有关。

4. 潜在并发症　角膜混浊,眼干燥症。

5. 知识缺乏　患者对眼睑位置异常的危害性认识不足。

(三) 护理措施

1. 心理护理　耐心听取患者主诉,解释病情,介绍治疗方法,解除其焦虑心理。

2. 保护角膜　睑内翻、倒睫、睑外翻合并眼裂闭合不全均可造成角膜受伤发病,从而影响视力,因此保护角膜为护理的重点。

(1) 眼部滴抗生素眼液,防止角膜炎症。睑外翻合并眼裂闭合不全者,眼结膜内涂大量抗生素眼药膏,再用眼垫包盖。

(2) 倒睫可采用电解倒睫术拔除(图3-2)。

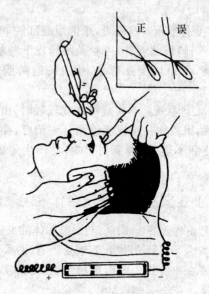

图3-2　电解倒睫术

(3) 对暂不宜手术的睑内翻或痉挛性睑内翻者,可暂时用胶布粘住眼睑皮肤面牵引,使睑缘向外复位。

3. 手术护理　对倒睫较多或睑内翻患者,行睑内翻矫正术,睑外翻者行睑外翻矫正术。按外眼手术护理常规准备,配合医生完成手术。

(四) 健康教育

1. 告知患者及家属长期眼睑位置异常,可致角膜混浊、溃疡,应早治疗,减少并发症发生。

2. 对患有慢性结膜炎的老年人,教会患者正确揩拭眼泪的方法:用手帕由下眼睑向上揩,以免向下揩拭导致睑外翻。

四、慢性泪囊炎

【疾病概要】

慢性泪囊炎是由于鼻泪管狭窄、阻塞,泪液滞留于泪囊,导致泪囊黏膜细菌感染,形成的慢性化脓性炎症。好发于中老年女性,以单眼多见。沙眼、泪道外伤、鼻炎、鼻息肉、下鼻甲肥大等因素与发病有关。

1. 症状　泪溢、流脓。

2. 体征　结膜充血,内眦周围皮肤浸渍、糜烂、粗糙肥厚。指压或冲洗泪道,有大量黏液脓性分泌物反流到结膜囊内。

慢性泪囊炎是眼部的感染病灶。当眼外伤或施行内眼手术时,极易引起眼内的化脓性感染。应高度重视此病对眼球构成的潜在性威胁。

3. 治疗原则　消除病因;局部滴抗生素眼液;泪道冲洗以及手术治疗。术式有泪囊摘除术、鼻泪囊吻合术和鼻内窥镜下的鼻泪囊吻合术。

【临床护理】

(一) 护理评估

1. 健康史　了解患者有无结膜炎、沙眼、鼻炎、鼻窦炎、鼻中隔偏曲等病史。

2. 身心状况

(1) 身体状况:主要症状为泪溢;患眼内眦部皮肤潮红、糜烂、湿疹,结膜充血,泪囊区隆起,压迫有黏液或脓性分泌物自泪小点溢出。

(2) 心理状况:由于泪溢、流脓症状长期存在,患者心理负担较大,产生焦虑心理。

(二) 主要护理诊断及合作性问题

1. 舒适的改变　泪溢,与鼻泪管阻塞有关。

2. 自我形象紊乱　与眦部皮肤潮红、糜烂,影响容貌有关。

3. 恐惧　与害怕手术有关。

4. 知识缺乏　缺乏泪囊炎防治知识。

5. 潜在并发症　角膜炎、角膜溃疡、眼内感染。

(三) 护理措施

1. 恢复泪道通畅

(1) 控制感染:慢性泪囊炎早期,遵医嘱滴抗生素眼液,3~5 次/天,滴眼药前先压迫泪囊部将分泌物挤出。

(2) 泪道冲洗:慢性泪囊炎用 0.9% 氯化钠溶液或抗生素眼液冲洗泪道,冲洗至水清无脓液为止,洗毕滴抗生素眼液,每日或隔日冲洗一次。冲洗数次后注入液中加入糖皮质激素,效果较好。

(3) 泪道探通:慢性泪囊炎经泪道冲洗和抗感染治疗,待分泌物消退后方可进行。

2. 手术护理　需行手术的患者,按外眼手术前、手术后的常规护理。

(1) 术前护理

1) 清洁术区:术前滴抗生素眼液 3 天,进行泪道冲洗及鼻腔冲洗,术前 1 天术侧鼻腔应滴抗生素及收敛药液收缩鼻黏膜。

2) 心理护理:将手术的目的、方式、经过及手术后可能出现的问题,用适当的方式简明扼要地介绍给患者,并给予安慰和鼓励,消除患者紧张恐惧的心理。

(2) 术后护理:术后取半卧位以利引流;嘱患者勿牵拉鼻腔填塞物及用力擤鼻;遵医嘱用 1% 麻黄碱液滴鼻;换药要严格无菌操作,观察吻合口通畅情况,发现异常情况,及时报告医生处理;术后第 3 天开始冲洗泪道,并注意观察患者的反应,有无流泪、疼痛、渗血、分泌物及发热等情况。

考点提示:慢性泪囊炎术后护理要点

(四) 健康指导

1. 提高患者对疾病的认识,及早治疗沙眼、睑缘炎、睑内翻及慢性鼻炎、鼻中隔偏曲等疾病,预防本病的发生。

2. 向患者介绍慢性泪囊炎的病因及潜在危害,积极治疗本病,预防并发症。

链接

眼泪的种类和作用

科学家研究分析眼泪有三种。第一种是在眨眼时产生的,即所谓的"基础泪"。这种泪的主要成分是盐和灭菌物质。对于这种泪水,我们一般感觉不到它的存在。但是,如果没有它,我们的眼睛里会感到有异物存在,甚至会因角膜干涩而导致失明。

第二种眼泪,也具有纯生物作用,它是因为眼部受到刺激流出的泪水。这种泪水的产生,是一种保护性的反应。通过这种保护,我们可以防止异物和脏东西进入眼睛里。

第三种眼泪,即由于激动而流出的眼泪。研究证实,这种眼泪只有人类才有。人类在感到悲痛、受到恫吓、感到高兴或出于同情时,一般很难抑制住这种眼泪的流出,这种泪水是一种心理上的反应。新近研究发现,因情感变化而流下的眼泪,在泪水中有两种神经传导物质。这两种物质随泪液排出后,可缓解悲伤者的紧张情绪,减轻痛感和消除忧虑。

小 结

本节所讲疾病为眼科的常见疾病。有睑缘、睑腺、泪囊部位的急、慢性炎症。有睑位置异常的睑内翻、睑外翻。局部主要表现为红、肿、热、痛和对角膜的刺激。治疗应着眼于去因和对症两个方面。临床护理中应注意指导患者使用正确的滴眼液和涂眼膏的方法。

目标检测

一、名词解释

1. 睑腺炎　2. 睑板腺囊肿

二、填空题

1. 睑缘炎分三种类型,即_____、_____、_____。
2. 睑腺炎又称_____,分为两种,即_____和_____。
3. 睑腺炎脓肿形成后应切开排脓,外睑腺炎应在_____切开,切口与睑缘_____;内睑腺炎则在_____切开,切口与睑缘_____。

三、选择题

1. 睑板腺囊肿常由于什么所致（　　）
   A. 化脓性感染　　　　　B. 睑板腺管阻塞
   C. 睑板腺急性炎症　　　D. 维生素缺乏
   E. 睑板腺变性
2. 睑板腺囊肿刮除术,切口应在（　　）
   A. 皮肤面,与睑缘垂直
   B. 皮肤面,与睑缘平行
   C. 睑结膜面,与睑缘垂直
   D. 睑结膜面,与睑缘平行
   E. 以上均不是
3. 哪项体征不为睑腺炎所具有（　　）
   A. 睑结膜面形成肉芽肿　　B. 红肿
   C. 压痛　　　　　　　　　D. 可出现脓点
   E. 炎症可向颅内扩散
4. 睑腺炎早期正确的护理措施是（　　）
   A. 局部热敷　　　　　　B. 局部冷敷
   C. 早期切开排脓　　　　D. 将脓液挤出
   E. 用针挑开排脓
5. 慢性泪囊炎常见于（　　）
   A. 婴幼儿　　　　　　　B. 青少年
   C. 中老年女性　　　　　D. 中老年男性
   E. 青壮年男性
6. 慢性泪囊炎最常见的有效治疗是（　　）
   A. 泪道置管术　　　　　B. 泪道探通术
   C. 泪道激光术　　　　　D. 鼻腔泪囊吻合术
   E. 泪囊摘除术
7. 哪个不是鼻腔泪囊吻合术后护理要点（　　）
   A. 半坐卧位
   B. 出血量较多者面颊部热敷
   C. 勿自行扯出鼻腔纱条及用力擤鼻

   D. 1‰麻黄碱液滴鼻
   E. 术后第3天开始冲洗泪道

四、简答题

简述急性睑腺炎的临床特点及护理措施。

第2节　结膜疾病患者的护理

案例 3-2

患者男,16岁。双眼异物感,"眼屎"多,左眼两天,右眼一天。查:双眼视力 0.8,结膜显著充血,结膜囊有大量黏液脓性分泌物。

问题: 1. 该患者为何病? 护理诊断有哪些?
2. 简述护理措施。
3. 制定健康指导计划。

一、感染性结膜炎

【疾病概要】

(一) 急性细菌性结膜炎

急性细菌性结膜炎又称急性卡他性结膜炎,俗称"红眼病",因细菌感染所致,具有传染性,多发生在春秋两季。在学校、幼儿园和家庭等集体生活环境中迅速传播,导致流行。

1. **症状**　异物感、灼热感、流泪和分泌物多。
2. **体征**　结膜充血、水肿,结膜囊内大量黏液或黏液脓性分泌物。通常3~4天达高峰,随后渐好转,病程1~2周。
3. **治疗原则**　应清洗冲净分泌物,使用有效的抗生素滴眼液或眼膏。

(二) 病毒性结膜炎

病毒性结膜炎是因病毒感染所致,是一种传染性极强的结膜炎,可在较大范围内流行。

1. **症状**　异物感、刺痛、畏光、流泪。
2. **体征**　眼睑、结膜显著充血、水肿,可有结膜下点、片状出血。水样分泌物,可伴有耳前淋巴结肿大、压痛。
3. **治疗原则**　以局部点药为主,使用抗病毒药物。

(三) 沙眼

本病是由沙眼衣原体感染结膜上皮所致。为接触传染,即患眼的分泌物通过手、水、毛巾、脸盆等直接接触健眼而传播。

1. **症状**　眼部痒、异物感、干、涩等不适感。

2. **体征** 上睑结膜与上穹隆部结膜血管充血模糊,乳头增生(图 3-3)和滤泡形成(图 3-4);历经慢性进展过程后,形成结膜瘢痕。角膜出现新生血管称角膜血管翳(图 3-5)。

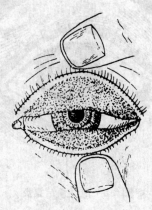

图 3-3 沙眼乳头增生

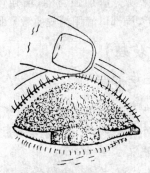

图 3-4 沙眼滤泡形成

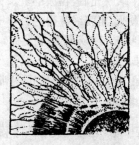

图 3-5 角膜血管翳

沙眼反复感染迁延数年,常导致睑内翻、倒睫、角膜混浊、眼干燥症和慢性泪囊炎等并发症和后遗症的发生。

3. **治疗原则** 应以局部点药为主,手术治疗为辅,重者可结合全身治疗。

【临床护理】

(一)护理评估

1. **健康史** 了解患者的用眼卫生习惯及生活、工作环境。洗脸用具是否与他人共用,有无传染性眼病接触史,或近期有无去过传染性眼病流行区域,是否对花粉及粉尘等过敏等。

2. **身心状况**

(1)身体状况:感染性结膜炎患者有眼痒,异物感,烧灼感,结膜囊内分泌物增多,结膜充血、水肿;球结膜下出血,有时伴有耳前淋巴结肿大;上睑结膜乳头增生、滤泡形成或有瘢痕。出现角膜血管翳。

(2)心理状况:多数患者因眼部不适感,分泌物增多等而感到焦虑;而沙眼早期因无明显不适感,患者往往不重视治疗和预防或不能坚持治疗。

3. **辅助检查** 细菌性结膜炎分泌物涂片及刮片可见大量多形核白细胞及细菌;病毒性结膜炎涂片可见单核细胞增多,并可分离到病毒;沙眼结膜刮片行 Giemsa 染色可见细胞胞浆内包涵体。

(二)主要护理诊断及合作性问题

1. **舒适的改变** 眼异物感、烧灼感、眼痒等,与眼部感染有关。

2. **潜在并发症** 睑内翻、倒睫、角膜混浊、眼干燥症及慢性泪囊炎等,与结膜疾病有关。

3. **知识缺乏** 缺乏结膜疾病防治常识。

4. **有传播感染的危险** 与本病的传染性有关。

(三)护理措施

1. **心理护理** 耐心听取患者主诉,解释病情,介绍治疗方法,解除其焦虑心理。

2. **观察病情** 注意患者的自觉症状、分泌物、充血、视力等变化,仔细观察有无对角膜上皮的影响。应及时向医生报告配合处理。

3. **消毒隔离** 感染性结膜炎应采取接触隔离措施。患者的生活及医疗护理用品应专人专用,接触过患者的仪器、用具等要及时严格消毒。工作人员接触患者或患者污染物品后必须消毒双手,以防交叉感染。

4. **禁忌热敷和包盖患眼** 感染性结膜炎如包盖患眼,可致结膜囊内的分泌物滞留,有利于细菌繁殖;患眼热敷后,可使局部温度升高,有利于细菌繁殖,加剧结膜炎症。

5. **局部处理及用药**

(1)结膜囊冲洗:分泌物增多时应进行结膜囊冲洗,常用 0.9% 氯化钠溶液或 3% 硼酸溶液冲洗,注意冲洗时勿使冲洗液流入健眼,如有假膜应先除去假膜再行冲洗。

(2)用药护理:用药常规是白天滴眼液,晚上涂眼药膏。分泌物多的感染性结膜炎患者应频繁滴抗生素眼液,每 1~2 小时给药 1 次,晚上涂抗生素眼药膏。病毒性结膜炎患者用抗病毒眼液与抗生素眼液交替滴眼。

考点提示:急性细菌性结膜炎的护理措施

（四）健康教育

1. 加强卫生宣传教育　利用各种信息载体广泛宣传感染性结膜炎的危害性及防治常识，尽量早发现、早隔离、早治疗；注意环境及个人卫生，不与他人共用洗脸用具，不用脏手或不洁手帕揉眼。加强对理发店、游泳池、饭店、托儿所等集体场所的卫生监督管理，以防止疾病的传播。

2. 指导患者和家属做好消毒隔离　患者在隔离治疗期间，勿出入游泳池及公共场所，以免引起流行；为避免交叉感染，接触患者前后必须洗手消毒，患者用过或接触过的物品均需严格消毒，防止传染给健康者，常选用煮沸消毒方法。

考点提示：急性细菌性结膜炎和沙眼的预防

> **链接**　你知道吗？
>
> "沙眼衣原体"是由我国眼科教授张晓楼和微生物学家汤非凡合作，在1956年首次用鸡胚分离培养成功的。为此，他们在1981年获国际防治沙眼金质奖章。1990年张晓楼教授去世后把他的眼角膜移植到两位失明工人的眼睛里，使他们重见光明。

二、变态反应性结膜炎

【疾病概要】

变态反应性结膜炎是结膜组织对过敏原的一种过敏反应，又称过敏性结膜炎。常见有春季结膜炎和泡性角膜结膜炎。

（一）春季结膜炎

病程呈季节性反复发作，春夏季发病，秋凉后减轻。可能是由空气中的花粉、植物的絮状物、灰尘等引起的过敏反应。

1. 症状　双眼奇痒，一般不影响视力。

2. 体征　睑结膜型可见上睑结膜有扁平肥大的乳头，形如铺路卵石样排列或呈去皮石榴样外观。角膜缘型在睑裂相应的角膜缘处有黄褐色胶样隆起，可融合成堤状围绕角膜缘。上述两种情况，也可同时出现。

（二）泡性角膜结膜炎

目前认为，该病为角膜、结膜上皮细胞对体内某些内源性毒素，产生迟发性的过敏反应所致，如结核杆菌或肠道寄生虫毒素。此病多见于营养不良或过敏体质的儿童。

1. 症状　畏光、流泪、疼痛。

2. 体征　在球结膜、角膜缘和角膜上分别或同时出现结节状隆起，结节周围有局限性充血（图3-6）。

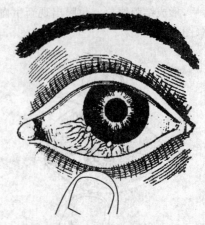

图3-6　泡性角结膜炎

3. 治疗原则　应加强营养，增强体质。在去因治疗的基础上，局部可滴用糖皮质激素眼液。

【临床护理】

（一）护理评估

1. 健康史　了解患者是否为过敏体质，是否对花粉、粉尘、微生物、药物、动物羽毛等过敏。

2. 身心状况

（1）身体状况：奇痒，角膜受累时出现流泪、畏光、异物感等。结膜充血，粗大的乳头呈铺路石样，反复发作，不留瘢痕，角膜缘黄褐色胶样增厚。

（2）心理状况：因疾病反复发作，患者易产生焦虑和烦躁心理。

3. 辅助检查　结膜刮片可见嗜酸性粒细胞增多。

（二）主要护理诊断及合作性问题

1. 舒适的改变　奇痒、异物感等，与结膜变态反应有关。

2. 知识缺乏　缺乏对本病的防治知识。

（三）护理措施

1. 寻找病因　避免再接触，或进行脱敏治疗，解除其焦虑心理。

2. 用药护理　遵医嘱应用药物治疗。

（1）春季结膜炎患者应用2%～4%色甘酸钠滴眼液，3～4次/天；症状重者可短时间应用0.1%地塞米松滴眼液，症状缓解后逐渐减量至停止；泡性角膜结膜炎患者应用0.5%可的松滴眼液，3～4次/天。

（2）合并感染时联合应用抗生素眼药。

（3）全身应用复合维生素B、钙剂。

（四）健康教育

1. 避免接触致敏原。

2. 外出配戴有色眼镜，减少与光线、花粉等刺激接触。

3. 需长期使用糖皮质激素者应警惕激素性青光眼的发生。

三、翼状胬肉

【疾病概要】

翼状胬肉是睑裂部位的球结膜增生、肥厚形成的病变组织，病因不明，可能与长期受日光、风沙和冷热等刺激有关。多见于长期从事户外工作者。

1. 症状 多无自觉症状，如侵入角膜遮盖瞳孔时可影响视力。

2. 体征 在睑裂部位的球结膜上，出现三角形、尖端朝向角膜形如昆虫翅膀状的增生肥厚组织（图3-7）。

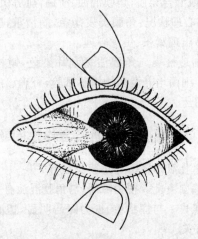

图3-7 翼状胬肉

3. 治疗原则 应避免刺激，观察病情，当胬肉组织侵入角膜缘时进行手术切除。

【临床护理】

（一）护理评估

1. 健康史 了解患者是否长期户外工作，工作环境中有无较多的烟尘或风沙。

2. 身心状况

（1）身体状况：胬肉侵入角膜遮盖瞳孔时可影响视力；睑裂区球结膜肥厚。

（2）心理状况：较大胬肉影响外貌和视力，且易复发，使患者产生焦虑心理。

（二）主要护理诊断及合作性问题

1. 感觉紊乱 视力下降，与胬肉牵拉引起角膜散光和遮盖瞳孔有关。

2. 自我形象紊乱 与胬肉影响外貌有关。

3. 知识缺乏 缺乏翼状胬肉的防治知识。

（三）护理措施

1. 小而静止胬肉，一般不需治疗，但要嘱患者定期复查。

2. 胬肉充血时，遵医嘱指导患者使用抗生素和皮质类固醇滴眼液。

3. 手术护理 若翼状胬肉侵袭到瞳孔区，影响视力或外观，可行手术，但有一定的复发率。按外眼手术护理常规准备，术后遵医嘱常规换药、拆线。

（四）健康教育

1. 尽量避免风沙、烟尘等不良刺激。

2. 户外活动、作业时应戴防护眼镜。

3. 定期复查，观察有无复发。

小 结

本节从三个方面介绍结膜疾病。1. 感染因素导致的结膜疾病，有细菌性结膜炎、病毒性结膜炎和沙眼。均为接触传染，可造成流行。临床护理注意用药护理，忌包盖和热敷。做好消毒隔离，加强健康指导，是本节的学习重点。2. 变态反应性结膜炎，应关注其发病特点和眼局部与全身的关系，以抗过敏治疗为主。3. 翼状胬肉，是睑裂部位球结膜增生肥厚，当侵入角膜时，以手术治疗为主。

目标检测

一、名词解释

1. 沙眼 2. 翼状胬肉

二、填空题

1. 沙眼的并发症有_____、_____、_____、_____。

2. 常见的感染性结膜炎有_____、_____、_____。

三、选择题

1. 急性结膜炎所表现的充血是（ ）

　A. 睫状充血 　　　　　B. 结膜充血

　C. 混合充血 　　　　　D. 局限性充血

　E. 以上均不是

2. 不属于急性卡他性结膜炎的症状和体征是（ ）

　A. 异物感 　　　　　B. 视力下降

　C. 灼热感 　　　　　D. 结膜充血

　E. 黏脓性分泌物

3. 急性细菌性结膜炎护理措施哪项错误（ ）

A. 热敷,包盖　　　　　B. 频滴抗生素眼液

C. 涂眼膏　　　　　　　D. 冲洗

E. 做好消毒隔离

4. 沙眼是由哪一种微生物所引起的传染性结膜角膜炎(　　)

A. 细菌　　　　　　　　B. 病毒

C. 立克次体　　　　　　D. 螺旋体

E. 衣原体

5. 春季结膜炎最常见的症状是(　　)

A. 奇痒　　　　　　　　B. 畏光

C. 流泪　　　　　　　　D. 异物感

E. 眼痛

6. 下列哪项不是沙眼常见的体征(　　)

A. 睑结膜充血、血管模糊　　B. 睑结膜乳头增生

C. 睑结膜滤泡形成　　　　　D. 角膜血管翳

E. 球结膜水肿

四、简答题

1. 如何预防沙眼?

2. 细菌性结膜炎和病毒性结膜炎的分泌物特征有哪些不同点?

第3节　角膜疾病患者的护理

案例 3-3

患者男,40岁。在地里干农活时被"玉茭叶子"划伤右眼,出现流泪、畏光、疼痛24小时。

查:右眼视力0.2,左眼1.0,右眼结膜混合充血,角膜在瞳孔区有约2mm×2mm大小的浅层缺损,表面有灰黄色的脓性分泌物附着。前房下方可见积脓0.5mm。患者心急如焚,担心会失明和看病所致的经济问题。

问题:1. 该患者应诊断为何病?为什么?

2. 护理诊断是什么?

3. 护理措施有哪些?

一、细菌性角膜炎

【疾病概要】

细菌性角膜炎常在角膜上皮受到损伤之后感染细菌所致。农作物、指甲划伤,角膜异物伤、角膜接触镜擦伤等为常见致伤因素。

1. **症状**　显著的畏光、流泪、疼痛;视力障碍。

2. **体征**　睫状充血或混合充血;角膜水肿,进一步发展可形成角膜溃疡,溃疡表面附着脓性分泌物;前房积脓(图3-8)。

本病发展迅速,数天内可感染整个角膜,若治疗不及时,可引起角膜穿孔,眼内容组织脱出,甚至引起眼内炎。如溃疡愈合,形成角膜白斑影响视力。

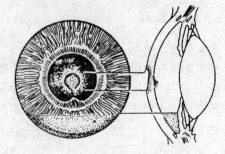

图3-8　细菌性角膜溃疡、前房积脓

3. **治疗原则**　应根据不同致病菌选择敏感的抗生素控制感染。散瞳治疗,减少并发症的发生。

【临床护理】

(一)护理评估

1. **健康史**　了解患者的工作性质,是否有角膜外伤史,有无易引起角膜损伤或感染的眼病。

2. **身心状况**

(1)身体状况:眼痛、畏光、流泪、异物感、视力下降;睫状或混合充血,角膜混浊、溃疡,前房积脓。

(2)心理状况:角膜炎发病急,病情重,患者因担心疗效易出现紧张、焦虑心理。

3. **辅助检查**　角膜溃疡刮片染色,镜检可发现致病菌。细菌培养及药物敏感试验,可确诊病因及指导临床用药。

(二)主要护理诊断及合作性问题

1. **急性眼疼痛**　与角膜炎症有关。

2. **感觉紊乱**　视力障碍,与角膜混浊有关。

3. **焦虑**　与症状重、视力障碍明显,担心疾病难以治愈有关。

4. **潜在并发症**　角膜溃疡穿孔、化脓性眼内炎等。

5. **知识缺乏**　缺乏对角膜外伤正确处理的知识。

(三)护理措施

1. **休息与饮食**　提供安静、舒适的环境,保证患者充分休息、睡眠,包盖患眼,避免强光刺激。多食富含营养、易消化、多维生素的食物,以促进溃疡的愈合,不吃辛辣刺激性食物,保持大便通畅,避免因便秘及用力过猛致角膜穿孔。

2. **用药护理**

(1)遵医嘱指导患者使用抗生素及眼药膏。选用敏感药物,如妥布霉素、氧氟沙星、多黏菌素B、庆

大霉素等眼液,在炎症急性期,每 10～15 分钟滴眼 1次,炎症控制后减少滴药次数。必要时进行结膜下注射。

(2) 散瞳,可解除瞳孔括约肌痉挛、止痛,预防虹膜后粘连。常用 1% 阿托品眼液,滴药后压迫泪囊以防吸收中毒。

3. 眼部热敷　有利于炎症的消退和溃疡的修复。

4. 病情观察　严密监测患者的视力、症状、角膜及分泌物的变化,如有异常及时通知医生配合处理,角膜有穿孔之势应加压包扎患眼,勿压眼球,眼罩保护,必要时用降眼压药。

5. 避免交叉感染　对铜绿假单胞菌性角膜溃疡者应隔离治疗,患者使用的物品、药品应专用,用过的物品均应先行灭菌处理后再行清洁、消毒灭菌,使用过的敷料及时焚烧处理。

6. 心理护理　向患者介绍细菌性角膜炎病变特点及转归过程,及时给予安慰和理解,消除患者的紧张、焦虑心理。

(四) 健康教育

1. 工作时应戴防护眼罩,以避免角膜外伤。
2. 取角膜异物时,应严格无菌操作。
3. 戴角膜接触镜者,要做好镜片的清洁、消毒。
4. 积极治疗泪囊炎症。

考点提示:预防细菌性角膜溃疡的发生

二、单纯疱疹病毒性角膜炎

【疾病概要】

单纯疱疹病毒性角膜炎是由单纯疱疹病毒引起的角膜感染。患者常在幼儿期原发感染本病毒,以后病毒潜伏在三叉神经节内,当机体抵抗力下降时,如感冒、发热或全身应用免疫抑制剂等即可复发。反复发作,终至失明。

1. 症状　畏光、流泪、疼痛,不同程度的视力下降。
2. 体征　睫状充血;角膜知觉减退;病变初期为角膜上皮点状剥脱,随后渐融合为树枝状(图 3-9),进一步发展,则溃疡沿树枝状病灶向周边和基质层扩展,形成地图状溃疡。
3. 治疗原则　应以使用抗病毒滴眼液为主,减轻炎症反应所致的角膜损害。促进愈合以减少并发症的发生,对药物难以控制的重症角膜病变,可行角膜移植术。

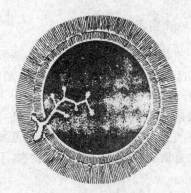

图 3-9　树枝状角膜溃疡

【临床护理】

(一) 护理评估

1. 健康史　了解患者有无上呼吸道感染及其他的发热病史,有无全身或局部使用糖皮质激素、免疫抑制剂等用药史。反复发作者具有特定的诱因,如发热、疲劳、紫外线照射及月经期等。

2. 身心状况

(1) 身体状况:轻微眼痛、畏光、流泪,不同程度的视力下降;角膜溃疡呈树枝状或地图状。

(2) 心理状况:角膜炎反复发作,病程长,患者对治疗缺乏信心,易产生悲观情绪。

3. 辅助检查　分子生物学方法如 PCR 技术可检测角膜中的病毒 DNA。

(二) 主要护理诊断及合作性问题

1. 急性眼疼痛　与角膜溃疡有关。
2. 感觉紊乱　视力障碍,与角膜炎性浸润、溃疡有关。
3. 焦虑　与病程长、疾病反复发作,担心预后不良有关。
4. 潜在并发症　角膜溃疡穿孔。
5. 知识缺乏　缺乏病毒性角膜炎的防护知识。

(三) 护理措施

1. 用药护理　遵医嘱应用抗病毒眼液,如角膜浅层病变常用 0.1% 碘苷眼液,治疗角膜深层病变常用 0.1%～1% 阿昔洛韦、0.05% 安西他滨。早期禁用糖皮质激素,以免加重病情。对可疑或已经合并细菌感染者,加用抗生素眼液。有虹膜睫状体炎性反应者,指导患者正确使用散瞳剂。

2. 手术护理　需行角膜移植术的患者,按内眼手术护理常规准备,眼部准备时应滴缩瞳剂,按医嘱给予缓泻剂或清洁灌肠。术后遵医嘱常规换药、注意观察角膜植片的情况。

（四）健康教育

1. 心理护理　向患者介绍本病的诱发因素、发展及转归过程，让患者了解其发病特点，消除患者的焦虑心理。

2. 鼓励患者加强身体锻炼，增强体质，提高自身抵抗力，避免疲劳或感冒，防止角膜炎的复发。

3. 注意饮食，少吃辛辣刺激性食物，不宜抽烟、饮酒。

三、角膜软化症

【疾病概要】

角膜软化症为维生素 A 缺乏所致，多发于婴幼儿时期，双眼发病。原因常见于人工喂养不当，摄入维生素 A 不足；患高热性疾病，消耗过多；长期腹泻者，没有及时补充维生素 A。

患儿全身严重营养不良，虚弱消瘦，皮肤干燥，哭声嘶哑。局部除双眼畏光不愿睁眼外，根据不同病程分为四个阶段。

1. 夜盲期　因患儿不会自诉而不易发现。

2. 干燥前期　球结膜干燥，失去光泽和弹性，表现为当眼球转动时，在眦部球结膜可出现环形皱褶。角膜知觉减退。

3. 干燥期　球结膜显著干燥，在睑裂部位的球结膜上出现三角形、泡沫状、银白色、尖端朝向眦部的干燥斑，称 Bitot 斑。角膜呈灰白色混浊。

4. 角膜软化期　角膜上皮脱落，形成角膜溃疡。严重者可形成角膜穿孔，失明。

治疗应及时补充维生素 A，应用抗生素控制感染，减少并发症的发生。

【临床护理】

（一）护理评估

1. 健康史　了解患儿有无长期腹泻和慢性消化道疾病；是否人工喂养或断奶期食物调配不良，营养失调；是否有过患麻疹、肺炎等发热消耗性疾病时不适当的"忌口"。

2. 身体状况

（1）身体状况：患儿全身皮肤干燥、粗糙、缺乏弹性、瘦弱、四肢无力、哭声嘶哑、腹泻等，其眼部症状主要为双眼畏光而不愿睁眼，结膜干燥，角膜干燥混浊，角膜溃疡。

（2）心理状况：精神不振。

3. 辅助检查　尿沉渣检查角化上皮细胞阳性。

（二）主要护理诊断及合作性问题

1. 营养失调：低于机体需要量　与喂养不当、偏食或吸收障碍等有关。

2. 感觉紊乱　畏光，角膜知觉减退，与角膜溶化及坏死有关。

3. 潜在并发症　角膜溃疡穿孔。

4. 知识缺乏　家长缺乏婴幼儿喂养知识。

（三）护理措施

1. 配合医生积极治疗全身疾病　密切观察患儿表现，迅速大量补充维生素 A，可少量多次口服鱼肝油，或给予维生素 A 注射。

2. 局部滴鱼肝油滴剂　结膜囊内可直接滴鱼肝油滴剂，每日三次，可湿润干燥的结膜和角膜，协同给抗生素眼膏防治感染。在检查或治疗时注意勿压迫眼球，以防角膜穿孔。

3. 营养指导　指导患儿家长饮食上多选富含维生素 A 的食物，如肝类、鸡蛋、鱼、乳类等。

（四）健康教育

1. 加强婴幼儿合理喂养的宣传教育，向家长宣传科学喂养知识，让家长掌握合理的人工喂养要领、巧妙搭配饮食；教育儿童不偏食。

2. 当婴幼儿患慢性消耗性疾病、胃肠道疾病及热性病时，除积极治疗原发病外，还需注意给患儿提供营养丰富饮食，尤其应及时补充维生素 A、B 等，防止无原则的"忌口"。

> **链接**
>
> ### 角膜移植手术
>
> 角膜移植手术是用透明的角膜片置换混浊或有病变部分的角膜，以达到增视、治疗某些角膜病和改善外观的目的。是异体移植效果最好的一种手术。角膜移植手术分两种。
>
> 1. 全层（穿透性）角膜移植术。以全层透明角膜代替全层混浊角膜。适应证包括中央性角膜白斑、顽固性角膜炎、溃疡及角膜瘘等，这种手术要求移植片内皮细胞有良好活性，故最好取自死后数小时内摘取的眼球。
>
> 2. 板层角膜移植术。将浅层角膜病变组织切除，留下一定厚度的角膜作移植床，用一块同样大小和厚度的板层移植片放在受眼角膜床上。以间断缝线固定，植片和植床必须平整及互相吻合，才能得到良好的光学效果。适应证包括中浅层的角膜斑翳、进行性角膜炎或溃疡等。因手术不穿通眼球，故较安全。

小 结

角膜病以角膜炎最常见，常在眼受外伤或机体抵抗力低下时，感染细菌或病毒所致。其共同的临床表现是刺激症状、视力下降、睫状充血、角膜混浊或溃疡。角膜软化症是由于维生素 A 缺乏所致。眼部主要表现为夜盲、结膜、角膜干燥，重者形成角膜溃疡。应首先去因治疗、促进愈合，减少并发症的发生。护理应注意包盖、热敷和散瞳的问题。

目标检测

一、名词解释

角膜软化症

二、填空题

1. 细菌性角膜炎最常见的症状是_____、_____、_____，伴视力下降。典型体征为_____、_____、_____形成。

2. 角膜软化症根据不同病程可分为_____、_____、_____、_____四个阶段。

三、选择题

1. 哪一种角膜炎病程长、久治不愈，易复发（　　）
   A. 单纯疱疹病毒性角膜炎
   B. 铜绿假单胞菌性角膜溃疡
   C. 真菌性角膜炎
   D. 细菌性角膜溃疡
   E. 角膜软化症

2. 细菌性角膜溃疡的危险性在于（　　）
   A. 前房积脓　　　　　　B. 角膜穿孔
   C. 眼痛　　　　　　　　D. 角膜薄翳
   E. 以上均不是

3. 角膜软化症早期症状主要是（　　）
   A. 眼干　　　　　　　　B. 夜盲
   C. 畏光　　　　　　　　D. 疼痛
   E. 眼痒

4. 树枝状角膜炎的病原体是（　　）
   A. 金黄色葡萄球菌　　　B. 单纯疱疹病毒
   C. 真菌　　　　　　　　D. 肺炎链球菌
   E. 腺病毒

四、简答题

1. 角膜溃疡患者为防止角膜穿孔，护理上要特别注意什么？

2. 角膜软化症的防治原则有哪些？

第 4 节　葡萄膜疾病患者的护理

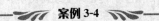
案例 3-4

患者女，35 岁。左眼视力下降，眼痛、畏光、流泪半月余。曾以"急性结膜炎"治疗 5 天，无好转，遂来就诊。既往有风湿性关节炎病史。检查：右眼视力 0.6，左眼视力 0.1。左眼结膜混合充血，角膜清，虹膜纹理消失，房水混浊，房水闪辉（＋＋）。瞳孔缩小，部分后粘连。眼底看不清。

问题：1. 列出护理诊断。

　　　 2. 简述主要的护理措施。

葡萄膜病是指虹膜、睫状体、脉络膜的病变。病因较为复杂。常为感染、外伤、手术等物理损伤所致，亦可因免疫反应，以及对变性组织、坏死肿瘤组织的反应所致。临床上以虹膜睫状体炎最为常见。

一、虹膜睫状体炎

【疾病概要】

虹膜睫状体炎又称前葡萄膜炎。

1. 症状　眼痛、畏光、流泪、视力下降。

2. 体征　睫状充血；虹膜纹理不清；瞳孔缩小，若散瞳不及时，瞳孔区发生粘连，瞳孔呈花瓣状；房水混浊，是炎症时虹膜血管的通透性增强，蛋白和炎性细胞渗出至房水中所致。用裂隙灯显微镜检查房水，主要表现为：①房水闪辉（Tyndall 现象），是房水中的炎性细胞，在光照射下，表现的浮动现象。②角膜后沉着物（简称 KP），是炎性细胞随着房水的流动，黏附于角膜内皮（图 3-10）。

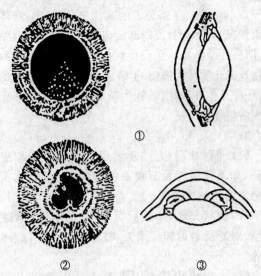

① ② ③

图 3-10　虹膜睫状体炎示意图
①角膜后沉着物；②花瓣状瞳孔；③瞳孔闭锁

3. 并发症　瞳孔闭锁及膜闭、继发性青光眼、并发性白内障、低眼压及眼球萎缩。

4. 治疗原则　应以病因治疗和对症治疗为主。①应用皮质类固醇药迅速控制炎症反应。②散瞳，以防止虹膜后粘连，减少并发症发生。

二、脉络膜炎

脉络膜炎又称后葡萄膜炎。

1. 症状　视力减退或视物变形,可有闪光感或眼前黑影飘动。

2. 体征　眼底镜检查可见玻璃体混浊,急性期眼底有散在黄白色渗出病灶,炎症消退后病灶转变为萎缩性白斑。

3. 防治原则　病因治疗和抑制炎症反应。

三、化脓性葡萄膜炎

化脓性葡萄膜炎又称化脓性眼内炎,是化脓性致病菌通过角膜溃疡穿孔、眼球穿通伤、内眼手术、血流等进入眼内感染所致。

1. 症状　眼球剧痛,视力锐减甚至失明,伴有发热、头痛等全身感染性症状。

2. 体征　结膜高度混合性充血、水肿,前房、玻璃体积脓,眼球突出,运动受限。

3. 防治原则　首先要迅速控制感染,如视力已丧失,炎症不能控制应行眼内容物摘除术。

【临床护理】

(一) 护理评估

1. 健康史　了解患者的既往史、过敏史;身体的健康状况,有无全身或局部疾病,如感染性疾病(结核病、溃疡性结肠炎)、免疫性疾病(风湿性疾病)等,有无物理或化学性的损伤;了解患者目前视力改变的时间、程度及伴有的症状;视力明显下降者需评估患者的生活自理能力。

2. 身心状况

(1) 身体状况:有些患者可查到原发病相应的指征,如类风湿性关节炎有关节畸形;感染性疾病的患者有体温升高等。患者有眼痛、畏光、流泪、视力下降,睫状充血,角膜后沉着物,房水闪辉,瞳孔缩小、对光反射迟钝或消失,虹膜颜色变深,纹理不清等。

(2) 心理状况:患者因眼痛,视力下降,害怕失明而焦虑不安;因生活自理困难而忧虑。

3. 辅助检查　血常规检查,化脓性葡萄膜炎可有血象升高。亦可采取前房液或玻璃体涂片,微生物学检查可找到致病菌。

(二) 主要护理诊断及合作性问题

1. 舒适的改变　眼痛、畏光、流泪等,与炎症引起睫状神经受刺激有关。

2. 感觉紊乱　视力下降,与葡萄膜炎有关。

3. 焦虑　与舒适改变、视力下降、生活自理困难、手术有关。

4. 知识缺乏　缺乏本病防治的知识及糖皮质激素和散瞳药的用药知识。

5. 潜在并发症　并发性白内障、继发性青光眼、眼压低及眼球萎缩。

(三) 护理措施

1. 休息与饮食　患者需要充分休息、睡眠,不能用眼过度,多食富含营养、易消化的食物,不吃辛辣刺激性食物,忌烟酒。

2. 用药护理

(1) 散瞳:是治疗本病关键性措施,应用散瞳剂以达到扩瞳,预防或解除虹膜后粘连,解痉及止痛的作用。散瞳应及时、充分,维持散瞳到炎症消失为止;滴1‰阿托品眼液时,要防止误入健眼,滴后压迫泪囊2～3分钟,并观察散瞳的反应。

(2) 激素:应用糖皮质激素有抗炎、抗过敏作用,给药途径有滴眼液、涂眼药膏及球结膜下注射,重者全身用药,口服或静脉给药。全身及局部长期应用激素的患者要注意药物副作用。

3. 病情观察　观察患者的视力、角膜、结膜、前房、虹膜、瞳孔、眼压等,如有视力下降、瞳孔异常、眼压升高等状况,急时报告医生并配合处理。

4. 心理护理　解释病情,介绍治疗方案,消除患者焦虑、恐惧心理。

考点提示:虹膜睫状体炎的护理措施

(四) 健康教育

1. 指导患者积极寻找病因,治疗原发病,防止复发。

2. 指导患者正确用药和自我护理,进行眼局部热敷,促进炎症吸收、缓解疼痛。治疗期间避免强光刺激,外出可戴有色眼镜。

3. 定期复查,如有异常及时就医,避免并发症的发生。

> **链接**
>
> **葡萄膜的主要功能**
>
> 1. 产生房水,调节眼内压。房水由睫状体产生,经前房角排入静脉血管。如睫状体分泌房水减少,将使眼压过低,甚至引起眼球萎缩而失明。
>
> 2. 供给眼球营养。视网膜外层和黄斑区的营养是由脉络膜血管供应的。脉络膜缺血性眼病常引起视网膜广泛变性及功能损害。

3. 排泄废物和有毒物质。眼球内炎性渗出物及有毒物质均经过脉络膜的静脉系统排出眼球外，以维持眼球内外血供平衡。

4. 遮挡光线作用。由于脉络膜富含色素，可吸收进入球内的弥散光线，使光线更容易集中在视网膜及黄斑区，从而获得更清晰的影像。

小 结

葡萄膜炎是指虹膜、睫状体和脉络膜的病变，以虹膜睫状体炎最为常见。主要表现为眼刺激症状和视力下降。体征为睫状充血、虹膜水肿、房水混浊。重者可导致青光眼和继发性白内障的发生。护理关键是及时散瞳、热敷，同时应用糖皮质激素控制炎症反应。

目标检测

一、名词解释

1. 房水闪辉(Tyndall 现象)　2. 角膜后沉着物

二、填空题

1. 葡萄膜疾病是指_____、_____、_____的病变。

2. 虹膜睫状体炎的主要临床表现是：_____下降、_____充血、_____缩小、_____混浊。

三、单选题

1. 虹膜睫状体炎治疗时，首选的滴眼液是( )
   A. 1%毛果芸香碱滴眼液
   B. 1%阿托品滴眼液
   C. 氯霉素滴眼液
   D. 糖皮质激素
   E. 0.25%～0.5%噻吗洛尔滴眼液

2. 虹膜睫状体炎的瞳孔改变是( )
   A. 缩小　　　　　　B. 扩大
   C. 正常　　　　　　D. 闭锁
   E. 以上均不是

3. 以下哪项不是虹膜睫状体炎的体征( )
   A. 结膜混合性充血　　B. 房水闪辉
   C. 角膜后沉着物　　　D. 瞳孔扩大
   E. 虹膜后粘连

4. 预防1%阿托品滴眼引起中毒的方法是( )
   A. 滴后多饮水　　　　B. 稀释后滴眼
   C. 滴后即用缩瞳剂　　D. 指压泪囊区2～3分钟
   E. 以上均不是

四、简答题

试述虹膜睫状体炎患者的护理措施。

第5节　青光眼患者的护理

青光眼是一种以眼压病理性升高，引起视盘损害

和视野缺损的严重眼病。是我国主要的致盲眼病之一。

眼压是指眼内容物对眼球壁施加的压力。正常眼压值为 $10\sim21mmHg$。房水的生成量和排出量保持动态平衡，是维持眼内压的重要因素。当房水循环通路受阻时可致眼压病理性升高。

青光眼分为三类：①原发性青光眼，又分为闭角型青光眼和开角型青光眼；②继发性青光眼；③先天性青光眼。临床上以闭角型青光眼最为常见。

一、急性闭角型青光眼

案例 3-5

患者女，58 岁。2 小时前情绪激动后出现右眼视力下降、眼痛，伴同侧头痛、恶心、呕吐就诊。既往无发作史。检查：右眼视力 0.2，指测眼压 T+3。睫状充血、角膜雾状混浊，前房浅，瞳孔呈竖椭圆形散大，对光反射消失。眼底未窥及。左眼未见异常。

问题：1. 患者为何病，诊断依据是什么？还需要做哪些检查加以确诊？

　　　2. 主要护理诊断和护理措施有哪些？

　　　3. 试述健康教育的要点。

【疾病概要】

急性闭角型青光眼是以发病时房角关闭、眼压急剧升高、伴有相应症状和眼前段组织改变为特征。多见于 50 岁以上的妇女，常为两眼先后或同时发病。

(一) 病因

1. 解剖和生理因素　可能为有遗传倾向的解剖变异，如小眼球、小角膜、前房浅、房角窄及大晶体等。

2. 诱因　阅读、疲劳、情绪激动、暗室停留时间过长、滴用散瞳药等可诱发本病。由于虹膜周边与小梁网相贴，造成房角关闭，房水排出受阻，导致眼压急剧升高。

(二) 临床表现

急性闭角形青光眼按病程不同分为六期。

1. 临床前期　常是一眼急性发作已确诊，另一眼虽无症状，但有发作的可能，即为临床前期；或有明确的家族史，且有青光眼眼部的解剖特征，虽没有青光眼发作史，也有发病的危险，两眼亦属于临床前期。

2. 先兆期　有小发作，突感眼胀痛、雾视、虹视、轻度睫状充血、眼压稍高、瞳孔稍大，休息后自行缓解或消失。

3. 急性发作期

(1) 症状:突然发作的剧烈的眼球胀痛、头痛、雾视、虹视、视力急剧下降,常降至指数或手动,伴有恶心、呕吐等。

(2) 体征:①睫状充血;②角膜水肿,呈雾状混浊;③前房变浅、房角关闭;④瞳孔散大,呈纵椭圆形,对光反射消失;⑤眼压急剧升高,常在50mmHg以上。此期病变可导致眼前段永久性组织损害,出现青光眼三联征,即角膜后色素沉着、虹膜节段性萎缩、晶状体前囊下乳白色混浊点(青光眼斑)。

4. 缓解期　急性发作期得到治疗后,眼压降至正常,视力部分恢复。但只是暂时的,如果得不到合适治疗,随时有发作的可能。

5. 慢性期　急性大发作或反复的小发作后,房角广泛粘连,眼压持续升高状态,视盘逐渐出现青光眼性病理凹陷和萎缩,视野逐渐缩小。

6. 绝对期　高眼压持续过久,视功能完全丧失,已无光感。

(三) 防治原则

1. 急性发作期应迅速降低眼压,减少组织损害,应用药物治疗,以缩瞳剂开放闭塞的房角为主,配合房水抑制剂、高渗脱水剂等降低眼压。

2. 控制眼压后,为防止复发,应采用手术,打通阻塞和建立房水循环新路;对未发病眼也可做预防性手术,防止发病。

【临床护理】

(一) 护理评估

1. 健康史　了解患者是否有青光眼家族史,患者有无全身或眼部疾病,有无发作性的眼胀痛、虹视、视力下降。了解发病的诱因,有无不良情绪、劳累、气候突变、长时间阅读、暗室停留时间太长等不良因素刺激。评估患者目前视力改变、眼压升高的程度,眼痛的性质及伴有的症状;视力明显下降者需评估患者的生活自理能力。

2. 身心状况

(1) 身体状况:全身情况大都良好。急性发作期患者剧烈眼胀痛、同侧头痛,伴恶心、呕吐,视力剧降。眼部检查有睫状充血或混合充血、角膜雾样水肿、前房变浅、房角关闭、瞳孔散大、对光反射迟钝或消失、眼压升高。有青光眼三联征的体征。

(2) 心理状况:多数急性闭角型青光眼的患者,性情急躁、易怒,情绪不稳定。急性发作时,因剧烈的眼痛、头痛,视力明显下降,患者常有焦虑、紧张。因视功能恢复困难,又担心手术效果,患者有较严重的

恐惧心理。手术后因双眼包扎生活不能自理而忧虑。

(3) 辅助检查:临床前期与先兆期的患者可进行暗室试验以便早期确诊。试验前停用各种抗青光眼药物48小时。测量眼压后,被检查者在清醒状态下,于暗室内静坐1~2小时后,暗光下再测量眼压,静坐前后眼压差值大于8mmHg为阳性。

(二) 主要护理诊断及合作性问题

1. 急性疼痛　眼痛伴偏头痛,与眼压升高有关。

2. 感觉紊乱　视力下降,与眼压升高致角膜水肿及视神经损害有关。

3. 焦虑　与舒适改变、视力下降、生活自理困难及对本病的预后缺乏信心有关。

4. 自理缺陷　与视力障碍有关。

5. 有受伤的危险　与绝对期青光眼视力完全丧失有关。

6. 知识缺乏　缺乏本病防治及护理知识。

(三) 护理措施

1. 休息与饮食　为急性发作期的患者提供安静、舒适的环境,保证患者充分的休息和睡眠。选择清淡易消化、多维生素、多纤维素的饮食,禁食辛辣刺激性食物,短时间内饮水量不可过多,保持大便通畅。

2. 对症护理　全身症状重者,遵医嘱可给予止痛、止吐、镇静、安眠等药物。

3. 用药护理　青光眼急性发作来势凶猛,破坏性大,常联合用药,以迅速降低眼压,遵医嘱正确用药并监护。

(1) 缩瞳剂:缩小瞳孔,房角重新开放而降低眼压。常用1%~2%毛果芸香碱(匹罗卡品)滴眼液,急性大发作时每隔15分钟滴眼一次,连续1~2小时,待瞳孔缩小、眼压正常后再减少滴药次数。每次滴药后用棉签压迫泪囊部数分钟,以免药物经鼻黏膜吸收中毒。

(2) 碳酸酐酶抑制剂:可减少房水生成而降低眼压。临床常用乙酰唑胺,每次250mg口服,每日2次,此药不可长期服用,可引起口周及四肢末端麻木、尿路结石、血尿、低血钾等副作用。应嘱患者多次少量饮水。

(3) β-肾上腺素能受体阻滞剂:抑制房水生成。临床常用0.25%~0.5%噻吗洛尔(噻吗心安)滴眼,每日2次。要注意观察心率变化。有房室传导阻滞、窦性心动过缓、支气管哮喘的患者禁用。

(4) 高渗脱水剂:可在短期内提高血浆渗透压,使眼组织特别是玻璃体中的水分进入血液,从而减少眼内容量,降低眼压。如20%甘露醇250ml快速静脉滴注。有心、脑、肾功能不全者,应严密观察血压、脉搏及呼吸等全身状况。用药后因颅内压降低,部分患

者可出现头痛、恶心等症状,宜平卧休息。

4. 手术护理　常用的手术有周边虹膜切除术、激光虹膜切开术、小梁切除术、房角切开术等。术前解释手术目的,消除紧张。按内眼术前护理常规做好准备,术后第1天开始换药,注意有无眼痛、观察术眼切口、滤过泡形成、前房形成等情况。

5. 加强心理及生活护理　给患者及家属讲解青光眼的发作诱因、病变过程、危害及预防知识,减轻患者对预后的恐惧感。说明良好的精神状态、稳定的情绪对治疗的积极影响。

对视功能严重损害的患者做好耐心细致的心理疏导工作,以稳定情绪,向患者介绍传呼系统的使用、物品的摆放等,并做好无障碍设施护理,协助患者做好各项生活护理等。

考点提示:急性闭角型青光眼急性发作期患者的临床表现与用药护理

(四) 健康教育

1. 指导患者自我监测病情。出院时,向患者及家属说明按时用药、定期复查的重要性。如出现眼痛、头痛、虹视、视力下降等症状要及时到医院诊治。

2. 指导行滤过性手术的患者,术后一个月经常自我按摩眼球,以保持滤过通畅。按从下向上的方向,轻轻按摩,切忌用力过猛。

3. 避免易引发闭角型青光眼发作的诱因,如情绪激动、过度劳累、暗室停留过久、一次大量饮水、喝浓茶、咖啡等。

4. 严重视功能障碍的患者外出应有家人陪同,防止发生意外。

5. 社区宣教。积极宣传预防青光眼的意义,指导可疑人群(40岁以上有急性闭角型青光眼家族史者),进行定期检查,以便早发现、早诊断和早治疗。

考点提示:急性闭角型青光眼患者的健康教育

二、开角型青光眼

【疾病概要】

本病在眼压升高时房角是开放的,故称为开角型青光眼,又称慢性单纯性青光眼。病因不明。双眼先后或同时发病,发病隐蔽。

1. **症状**　早期多无自觉症状,偶尔出现头痛、眼憋胀、虹视,容易漏诊。

2. **体征**　眼压波动性升高;视功能损害主要为视野缺损,如旁中心暗点、弓形暗点、环形暗点、鼻侧阶梯状视野改变,晚期形成管状视野和颞侧视岛(图3-11),终至失明;眼底有青光眼视神经损害,即视盘

凹陷进行性扩大和加深,形成青光眼杯(图3-12)。

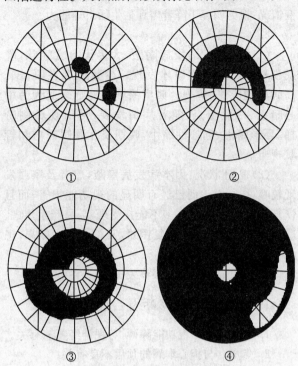

图 3-11　青光眼视野缺损
①旁中心暗点;②弓形暗点;③环形暗点;④管状视野及颞侧视岛

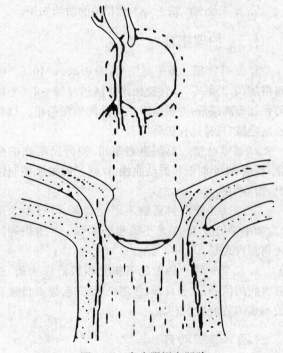

图 3-12　青光眼视盘凹陷

3. **治疗原则**　以药物降低眼压为主,无效时行手术治疗。

【临床护理】

(一) 护理评估

1. **健康史**　了解患者有无青光眼家族史,患者

有无近视、糖尿病、高血压等。评估患者目前视力改变情况;视力明显下降者需评估生活自理能力。

2. 身心状况

(1)身体状况:发病隐蔽,大多无自觉症状,晚期视功能严重损害时才发现。少数患者在眼压升高时出现眼胀、雾视。典型的早期视野改变为旁中心暗点、弓形暗点,随着病情发展,可出现鼻侧阶梯、环形暗点、向心性缩小,晚期仅存颞侧视岛和管状视野。

(2)心理状况:因本病发病隐蔽,患者及家属发现较晚,往往就诊时已经有明显的视功能损害,而且恢复困难,患者及家属多不能接受现实,易产生焦虑、悲观心理。因视功能恢复困难,又担心手术效果,患者有较严重的恐惧心理。

(3)辅助检查:青光眼激发试验。

(二)主要护理诊断及合作性问题

1. 感觉紊乱　视功能障碍,与视神经萎缩有关。
2. 焦虑　与担心本病的预后不良有关。
3. 自理缺陷　与视力、视野损害有关。
4. 有受伤的危险　与视野缺损有关。
5. 知识缺乏　缺乏对本病相关的防治知识。

(三)护理措施

1. 用药护理　遵医嘱用药:滴 0.25%~0.5%噻吗洛尔、0.25%~0.5%盐酸倍他洛尔、1%~2%毛果芸香碱等滴眼液,并根据眼压高低调整用药量。口服乙酰唑胺、视神经保护药等。

2. 观察病情　监测患者眼压、视野及眼底的变化,观察 24 小时眼压波动曲线,以便了解眼压控制情况,指导用药。

3. 手术治疗　对药物不能控制者,可行手术治疗,如小梁切除术、激光小梁成形术等。手术护理同闭角型青光眼。

4. 心理护理　协助患者树立积极治疗疾病、战胜疾病的信心,克服自悲、焦虑心理,并向患者传授有关本病的防治知识。

(四)健康教育

1. 告知患者坚持遵医嘱治疗,以防止视功能丧失。

2. 应用药物或手术治疗的患者,应 1~3 个月复查眼压、眼底及视野。

3. 对青光眼致盲患者,指导其提高生活自理能力。

链接

青光眼激发试验

开角型青光眼早期眼压波动性升高,症状、体征不典型,诊断有困难时,可做激发试验:

1. 24 小时眼压测定:在 24 小时之内,每隔 2~4 小时测量一次眼压,一昼夜眼压差≥8mmHg 者认为是病理状态。

2. 饮水试验:晨起空腹先作眼压测定并记录。后在 5 分钟内饮完 1000ml 温水,每隔 15 分钟测一次眼压。共测 4 次。饮水后眼压达 30mmHg 或眼压差≥8mmHg 者为阳性。

小　结

青光眼是一种以眼压病理性升高,引起视盘损害和视野缺损的严重眼病。分为三类:①原发性青光眼,又分为闭角型青光眼和开角型青光眼;②继发性青光眼;③先天性青光眼。临床上以闭角型青光眼最为常见。急性闭角型青光眼发作期眼压急剧升高,对视功能破坏较大,应迅速药物降压,然后手术治疗防止复发。开角型青光眼眼压波动性升高,多无自觉症状,不易早期发现,对可疑患者应监测眼压。以药物降压为主。

目标检测

一、名词解释

1. 闭角型青光眼三联征　2. 青光眼

二、填空题

1. 急性闭角型青光眼分为_____、_____、_____、_____、_____、_____期。

2. 青光眼分为三类:_____、_____、_____。

3. 急性闭角型青光眼发作期的治疗原则是先_____再_____治疗。

三、选择题

1. 我国青光眼以何种居多(　　)

　A. 闭角型青光眼　　　　B. 开角型青光眼

　C. 继发性青光眼　　　　D. 先天性青光眼

　E. 以上都不是

2. 急性闭角型青光眼好发于(　　)

　A. 青壮年　　　　　　　B. 老年男性

　C. 老年女性　　　　　　D. 青少年

　E. 婴幼儿

3. 急性闭角型青光眼急性发作期表现不正确的是(　　)

　A. 剧烈头痛、眼痛、视力下降、眼压升高

　B. 混合性充血

　C. 角膜上皮水肿呈雾状

　D. 前房极浅

　E. 瞳孔缩小

4. 一眼急性闭角型青光眼急性发作,对侧未发作眼为(　　)

　A. 临床前期　　　　　　B. 先兆期

C. 慢性期　　　　　　D. 正常眼

E. 潜伏期

5. 急性闭角型青光眼治疗不正确的是(　　)

A. 手术是基本的治疗原则　B. 滴1%阿托品滴眼液

C. 滴毛果芸香碱滴眼液　　D. 口服乙酰唑胺

E. 口服维生素B、维生素C

6. 对于闭角型青光眼急性发作的患者,需要立即采取的护理措施是(　　)

A. 频滴抗生素滴眼液

B. 1%阿托品滴眼液滴眼

C. 0.9氯化钠溶液洗眼

D. 1%毛果芸香碱滴眼液滴眼

E. 卧床观察

7. 青光眼急性发作时观察要点是(　　)

A. 眼压的变化　　　　　B. 视力的变化

C. 视野的变化　　　　　D. 心理的变化

E. 药物的变化

四、简答题

1. 正常眼压值是多少?

2. 试述急性闭角性青光眼患者的用药护理。

3. 青光眼急性发作期临床表现有哪些特点?

第6节　白内障患者的护理

案例3-6

患者女,65岁。双眼先后出现视物模糊2年余,近3个月以来加重。因视力下降,患者十分担心,不知如何是好。既往无糖尿病、外伤史。检查:右眼视力0.2,左眼视力0.1(不能矫正),双眼结膜无充血,角膜透明,前房深浅正常,瞳孔等大等圆,对光反射灵敏。晶状体呈灰白色、混浊,虹膜投影(十)。眼压在正常范围。

问题:1. 该患者为何病? 其依据是什么?

2. 你认为其护理诊断有哪些?

晶状体混浊称白内障,是我国主要的致盲性眼病。其分类方法甚多,根据病因可分为年龄相关性、外伤性、并发性、代谢障碍性、药物性及中毒性。临床上以年龄相关性白内障最为常见。

一、年龄相关性白内障

【疾病概要】

年龄相关性白内障又称老年性白内障。多在50岁以上发病,病因不清,可能与遗传、紫外线过度照射、维生素和抗氧化物质的缺乏和全身代谢性疾病等有关。是老年人致盲的首要原因。根据白内障开始形成的部位,分皮质性、核性及囊下性。最多见的为皮质性白内障,呈现单眼、双眼或先后发病。

1. **症状**　患者主要表现是渐进性无痛性视力减退。

2. **体征**　按其发展过程分为四期。

(1) 初发期:皮质周边出现楔形混浊,瞳孔区未受侵犯,不影响视力(图3-13)。

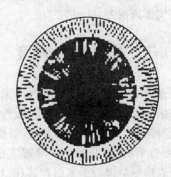

图3-13　老年性白内障的初发期

(2) 膨胀期:又称未成熟期。因皮质吸收水分而膨胀,晶状体体积增大、前房变浅,有闭角型青光眼素质者可诱发青光眼急性发作。此期如用斜照法检查,光线投照在虹膜上时,在该侧瞳孔内出现新月形投影,为此期特征(图3-14)。

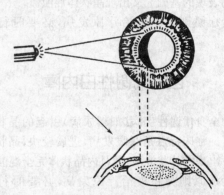

图3-14　老年性白内障膨胀期
虹膜投影阳性

(3) 成熟期:晶状体全部混浊呈乳白色,眼底不能窥入,虹膜投影消失,视力明显下降,仅剩手动或光感,但光定位良好。此期为手术的最佳时机(图3-15)。

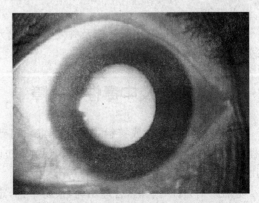

图3-15　老年性白内障成熟期

（4）过熟期：晶状体组织结构改变，呈乳糜状。由于重力作用致核下沉。

3. 治疗原则　初发期和膨胀期可试用维生素类及影响晶状体代谢的药物治疗。成熟期行手术摘除晶状体加人工晶体植入。如术时未植入人工晶体者，应配戴凸透镜提高视力。

二、先天性白内障

本病是胎儿在发育过程中，晶状体发育、生长障碍所引起。病因可以是内源性（遗传）或外源性（母亲及胎儿的全身病变）。多为两眼发病，呈静止性。因混浊部位、形态不同，患儿视力下降程度也不同。对有视力下降者应尽早进行手术治疗，以防止发生剥夺性弱视。

三、并发性白内障

由虹膜睫状体炎、青光眼、高度近视等眼病引起的晶状体混浊称并发性白内障。其临床表现是在原发眼病表现的基础上又出现晶状体混浊。

治疗原则为积极治疗原发病，必要时行手术治疗。

四、代谢性白内障

为全身代谢性疾病（如糖尿病）引起的晶状体代谢障碍。临床特点是双眼发病，进展较快，晶状体前后囊下出现雪片状混浊，数月内晶状体完全混浊。

治疗原则为积极治疗原发病，必要时行手术治疗。

五、外伤性白内障

眼球穿通伤、钝挫伤、辐射性损伤及电击伤等引起的晶状体混浊。易合并继发性葡萄膜炎、前房出血、青光眼等。

治疗原则为积极防治眼外伤及并发症，对视力影响较重的晶状体混浊应手术治疗。

六、药物及中毒性白内障

长期使用某些药物或接触一些化学毒物可致不同程度的晶状体混浊。如糖皮质激素、氯丙嗪和工业使用的三硝基甲苯等。

防治原则为针对病因，合理用药，预防中毒，定期检查，发现后应立即停药或避免再接触，白内障严重影响视力时，可手术摘除。

【临床护理】

（一）护理评估

1. 健康史　了解患者的工作性质、生活环境、家族史、遗传病史，有无营养不良、糖尿病等全身代谢性疾病，有无葡萄膜炎、眼外伤等眼病，患儿母亲妊娠情况，有无化学毒物接触史。评估患者目前视力下降的程度、时间及生活自理能力。

2. 身心状况

（1）身体状况：双眼多呈渐进性、无痛性视力下降，严重者只有光感。检查可见晶状体有不同程度的混浊。并发性白内障者，眼部还有原发病的相应表现。

（2）心理状况：评估不同类型白内障患者的不同心理状态。如老年性白内障患者因视力障碍，影响生活自理，会产生悲观情绪，有孤独感。患先天性白内障的患儿，家长因担心孩子的视力障碍而出现焦虑心理。手术患者因惧怕手术，担心术后复明效果，患者有较严重的恐惧心理。

（3）辅助检查：糖尿病性白内障患者检查血糖和酮体，先天性白内障患者行染色体检查，有助于筛查遗传性疾病等。

（二）主要护理诊断及合作性问题

1. 感知紊乱　视力障碍，与晶状体混浊有关。

2. 焦虑　与视力下降，病区环境陌生及担心手术有关。

3. 自理缺陷　与视力下降及术后双眼包盖有关。

4. 有受伤的危险　与视力障碍有关。

5. 知识缺乏　缺乏对白内障自我保健的相关知识。

6. 潜在并发症　继发性闭角型青光眼、术后伤口感染等。

（三）护理措施

白内障患者最终需手术复明，故护理措施以手术护理为主。

1. 心理护理及护理指导　做好心理疏导及语言沟通，减少患者的焦虑和孤独感。向患者及家属说明手术的必要性及手术方式，讲解手术的预期效果，消除其紧张、恐惧心理。根据需要对术中、术后可能遇到的问题做床边指导，如指导患者练习床上活动、呼吸调整、眼球下转，教会患者如何防止咳嗽及打喷嚏等，以便患者更好地配合术中、术后的治疗和护理。

2. 手术护理 协助医生对影响生活和工作的白内障患者施行手术治疗。通常行白内障囊外摘除术(包括白内障超声乳化术)联合人工晶体植入术。

(1)术前护理:按内术前常规护理。协助患者进行全身检查及眼科检查,做好手术眼部的准备。术前3天滴抗生素眼液,每日3~6次,为预防感染,术前冲洗结膜囊及泪道,剪眼睫毛;眼科检查包括检查视功能、眼压、角膜曲率半径和眼轴长度等;全身检查包括血压、血糖、心电图、胸透、肝功能、血尿常规、凝血功能等。

(2)术后护理:按内术后常规护理。术后遮盖眼罩,遵医嘱按时换药及滴眼液,换药、滴眼液时严格无菌操作。

链接

白内障超声乳化术

白内障超声乳化技术是显微手术的重大成果,自1967年美国的KELMAN医生发明了第一台超声乳化仪并用于临床,之后经过众多眼科专家30多年不断改进、完善,白内障超声乳化技术已成为世界公认的、先进而成熟的手术方式。超声乳化目前在发达国家已普及,我国自1992年开始引进并推广。进行手术时,在术眼角膜或巩膜的小切口处伸入超乳探头将混浊的晶状体和皮质击碎为乳糜状后,借助抽吸灌注系统将乳糜状物吸出,同时保持前房充盈,然后植入人工晶体,使患者重见光明。超声乳化技术真正实现了切口小、无痛苦、手术时间短、不需住院、快速复明的手术理想效果。

3. 密切观察病情变化 观察患者视力的变化,手术前如有突然眼胀、眼痛提示发生青光眼;术后换药时应观察分泌物的性状、眼局部反应及切口愈合等情况;如术眼出现疼痛、充血、视力下降,脓性分泌物应警惕眼内感染;突然出现的眼痛、视力明显减退,提示创口裂开。

4. 休息及活动指导 术后患者要安静卧床休息,宜仰卧或健侧卧位。下床活动时间依手术、患者的情况、医嘱而定。嘱患者活动要适度,注意避免剧烈活动,不低头、不大声说笑,控制咳嗽、打喷嚏、呕吐,勿用力挤眼和揉按术眼,不用力排便,避免突然翻身或坐起,防止眼内出血、伤口裂开。

5. 生活护理 向患者介绍病区环境,使其熟悉并适应环境,减少患者因术前视力明显下降和术后眼包扎而产生不安、害怕的感觉,协助患者做好各项生活护理。

6. 饮食护理 术后以半流质饮食为宜,多食易消化、多纤维素食物,保持大便通畅,如3天无大便,应给予缓泻剂。

7. 用药护理 白内障发病早期,遵医嘱指导患者滴用卡他灵、谷胱甘肽等滴眼液,同时患者还需口服维生素C、维生素E等药物。

考点提示:白内障患者的手术护理

(四)健康教育

1. 白内障是我国防盲、治盲工作的重点,应在社区积极宣传白内障防治知识,建立防治网络,群防群治。

2. 定期随访,如出现虹视、眼痛、头痛、恶心、呕吐等,提示可能发生急性青光眼,应及时到医院就诊。

3. 避免紫外线、红外线、放射线等直接、长时间照射眼部,外出时可戴太阳镜保护;适量补充维生素E、维生素C。

4. 指导人工晶体植入术后患者的护理要点,避免意外发生。未植入人工晶体者,术后3个月应配戴凸透镜提高视力。

5. 避免近亲结婚,避免孕妇早期患病毒性感染等疾病,防止先天性白内障的发生。

6. 积极治疗可能引起晶状体混浊的原发性眼病及全身疾病。

小结

白内障即晶状体混浊,是主要的致盲眼病之一。本节重点介绍了年龄相关性白内障。老年人出现无痛性的视力缓降,晶状体混浊即可诊断。目前尚无疗效肯定的治疗药物,当视力下降到影响工作生活时,可手术治疗。术后应注意观察病情变化并做好患者的心理护理,对用眼卫生和合理用药等方面进行健康指导。

目标检测

一、名词解释
1. 白内障 2. 年龄相关性白内障

二、填空题
年龄相关性皮质性白内障分四期:_____、_____、_____、_____,其中_____期是手术的最佳期。

三、选择题
1. 白内障的病变部位是( )
  A. 角膜 B. 瞳孔
  C. 晶状体 D. 玻璃体
  E. 虹膜
2. 白内障的主要症状是( )
  A. 视力障碍 B. 眼痛
  C. 眼充血 D. 压痛
  E. 眼分泌物
3. 最常见的白内障类型是( )
  A. 先天性 B. 代谢性

C. 外伤性　　　　　　　D. 并发性
E. 老年性

4. 可诱发急性闭角型青光眼的是(　　)

A. 皮质性白内障初发期　　B. 皮质性白内障膨胀期

C. 皮质性白内障成熟期　　D. 皮质性白内障过熟期

E. 核性白内障

5. 老年性白内障最好的治疗方法是(　　)

A. 手术治疗　　　　　　B. 药物治疗

C. 放射治疗　　　　　　D. 验光配镜

E. 补充营养

6. 白内障摘除术后无晶体眼的屈光状态是

A. 近视　　　　　　　　B. 远视

C. 散光　　　　　　　　D. 老视

E. 正常

四、简答题

1. 白内障手术患者的护理措施有哪些?

2. 如何对白内障患者及家属进行健康指导?

第7节　视网膜、玻璃体疾病患者的护理

一、视网膜血管阻塞

案例 3-7

患者男,40 岁。两天前,在打篮球后左眼突然出现视物模糊,眼下方有黑影。自诉近视,配戴－10、00DS 的眼镜。

检查:右眼矫正视力 0.8,左眼矫正视力 0.08,外眼无红肿,眼球运动正常。

问题:1. 患者还需进行哪些检查以明确诊断?

　　　2. 主要护理诊断是什么?

　　　3. 简述其健康指导。

【疾病概要】

(一) 视网膜中央动脉阻塞

发病原因多见于血管痉挛、血栓形成和血管栓塞等。与全身患有高血压、动脉硬化、心脏病等疾病有关。有分支阻塞和主干阻塞。

1. 症状　无痛性的视力突然下降或丧失。

2. 体征　血管阻塞相应部位的视网膜呈灰白色水肿、动脉变细、黄斑区呈樱桃红色。

3. 治疗原则　本病是眼科急症,治疗应争分夺秒,立即应用血管扩张剂、吸氧和眼球按摩。

(二) 视网膜中央静脉阻塞

发病原因与血栓形成、动脉粥样硬化压迫有关。

好发于筛板附近或动静脉交叉处(图 3-16)。

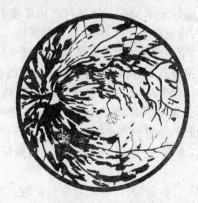

图 3-16　视网膜中央静脉阻塞

1. 症状　视力不同程度下降。

2. 体征　视盘水肿,充血,边界模糊。视网膜静脉高度迂曲、扩张,呈腊肠状。视网膜上出现以视盘为中心,沿静脉分布区域的、大量的火焰状出血,伴有白色渗出。

3. 治疗原则　在去因治疗的基础上应用:①抗凝治疗:肝素、尿激酶、链激酶等。②低分子右旋糖酐,降低血液黏稠度。③激光治疗,减轻毛细血管渗漏和使新生血管消退。

二、全身疾病与视网膜病变

【疾病概要】

(一) 高血压性视网膜病变

原发性高血压分为缓进型和急进型,约 70% 有眼底改变。年龄越大,病程越长,眼底改变的发生率越高。

1. 缓进型高血压性视网膜病变　在临床上分为四级。

Ⅰ级:动脉变细,动静脉比例失调。动脉反光增强。

Ⅱ级:动脉进一步变细,呈铜丝状或银丝状。出现动静脉交叉压迫现象。

Ⅲ级:广泛微血管改变,并出现视网膜的渗出、出血。

Ⅳ级:在上述改变的基础上,出现视盘水肿。

2. 急进型高血压性视网膜病变　多见于 40 岁以下的青年人。由于短期内血压急剧升高,眼底改变有:视网膜高度水肿、渗出、出血、视盘水肿。

3. 治疗原则　以去因治疗为主。

(二) 糖尿病性视网膜病变

糖尿病可使全身多个组织和器官受损,糖尿病性

视网膜病变是糖尿病的眼部并发症之一。眼底表现为视网膜微血管瘤形成,呈圆形小红点,境界清楚,视网膜出血、渗出。重者可导致新生血管性青光眼、玻璃体积血或牵拉性视网膜脱离。

治疗以去因治疗为主,必要时行玻璃体切割术和视网膜激光治疗。

三、视网膜脱离

视网膜脱离是视网膜神经感觉层和色素上皮层之间的分离。分为裂孔性、牵拉性和渗出性三类。以裂孔性最为常见。其常发生于高度近视眼、眼外伤和老年人无晶状体眼等。

1. 症状　视力下降、飞蚊症和闪光感。

2. 体征　玻璃体混浊、液化;视网膜脱离区呈灰白色、波浪状隆起;视网膜裂孔,多为马蹄形(图3-17)。

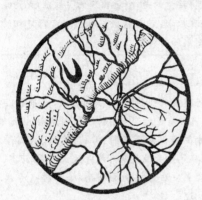

图3-17　视网膜脱离

3. 治疗原则　裂孔性视网膜脱离以手术为主。用电凝、冷凝或激光光凝的方法封孔,放出积液,促使视网膜复位。

四、玻璃体混浊

玻璃体是透明的凝胶体,充满于玻璃体腔内。其病变主要受邻近组织的影响如高度近视、视网膜病变导致的出血、渗出等。

1. 症状　飞蚊症和不同程度的视力下降。

2. 体征　玻璃体液化,玻璃体混浊。

3. 治疗原则　应积极治疗原发疾病,必要时行玻璃体切割术。

【临床护理】

(一) 护理评估

1. 健康史　了解患者既往史、家族史、有无遗传病史;有无烟酒嗜好,了解有无心脏病、糖尿病、高血压等全身疾病,有无眼病,如高度近视,以及治疗、用药、转归情况如何。评估患者视功能改变(视力、视野、色觉、立体视觉、暗适应等)的时间、程度及特点,有无诱发因素或先兆症状,如视网膜脱离有闪光感。了解患者目前的生活自理情况。

2. 身心状况

(1) 身体状况:全身多有原发病相应的体征。眼部检查,眼前段正常,但有视功能改变,如视力下降、视野改变、色觉及立体视觉异常。眼底检查,主要病变有:视网膜水肿、渗出、出血、视网膜新生血管等。不同疾病可见特征性的改变,如视网膜中央动脉阻塞时视网膜呈灰白色,黄斑区呈樱桃红斑;视网膜脱离区视网膜呈灰白色隆起合并有视网膜裂孔。

(2) 心理状况:部分患者因视力急剧下降,且不易恢复而有严重的焦虑和恐惧心理;大多数患者因视力改变影响生活和工作而有较严重的焦虑、悲观情绪;有的患者因伴有严重原发病或担心手术效果而忧虑、恐惧。

3. 辅助检查　眼底荧光素血管造影显示视网膜病变情况。

(二) 主要护理诊断及合作性问题

1. 感觉紊乱　视力下降,视野缺损等,与视网膜病变或术后双眼包盖有关。

2. 自理缺陷　与视力下降、视野缺损及术后双眼包盖有关。

3. 焦虑　与感觉紊乱、担心预后、手术有关。

4. 潜在并发症　新生血管性青光眼、视网膜出血、视网膜脱离、玻璃体积血、术后伤口感染等。

5. 知识缺乏　缺乏眼底病防治知识。

(三) 护理措施

1. 心理护理　有针对性地进行心理疏导,使患者能正确面对现实,消除患者的不良情绪。视网膜中央动脉阻塞的患者应解释按摩眼球、前房穿刺等治疗的目的和操作方法,使患者积极与医生护士配合,争取使视力得到较好的恢复。

2. 急救护理　视网膜中央动脉阻塞致视网膜完全缺血90分钟后出现不可逆损害。因此一旦确诊,应争分夺秒,积极配合医生进行紧急处理,解除血管痉挛,以减少视功能损害。

(1) 使用血管扩张剂:遵医嘱立即应用速效药物,如亚硝酸异戊酯0.2ml吸入或硝酸甘油0.5mg舌下含化;妥拉唑啉25mg口服、肌内注射或球后注射。

(2) 降低眼压:①协助或指导患者按摩眼球,患者轻闭双眼,手指压迫患眼5~10秒,然后松开5~10

秒再压迫,如此反复,一般按摩 10～15 分钟;②配合医生进行前房穿刺放出房水或遵医嘱使用降眼压药物。

(3) 吸氧:每小时吸入 10 分钟混合氧(95％氧及 5％二氧化碳混合气体),晚上每 4 小时吸一次混合氧。

3. 用药护理　遵医嘱正确应用皮质类固醇激素、血管扩张剂、B 族维生素、抗凝、溶栓药物等,用药期间注意观察用药反应。如对疑有或已有血栓形成及纤维蛋白原增高者,遵医嘱可用尿激酶、纤维蛋白酶、肝素、低分子右旋糖酐等药物,降低血凝性,溶解血栓,并注意观察有无出血倾向。

4. 激光治疗护理　对需激光光凝治疗的患者,治疗前应向患者及家属解释光凝的目的、流程和注意事项等,指导患者做注视训练,以配合治疗,治疗后勿提重物。

5. 寻找病因并积极治疗。

6. 手术护理　视网膜脱离需手术封闭裂孔,手术护理同白内障手术护理,但还需强调两点:①术前,充分散瞳,查明视网膜脱离区及裂孔情况,包扎双眼静卧(使裂孔处于最低位)休息,防止视网膜脱离区范围扩大。②术后,体位遵医嘱,包扎双眼卧床休息 1 周,同时观察患者有无因特殊体位引起的不适,及时给予指导。

7. 病情观察　注意观察视力、视野、色觉、立体视觉等变化,观察全身状况,如有异常,及时报告医生。

考点提示:视网膜中央动脉阻塞急救护理

(四) 健康教育

1. 加强社区的卫生宣教工作,积极开展眼底病防治的宣传教育,介绍病变特点及预后和防治常识,并鼓励定期检查视力。

2. 对视力下降,视野缺损、生活自理有困难的患者,指导其生活自理的方法。

3. 出院指导　指导出院患者严格按医嘱用药,复查。视网膜脱离术后的患者,半年内切勿做跳、跑等剧烈活动和体力劳动,注意用眼卫生,切勿疲劳,保持大便通畅,经常观察视力、视野等视功能情况,如有异常立即就医。

链接

飞蚊症是怎么回事?

门诊经常听到患者的诉说:"眼前出现一些小虫,飞来飞去,眼睛看到哪就跟到哪,怎么也赶不走"。其实这就是俗称的"飞蚊症",分生理性和病理性两种。

生理性飞蚊症是怎么回事呢? 要从眼球结构说起,我们眼球内部的玻璃体是胶胨样物质填充,随年龄的增长,慢慢会出现一些液化,及一些混浊物,可以同时伴有玻璃体后脱离,也就是玻璃体与视网膜的粘连逐渐松解,当眼球转动的时候,液化的玻璃体就会在眼球里流动,混浊点随之漂移,在视网膜上有投影,因而产生飞蚊感。一般来说,大多数这样的飞蚊症属于自然的生理现象,无需过多的担忧。

病理性飞蚊症意味着比较明显的玻璃体混浊,会提示一些眼底病变,特别是伴有全身性疾病,如糖尿病、高血压等,或者眼外伤、黄斑、视网膜血管疾病、白内障术后、病理性近视等,会引起飞蚊症,有时会伴有视力障碍,往往提示眼底有比较严重的病变,如视网膜脱离、玻璃体积血、葡萄膜炎等,需要眼科医师根据不同情况进行进一步的诊断治疗,严重者可能需要进行玻璃体视网膜手术。

值得注意的是,新近出现的飞蚊症,无论是生理性还是病理性,患者都需要到眼科来进行详细的眼底检查,并需要随访观察。

小　结

视网膜疾病种类繁多,病因复杂,其早期症状为视力下降,可伴有视物变形、飞蚊症、闪光感、视野缺损、黑矇等。体征有视网膜水肿、渗出、出血、脱离等。高血压、糖尿病等全身性疾病可以导致视网膜病变。

护理上应注意控制原发病,给予对症治疗或手术治疗的护理。

目标检测

一、填空题

视网膜脱离是_____和_____之间的分离。分为_____、_____和_____三类。以_____最为常见。

二、选择题

1. 下列疾病哪一种可发生视力突然丧失(　　)

A. 视网膜脱离

B. 糖尿病视网膜病变

C. 视网膜中央动脉栓塞

D. 视网膜中央静脉栓塞

E. 高血压性视网膜病变

2. 裂孔在颞侧的视网膜脱离,患者卧床体位为(　　)

A. 半卧位　　　　　　B. 仰卧位

C. 鼻侧卧位　　　　　D. 颞侧卧位

E. 自由体位

三、简答题

1. 简述视网膜中央动脉阻塞急救护理措施。

2. 视网膜脱离手术患者的护理要点有哪些?

第8节 屈光不正、斜视及弱视患者的护理

【疾病概要】

一、屈光不正

眼球是一个复合光学系统,在眼调节静止的状态下,来自5米以外的平行光线,经过眼的屈光系统(角膜、房水、晶状体和玻璃体)折射后,聚焦在视网膜中心凹处,具有这种状态的眼称为正视眼。如果不能聚焦在视网膜中心凹处,即为屈光不正。包括近视、远视和散光三种类型(图3-18)。

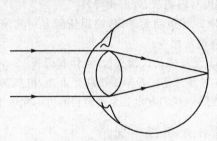

图3-18 正视

(一) 近视

1. 概念 指眼调节静止状态下,外界平行光线经过眼的屈光系统后,聚焦在视网膜之前。光线在视网膜上形成一个弥散环,导致视力模糊,这种屈光状态称为近视(图3-19)。

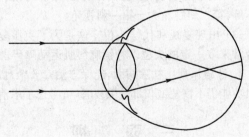

图3-19 近视

2. 分类

(1) 根据病因分类:①轴性近视:由于眼轴延长所致的近视眼;②屈光性近视:眼轴在正常范围内,由于眼屈光系统某一部分的屈光能力过强导致近视,见于圆锥角膜、老年晶状体核硬化等。

(2) 根据近视程度分类:①轻度近视:低于-3.00D。②中度近视:-3.00D~-6.00D。③高度近视:高于-6.00D。

(3) 根据是否具有调节作用分类:①假性近视:又称调节性近视。是由于长时间近距离读写,使睫状肌痉挛、调节过度而引起的近视。②真性近视:占近视眼的绝大多数,使用散瞳剂后,近视屈光度数未降低。

3. 病因 可能与遗传、发育因素、长时间近距离工作有关。

4. 临床表现 轻、中度近视者远视力减退,近视力正常;高度近视者远、近视力均差,视物易疲劳,有眼位外斜、视网膜萎缩变性、玻璃体液化混浊,易并发视网膜脱离。

5. 防治原则 预防近视的发生发展,治疗真性近视目前有效可靠的方法是验光配戴凹透镜。也可行手术治疗,但应掌握好适应证。

(二) 远视

1. 概念 在眼调节静止状态下,外界平行光线经过眼的屈光系统后,聚焦在视网膜之后的一种屈光状态(图3-20)。

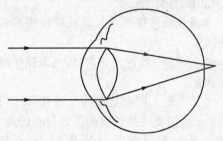

图3-20 远视

2. 分类 分为轴性远视和屈光性远视。

3. 病因 主要是眼球发育不良,眼球小,眼轴短。也可以是屈光力弱所致,如扁平角膜、晶状体脱位或无晶体眼。

4. 临床表现

(1) 视力下降,取决于远视程度和调节能力的强弱。青少年轻度远视,远、近视力均可正常。中年人由于眼调节力减弱,远、近视力均可下降。中度、高度远视,远、近视力均减退。

(2) 视疲劳,表现为视物模糊,眼球沉重、酸胀感、胀痛等。

(3) 内斜视,远视程度较大的儿童,由于过度调节和过度集合所致。

5. 防治原则 一般来说,轻度远视,如不引起视力下降、视疲劳及内斜视者,无需矫正。反之,则应及早戴凸透镜矫正,以解除视疲劳,提高视力,保持良好的调节。特别是儿童,以免发生斜视和弱视。

(三) 散光

1. 概念 指眼的屈光系统各径线的屈光力不等,平行光线进入眼内不能形成焦点的一种屈光状态。

2.分类及原因

（1）规则散光：角膜和晶状体表面的曲率不等，但有一定规律。这种散光称为规则散光，可用柱镜矫正。多为发育异常引起。

（2）不规则散光：眼球的屈光系统的屈光面不光滑，各条径线的屈光力不相同，不能用柱镜片矫正。如角膜瘢痕、圆锥角膜、翼状胬肉等。

3.临床表现

（1）视力减退，看远看近都不清楚。

（2）视疲劳，多因过度使用调节所致。

4.防治原则　轻度规则散光无症状者，可不必矫正。若出现视力减退和视疲劳，需配戴柱镜矫正。对不规则散光，可戴角膜接触镜。

（四）老视

随着年龄增加，40～45岁后，出现近距离工作或阅读时发生困难，这种由于年龄所致的生理性调节减弱，称为老视，俗称老花眼。

1.病因　晶体核硬化与睫状肌功能减弱，导致调节力减弱。

2.临床表现　远视力正常，近视力逐年减退，易发生视疲劳。

3.治疗原则　配戴适度的凸透镜，以弥补调节力的不足。所需要的凸透镜的度数与年龄及屈光状态有关。其一般规律是正视眼在40～45岁戴＋1.00D凸透镜。以后每增长5岁增加＋0.5D，最高不超过＋3.5D。

链接

儿童验光配镜为什么需要散瞳？

儿童验光必须经过充分散瞳后才能进行，因为儿童的睫状肌很有力，调节能力强，容易掩盖其真正的屈光度，尤其是远视眼，不散大瞳孔验光是不准确的。散瞳能够使睫状肌充分麻痹，准确反映远视、近视和散光真正度数。散瞳的药物很多，儿童散瞳验光的常用药物是阿托品眼膏（液），其麻痹睫状肌的力量最强，最适用于调节力很强的13岁以下儿童。

应用阿托品眼膏（液）时应防止药物经过鼻泪管流入鼻腔后被血液吸收而引起中毒，故使用后应挤压泪囊区3～5分钟。涂用阿托品时间据儿童的具体眼病而定，无斜视的儿童散瞳验光，每日2次，连涂5天，或每日3次，连涂3天即可；斜视儿童必须每日2次，连涂7天，中间不能间断。

二、斜　　视

【疾病概要】

当眼球的运动不能协调一致时，双眼不能同时注视同一目标，一眼注视时，另一眼偏离，表现眼位不正称斜视。临床上根据病因的不同及眼外肌功能情况，分共同性斜视和麻痹性斜视。

（一）共同性斜视

指在眼外肌及其神经支配无器质性病变的情况下，两眼不能同时注视一个目标，眼球呈偏斜位。

1.病因

（1）遗传因素，眼外肌发育异常使眼外肌力量不平衡。

（2）儿童在双眼单视形成过程中，受到屈光不正、屈光参差或融合功能不全等情况影响。

2.临床表现

（1）一眼注视目标时，另一眼偏斜（根据引起原因不同可有内斜视、外斜视等）。

（2）眼球运动无障碍，注视任何方向其偏斜度不变，即斜视角相等。

（3）无复视及代偿头位，可伴有弱视。

3.防治原则　及早矫正屈光不正，提高斜视眼的功能，预防弱视的发生。为美容目的可手术矫正眼位。

（二）麻痹性斜视

指因眼外肌发生麻痹所致的眼位偏斜。

1.病因　先天性的眼外肌发育异常。后天性的可见颅内或眶内的外伤、炎症、肿瘤或肉毒杆菌、病毒感染等。

2.临床表现

（1）眼位偏斜，眼球不能向麻痹肌作用方向转动。

（2）眼球运动受限，在两眼分别注视时，偏斜角度不等，第二斜视角大于第一斜视角。

（3）出现复视和代偿头位。这是为了克服复视，患者常采取一定的头位以补偿麻痹肌运动障碍。

3.防治原则　祛除病因，经保守治疗6个月后麻痹肌功能仍不恢复或仅部分恢复者，可考虑手术治疗。

三、弱　　视

案例 3-8

患者男，8岁。家人发现其斜眼看东西，担心是否有视力问题，故携其就诊。检查：右眼裸眼视力0.2，左眼裸眼视力0.8。角膜映光法检查眼位：右眼映光点偏向颞侧瞳孔缘；左眼映光点在角膜瞳孔区中央。散瞳验光：右眼戴镜＋4.00DS，矫正视力为0.3；左眼戴镜＋2.00DS，矫正视力为0.9。初步诊断为共同性内斜视，右眼弱视。

问题：1.如何对家长进行健康教育？

2.应采取哪些治疗方法和护理措施？

【疾病概要】

弱视是指眼本身无器质性病变,单眼或双眼矫正远视力在 0.8 或以下者。是儿童中常见的严重危害视力的眼病。

1. 常见类型及原因

(1) 斜视性弱视:好发于共同性斜视,斜视眼常为弱视眼。

(2) 屈光参差性弱视:因两眼屈光差别明显(一般在 2.50D 以上),在视网膜上不能形成清晰的像,故难以融合建立双眼单视。大脑皮质便抑制了屈光不正较重的一眼,久之该眼便形成弱视。

(3) 屈光不正性弱视:多为双眼,有较高度的远视、近视或散光。因外界物象不能准确聚焦在黄斑中心凹,视觉细胞不能受到充分的刺激而引起弱视。

(4) 形觉剥夺性弱视:在婴幼儿期,由于角膜混浊、先天性或外伤性白内障,上睑下垂或遮盖一眼过久,限制了充分的视觉感知输入,视功能发育受到障碍而发生弱视。

(5) 先天性弱视:全色盲及先天性眼震均为弱视。

2. 临床表现

(1) 视力减退:矫正视力 0.6～0.8 为轻度弱视;矫正视力 0.2～0.5 为中度弱视;矫正视力≤0.1 为重度弱视。

(2) 拥挤现象:弱视患者对排列成行的视标分辨力较差,单个视标检查,视力可提高。

(3) 固视异常:弱视眼可有固视不良,多为旁中心注视。

(4) 斜视和眼球震颤。

3. 防治原则 治疗病因,消除抑制,提高视力。方法有戴镜矫正屈光不正、遮盖法、精细目力训练法、压抑疗法和后像疗法等。

链接

我国儿童不同年龄段正常视力

1 岁:0.2。　　　　4 岁:0.7～0.8。
2 岁:0.4～0.5。　　5 岁:0.8～1.0。
3 岁:0.5～0.6。　　6 岁:1.0 或以上。

一般儿童视力发育在 6～8 岁趋于稳定。如低于以上数值,孩子的父母应当警惕。

【临床护理】

(一) 护理评估

1. 健康史 了解患者职业性质和工作学习的条件;有无不良的用眼习惯,了解有无屈光不正、斜视、弱视家族史,了解患者有无全身疾病或局部眼病,是否经过治疗、转归情况如何。评估患者目前视力状况,发生时间、程度,有无视力疲劳等症状。

2. 身心状况

(1) 身体状况:屈光不正视力检查分别有远视力和近视力的不同改变,高度近视眼底可见玻璃体混浊、液化,豹纹状眼底,近视弧,黄斑出血等,易并发视网膜脱离。外斜有共同性斜视和麻痹性斜视,弱视的视力≤0.8 且不能矫正至正常,有斜视和眼球震颤。

(2) 心理状况:大多数早期仅有视力轻微改变,患者不够重视。大多数患者因视力改变影响工作学习而忧虑,有的家长给予支持不够,不能使患儿及时并坚持治疗而使视力不易恢复引起焦虑。

3. 辅助检查 有全身性原发病的相应改变,如脑肿瘤的头部 CT 显示肿瘤病灶。

(二) 主要护理诊断及合作性问题

1. 知识缺乏 患者及家属缺乏眼保健知识、正确配镜的知识及屈光不正、斜视及弱视防治知识。

2. 感觉紊乱 视力下降,与屈光不正、弱视有关。

3. 焦虑 与视力下降、眼位偏斜影响面容有关。

4. 舒适改变 眼部不适、头痛、复视、眩晕等,与屈光不正、斜视有关。

5. 潜在并发症 视网膜脱离、弱视等。

(三) 护理措施

1. 治疗护理

(1) 散瞳验光:①遵医嘱使用睫状肌麻痹剂,如1%阿托品眼液或眼膏、0.5%～1%托吡卡胺眼液等。点眼后指压泪囊区 3～5 分钟,注意观察用药反应。②视力检查,依标准严格要求,正确操作,认真记录。

(2) 指导配镜:按配镜原则指导配戴适宜的镜片,并说明配戴时的注意事项,可选用框架眼镜或角膜接触镜。①框架眼镜使用护理:教会患者双手摘、戴眼镜;放置眼镜应镜面竖直或朝上;清洁镜片可先用清水冲洗,后用拭镜布擦干。②角膜接触镜使用护理:戴镜前应剪短指甲,洗手并擦干,确认镜片正反面、清洁度及有无破损;睡前应取下并用护理液清洁、消毒;如有化妆,应戴眼镜后化妆,取镜后卸妆;不能戴镜洗澡、游泳;如有眼部不适,应停戴并及时就诊。

(3) 弱视训练:健眼全遮盖疗法是最主要和最有效的方法,具体做法是:完全遮盖健眼,强迫弱视眼注视。鼓励患者用弱视眼进行精细目力工作。遮盖疗法期间,每周复查一次视力,警惕遮盖性弱视的发生。

2. 观察病情 观察视力、屈光度、眼位改变等,如出现异常,如视物闪光、视力急剧下降等,及时报告医生并配合处理。

3. 心理护理 向患者及家属解释本类疾病的相关

知识、消除焦虑心理,使其积极主动地配合治疗和护理。

(四) 健康教育

1. 对患者及家属或社区广泛进行近视眼的防治知识教育和指导。

(1) 注意用眼卫生:减少视力负荷,正确读写姿势,眼与读物距离保持在 25～30cm,用眼 1 小时后应休息 10 分钟左右并远眺。

(2) 改善视觉环境:避免不良视觉刺激,照明应无眩光或闪烁,儿童使用升降式课桌椅,不在乘车、走路或卧床情况下读书,不在阳光照射或暗光下阅读或写字等。

(3) 做好眼保健工作:定期检查视力,注意饮食营养,加强锻炼体质,常做眼保健操。对"假性近视"可用睫状肌麻痹剂或雾视疗法使睫状肌松弛。

(4) 高度近视要避免剧烈运动、外伤,以免引起眼底出血、视网膜脱离。

2. 戴镜矫正视力者,应坚持戴镜,定期验光,及时调整镜片度数。斜视戴镜治疗的疗程长,应坚持持续戴镜,不可时戴时脱。

3. 向患儿和家属详细解释弱视的危害性、可逆性、治疗方法,使其明白弱视的疗效与年龄相关,早治疗,效果好。

考点提示:近视的预防知识

小 结

本节主要理解概念:屈光不正、远视、近视、散光、老视、斜视、弱视。掌握其临床特征和防治要点。

目标检测

一、名词解释

1. 屈光不正　2. 假性近视　3. 共同性斜视

二、填空题

1. 近视按病因分为_____、_____;按近视程度分为_____、_____、_____。

2. 屈光不正包括_____、_____、_____。

三、选择题

1. 矫正真性近视最常用的方法是(　　)
   A. 隐形眼镜　　　　　　B. 药物治疗
   C. 屈光手术　　　　　　D. 框架眼镜
   E. 滴阿托品眼液

2. 调节静止时,平行光线经眼的屈光焦点落在视网膜之前,其屈光状态为(　　)
   A. 正视　　　　　　　　B. 远视
   C. 近视　　　　　　　　D. 散光
   E. 弱视

3. 调节静止时,平行光线经眼的屈光焦点落在视网膜之后,其屈光状态为(　　)
   A. 正视　　　　　　　　B. 远视
   C. 近视　　　　　　　　D. 散光
   E. 弱视

4. 调节静止时,平行光线经眼的屈光不能形成一个焦点,其屈光状态为(　　)
   A. 正视　　　　　　　　B. 远视
   C. 近视　　　　　　　　D. 散光
   E. 弱视

5. 远视患者(　　)
   A. 仅看近需要调节　　　B. 仅看远需要调节
   C. 远近均需调节　　　　D. 远近均不需调节
   E. 以上均不是

6. 假性近视治疗哪项错误(　　)
   A. 滴阿托品眼液　　　　B. 雾视疗法
   C. 配凹透镜　　　　　　D. 眼保健操
   E. 针灸推拿

7. 弱视是指(　　)
   A. 矫正视力<0.1　　　　B. 矫正视力≤0.8
   C. 裸眼视力<0.1　　　　D. 裸眼视力<0.8
   E. 裸眼视力=0.8

8. 弱视经验光配镜后,最简单、有效和常用的治疗方法是(　　)
   A. 遮盖疗法　　　　　　B. 压抑疗法
   C. 红胶片疗法　　　　　D. 红光刺激
   E. 理疗

四、简答题

阐述预防青少年近视的护理措施。

第9节　眼外伤患者的护理

眼外伤指眼球、眼附属器因受外来的机械性、物理性或化学性伤害,发生各种病理改变而损害其正常功能。以眼球表面异物伤、眼挫伤、眼球穿通伤、眼化学伤为常见。眼外伤是眼科的急危重症,是视力损伤的主要原因之一。

一、眼 异 物 伤

眼异物包括结膜、角膜异物和眼内异物,前者是指细小异物黏附或嵌入结膜、角膜表层。常见的异物有灰尘、煤屑、铁屑、木刺和稻谷壳等。后者指异物击穿眼球壁,存留于眼内,为眼球穿通伤的一种。

1. **症状**　眼痛、流泪、异物感和眼睑痉挛。眼内异物可有视力下降。

2. **体征**　异物多在结膜的穹隆部、睑下沟。角膜异物多在角膜缘处或嵌入角膜,铁质异物可出现铁锈斑。眼内异物还可引起外伤性虹膜睫状体炎、化脓性眼内炎和交感性眼炎。

3. 防治原则　及时取出异物,预防感染。

二、眼　挫　伤

案例 3-9

患者男,35 岁。左眼被"崩起的石块"崩伤后眼痛、视力下降 3 小时。视力检查:右眼视力 1.0,眼压16mmHg,眼附属器及前后节未见异常。左眼视力:手动/30cm,眼睑轻度肿胀,皮肤青紫色,球结膜中度混合型充血,在相当于角膜 8 点处,距角膜缘 0.5mm 处可见一横形全层创口,长 10mm,创口处虹膜脱出,前房浅,房水混浊,瞳孔不圆,直、间接对光反射迟钝,晶状体未见混浊,玻璃体及眼底检查未窥及。辅助检查:眼眶 CT:未见眼球异物。

问题:1. 请列出护理诊断。
　　2. 简述主要护理措施。

眼挫伤是眼部受机械性钝力,如石块、木棍、铁块、球类、拳头以及爆炸产生的气浪冲击等引起的外伤,可造成眼附属器或眼球的损伤,引起眼内多种组织和结构的病变。眼钝挫伤占眼外伤发病总数的 1/3以上,严重危害视功能。挫伤部位不同,可有不同的表现。

1. 眼睑挫伤　眼睑皮下淤血、血肿或撕裂,泪小管断裂。

2. 眼眶挫伤　可造成眶骨骨折、上下睑气肿、眼外肌麻痹。

3. 眼球挫伤　引起眼内多部位病变,危害严重。

(1)角膜挫伤:有角膜水肿、角膜裂伤。

(2)虹膜睫状体挫伤:虹膜根部断离、前房积血、外伤性瞳孔散大。

(3)晶状体挫伤:可致晶状体全脱位、半脱位及外伤性白内障。

(4)脉络膜、视网膜挫伤:可出现脉络膜破裂及出血、视网膜震荡和脱离、玻璃体积血。

4. 防治原则　①迅速判断损伤部位,进行对症治疗,止痛、止血;②促进积血吸收、防止并发症的发生;③积极控制感染;④必要时手术治疗。

三、眼球穿通伤

眼球穿通伤是眼球壁被锐器或高速飞来的异物穿透所致。常见的致伤物有木棍、金属器物、碎石、子弹等。属眼科急症。

1. 症状　眼痛、视力障碍。有"热泪"流出的感觉。

2. 体征　角膜、巩膜和角巩膜缘有伤口;穿孔较

大者眼内容物可脱出,眼压下降。异物击穿眼球可致眼内异物。

3. 并发症　眼内感染及交感性眼炎。

4. 防治要点　①及时封闭伤口,止痛、止血。②抗感染和及时散瞳,防止并发症发生。③合并眼内异物时应及时取出异物。

四、眼化学伤

眼化学伤是指化学物品的溶液、粉尘或气体进入或接触眼部而引起眼化学伤。多发生于工厂、施工场所等。致伤物常见有硫酸、盐酸、硝酸、氢氧化钠、石灰、氨水、农药等。包括酸性和碱性烧伤,碱性烧伤破坏性较大。眼化学伤是眼科危急重症,致盲率极高。

1. 症状　眼部强烈刺激感,剧烈疼痛、畏光、流泪、眼睑痉挛,视力减退,甚至失明。

2. 体征　轻度烧伤可见眼睑皮肤、结膜充血水肿;中度烧伤时眼睑皮肤腐蚀、溃烂,结膜苍白水肿或坏死,角膜上皮水肿、脱落;重度烧伤可见角膜坏死形成灰白色溃疡,甚至穿孔,房水混浊,虹膜炎性反应。

3. 并发症　虹膜睫状体炎、继发性青光眼、并发性白内障、眼内感染、眼球萎缩等。

4. 急救原则　①争分夺秒、就地取材、彻底冲洗。②止痛、抗感染、及时散瞳。③预防并发症的发生。

五、眼辐射伤

由电磁波中各种辐射线造成的眼部损害称眼辐射伤。

1. 红外线损伤　玻璃加工或其他高温环境可产生大量的红外线,他对眼的损伤主要是热作用,可被晶状体和虹膜吸收,造成白内障。

2. 紫外线损伤　工业电焊、高原、雪地及水面发光等都可引起眼部紫外线损伤,又称电光性眼炎或雪盲。紫外线照射引起的眼部损伤有一定的潜伏期,一般为3~8 小时。起病急,双眼发病,有强烈的异物感、刺痛、畏光流泪、眼睑痉挛等刺激征,眼睑水肿,结膜混合型充血,角膜上皮点状剥脱,24~48 小时症状完全消退。

3. 离子辐射性损伤　X 射线、中子或质子束等照射可引起角膜炎、辐射性白内障、视网膜病变、视神经病变。

4. 微波损伤　可引起白内障和视网膜出血。

5. 可见光损伤　观察日食时可造成黄斑灼伤,称为"日食性视网膜病变"。

防治要点是以预防为主,避免发生上述损伤;对症处理,止痛,抗感染;白内障、视网膜等损伤参见相

应病变的治疗。

【临床护理】

(一) 护理评估

　　1. 健康史　了解致伤的原因、部位、时间,受伤后有无初步处理。了解患者的既往眼病史,有无全身性疾病。了解患者目前视力状况,眼痛的性质、程度及有无异物感等伴随的症状。如为全身受伤并有危及生命的状况出现,应配合医生进行急救,待病情平稳后再行眼科检查处理。

　　2. 身心状况

　　(1) 身体状况:按眼外伤的性质、部位、程度不同,可出现不同的症状和体征。结膜、角膜异物伤可在结膜、角膜表面查到异物;眼睑挫伤有眼睑淤血肿胀、甚至裂伤;虹膜睫状体挫伤可发生前房积血、瞳孔散大、外伤性虹膜睫状体炎等,视力明显下降;眼球穿通伤出现突发性视力减退和眼部疼痛,损伤部位多为角膜或巩膜,有时可造成眼球穿孔,眼球穿通伤可合并眼内异物存留;眼化学伤有眼部刺激症状及视力下降,结膜充血、水肿、苍白、坏死,角膜混浊、溃疡甚至穿孔;眼辐射伤有严重眼部刺激症状及视力下降,双眼睑红肿,结膜混合充血、水肿,角膜上皮点状脱落,瞳孔缩小。

　　(2) 心理状况:眼外伤多为意外伤害,患者因眼外伤视力突然改变,怕视力丧失而有严重的恐惧心理;因剧烈的眼痛等不适感而有较严重的焦虑情绪;因担心眼外伤后影响容貌而悲观;有的患者因双眼包盖,生活不能自理而忧虑。

　　3. 辅助检查　影像学检查可见颅骨骨折或眼内异物。

(二) 主要护理诊断及合作性问题

　　1. 急性疼痛　与眼外伤刺激眼部组织有关。

　　2. 感觉紊乱　视力下降,与眼外伤有关。

　　3. 组织完整性受损　与眼外伤有关。

　　4. 焦虑　与感觉紊乱、担心视力丧失及容貌受损有关。

　　5. 恐惧　与视力突然丧失、病情较重及对检查不了解有关。

　　6. 潜在并发症　外伤性虹膜睫状体炎、继发性青光眼、外伤性白内障、化脓性眼内炎、交感性眼炎、视网膜脱离、眼睑畸形、睑球粘连等。

　　7. 知识缺乏　缺乏眼外伤的防治常识。

(三) 护理措施

　　1. 心理护理　首先稳定患者及家属的情绪,告知抢救策略,迅速进行急救。针对不同性质、不同程度、不同部位的眼外伤患者进行不同的心理疏导,消除患者的不良情绪,使患者能正确面对现实,积极与医生护士配合,争取使视力得到较好的恢复。

　　2. 清洁伤眼

　　(1) 表面异物伤可用冲洗法、无菌湿棉签擦掉或异物针剔除,铁质异物残留的铁锈应刮除,然后再用0.9%氯化钠溶液冲洗。操作要求严格无菌,严禁损伤健康组织(图3-21)。

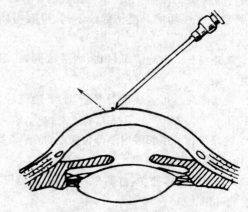

图3-21　角膜异物剔除术

　　(2) 眼球穿通伤时切忌冲洗和挤压,血污及异物可用生理盐水棉球或棉签轻轻擦掉或用小镊夹取。

　　(3) 眼化学伤:强调争分夺秒,就地取材、彻底冲洗的现场急救原则。就地取用大量清水或其他水源反复冲洗伤眼,冲洗时要翻转上下眼睑,嘱患者转动眼球,充分暴露穹隆部,将结膜囊内的化学物质彻底洗出。冲洗时间至少30分钟。送至医院后根据时间早晚也可再次冲洗,取出结膜囊内存留的异物,进一步进行中和治疗,酸性化学伤用2%碳酸氢钠溶液冲洗,球结膜下注射5%磺胺嘧啶钠;碱性化学伤用3%硼酸溶液冲洗,球结膜下注射维生素C。严重碱性烧伤,协助医生行球结膜放射状剪开冲洗或前房穿刺冲洗术,以清除碱性房水。

（4）预防感染：伤眼清洁后涂抗生素眼药膏，包扎伤眼。眼球穿通伤、严重眼球挫伤应双眼包扎。注意操作要轻柔，切勿按压眼球。

3. 对症护理

（1）眼睑挫伤淤血肿胀者，当天冷敷，2天后热敷促进出血吸收。

（2）角膜刺激症状明显，眼剧痛者，滴 0.5％丁卡因眼液 1～2 次，既止痛又便于检查治疗（但不宜多用）。

（3）遵医嘱给予镇静、止痛、止血、散瞳、抗感染、皮质类固醇激素、破伤风抗毒素等药，注意及时、正确给药并观察用药反应。

4. 病情观察　密切观察视力和眼局部伤口的变化。如有眼痛、眼胀、恶心、呕吐、伤口出血、体温升高等现象，应及时通知医生进行处理。有前房积血应注意眼压变化和每日积血的吸收情况。注意非受伤眼的观察，及早发现可能发生的交感性眼炎。

5. 护理指导　限制患者的活动，避免头部震动，减少眼球活动，对外伤致前房积血者应采取半卧位休息。

考点提示：各种眼外伤清洁伤眼的护理方法

（四）健康教育

眼外伤后对视功能的危害严重，因此预防眼外伤至关重要。

1. 加强社区居民的宣传教育　介绍眼外伤的防治常识，加强青少年儿童管理，远离危险物品，禁止玩弹弓、竹竿、废用注射器及针头，远离烟花、鞭炮等。

2. 健全劳动保护措施　加强对一线工人的安全防护，配备防护眼镜、防护服；进行安全生产教育，严格遵守操作规程；化工车间应设急救中和药液以备急用，并指导如何进行化学伤的急救等。

3. 出院指导　对出院患者，应指导其按时用药并定期复查。观察健眼，若发生疼痛、视力下降、眼部充血等，应及时到医院就诊，以防交感性眼炎的发生。

考点提示：眼外伤的预防

小　结

眼外伤是眼科的急危重症，是视力损害的主要原因之一。包括眼球异物伤、眼挫伤、眼球穿通伤、眼化学伤、眼辐射伤。临床护理应注意眼外伤的急救处理及健康指导。

目标检测

一、名词解释

1. 眼球穿通伤　2. 电光性眼炎

二、填空题

常见的眼外伤有＿＿＿＿、＿＿＿＿、＿＿＿＿、＿＿＿＿、眼辐射伤等。

三、选择题

1. 眼睑淤血和肿胀较明显时，可在伤后多长时间内冷敷，以后热敷（　）
   A. 12h　　　　　　　　　B. 24h
   C. 36h　　　　　　　　　D. 48h
   E. 72h

2. 对酸或碱性烧伤急救而言，最重要的是（　）
   A. 滴入碱性或酸性药物中和　B. 结膜下注射维生素C
   C. 散瞳　　　　　　　　　D. 滴抗生素液
   E. 及时彻底冲洗眼部

3. 眼球穿通伤的紧急处理不宜进行（　）
   A. 预防感染　　　　　　　B. 封闭伤口
   C. 彻底冲洗　　　　　　　D. 止血
   E. 止痛

4. 眼外伤的紧急处理，哪一项不正确（　）
   A. 有休克或其他重要器官损伤时，应首先抢救生命
   B. 眼球破裂伤，早期可行眼球摘除术
   C. 开放性眼外伤应肌内注射 TAT
   D. 化学伤，应争分夺秒用大量水冲洗
   E. 要预防交感性眼炎的发生

5. 紫外线照射引起的眼部损伤一般在照射后多长时间发作（　）
   A.1～2h　　　　　　　　B.2～3h
   C.3～8h　　　　　　　　D.8～16h
   E.16～24h

6. 对眼辐射伤的处理，最主要的是（　）
   A. 预防感染　　　　　　　B. 治疗角膜上皮脱落
   C. 防止角膜形成斑翳　　　D. 减轻疼痛
   E. 散瞳

7. 关于酸碱化学伤下列说法错误的是（　）
   A. 临床表现为眼痛、畏光、视力下降
   B. 可并发白内障
   C. 酸性伤比碱性伤引起的损害要重
   D. 发生后应先进行现场处理
   E. 酸性烧伤可用碳酸氢钠溶液冲洗

四、简答题

1. 简述眼球穿通伤的治疗原则。

2. 简述眼化学伤的特点、临床表现、急救措施及护理要点。

（郭蒲霞　韩晋玲）

第4章 眼科常用护理技术操作

第1节 眼局部用药及清洁

一、滴眼液法

【目的】

用滴管或眼药滴瓶将药液滴入结膜囊内,用于预防和治疗眼部疾病,散瞳、缩瞳及眼部表面麻醉等。

【用物准备】

滴眼液、滴管或滴瓶、消毒棉球或棉签。

检查滴眼液名称、浓度、有效期,水制剂检查有无沉淀、变色等变质现象。

【操作步骤及要点】

1. 核对解释 核对患者姓名、床号,眼药是否正确,向患者解释滴眼药的目的及方法,以取得合作。

2. 取体位 协助患者取坐位或仰卧位,头稍向后仰并向患侧倾斜,眼向上看。

3. 滴药 用棉签擦去患眼分泌物,左手食指或棉签向下拉开下睑,右手持眼药瓶,手掌根部轻轻置于患者前额上;滴管距眼睑1～2cm,将药液滴入下穹隆部1～2滴;轻提上眼睑使药液充满结膜囊,用棉球拭干流出的药液,嘱患者轻闭眼1～2分钟(图4-1)。

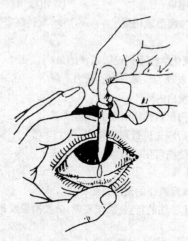

图4-1 滴眼液法

【注意事项】

1. 操作前、后须洗手,防止交叉感染。

2. 滴药时动作轻巧,勿压迫眼球,特别是手术后及角膜溃疡患者。

3. 药液不可直接滴在角膜上。

4. 滴混悬液时应充分摇匀再用;滴用阿托品、毒扁豆碱等毒性较大药物时,应于滴药后即刻按压泪囊区2～3分钟,以免药液经泪道进入鼻腔引起中毒反应。

5. 同时滴用2种或2种以上眼液时,每种药液应间隔至少5分钟。

二、涂眼药膏法

【目的】

将眼药膏涂布于结膜囊内,是一种使眼药在结膜囊内停留时间较长,药物作用较持久的眼部给药法。一般用于手术后或眼睑闭合不全,以预防眼部感染,用于治疗结膜炎等眼球前段疾病。

【用物准备】

备齐眼药膏、消毒圆头玻璃棒、消毒棉球。检查眼药膏名称、有效期,检查眼药膏管口和玻璃棒是否光滑。

【操作步骤及要点】

操作方法基本同滴眼液法,不同的是用软管药膏(最常用)或使用玻璃棒上药膏。软管法是将眼膏挤入下穹隆部;玻璃棒法则是用玻璃棒蘸上绿豆大药膏,轻轻平放于下穹隆部,同时转动玻璃棒并以水平方向抽出。然后按摩眼睑使眼膏均匀分布于结膜囊内,嘱患者闭眼1～2分钟(图4-2)。

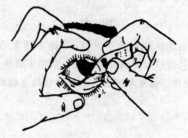

图4-2 涂眼药膏法

【注意事项】

1. 涂眼前应检查玻璃棒是否光滑完整,以免损伤角膜或结膜。

2. 双眼涂眼药膏者,应分别使用玻璃棒,不能共用,以防两眼交叉感染。玻璃棒用后及时消毒以备用。

3. 如用软管法,药膏管口勿触及睫毛或睑缘,可先挤出少许后再涂,或用无菌干棉签擦去头部再涂。

4. 涂药时不要将睫毛随同玻璃棒卷入结膜囊内。

三、球结膜下注射

【目的】

将药液注入球结膜下疏松组织内,以提高药物在眼内的浓度,增强并延长药物作用时间,常用于治疗眼球前段疾病。

【用物准备】

1～2ml 注射器、4～6 号注射针头、注射用药物、消毒棉签、抗生素眼液、0.5％丁卡因溶液、消毒纱布眼垫、胶布条等;并按无菌操作要求抽吸好药液备用。

【操作步骤及要点】

1. 核对解释 仔细核对患者、眼别、药物,并询问有无药物过敏史,向患者解释,以取得合作。

2. 取体位 患者取坐位或仰卧位。患眼滴0.5％丁卡因溶液表面麻醉 2～3 次,每次间隔 3～5分钟。

3. 穿刺给药 操作者以左手食指、拇指分开患者的上下眼睑,注射部位可选在靠近穹隆部的球结膜,选上方注射时,嘱患者眼球向鼻下方转动,选下方注射时,嘱患者向上方注视。右手持装有药液的注射器,针头与眼球表面呈 10°～15°,避开结膜血管轻轻挑起球结膜后进针,将药液缓缓注入,一般每次注入药量为 0.5～1ml(图 4-3)。

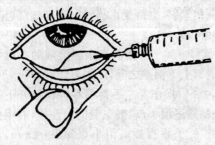

图 4-3 结膜下注射法

4. 滴药包扎 注射完毕,拔出针头,滴抗生素眼液,嘱患者闭目休息片刻,观察无反应后覆盖眼垫包扎。

【注意事项】

1. 注射前告知患者注射过程中有任何不适,只可口述,不得摇头或用手触碰,以免发生意外。

2. 进针时针头刺入方向平行于角膜缘,并嘱患者勿转动眼球。

3. 对不合作患者可用开睑器开睑。

4. 多次注射者应更换注射部位,以免结膜下粘连。

四、球后注射

【目的】

经眼球下方进入眼眶的给药方式,用于眼底疾病治疗给药及内眼手术前的球后麻醉。

【用物准备】

注射器、球后注射针头、注射用药物、75％乙醇溶液、2％碘酊、0.5％丁卡因溶液、消毒棉签、纱布及消毒盘等;并按无菌操作要求抽吸好药液备用。

【操作步骤及要点】

1. 核对解释 核对患者并向患者解释,以取得合作。

2. 取体位 患者取坐位或仰卧位,坐位头稍向后仰。

3. 穿刺给药 常规消毒眼睑周围皮肤,操作者左手消毒后,压紧消毒区边缘的皮肤,右手持装有药液的注射器,嘱患者向鼻上方注视,并保持眼球不动,在眶下缘中、外 1/3 交界处进针,针头沿眶缘垂直于皮肤刺入 1～1.5cm,再沿眶壁走行,针尖向内上方倾斜 30°,针头在外直肌与视神经之间向眶尖方向继续进针达 3～3.5cm,抽吸无回血后将药液缓缓注入,同时观察患者反应(图 4-4)。

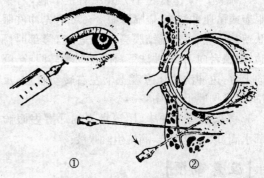

① ②

图 4-4 球后注射法
①正面;②侧切面

4. 注射完毕,拔出针头,嘱患者闭眼,压迫针眼1分钟,涂抗生素眼膏。

【注意事项】

1. 进针时如有阻力感,不可强行进针,以免刺伤眼球。

2. 进针深度不宜超过 3.5cm,以防刺入颅内;进针方向勿过于偏向鼻侧,以防刺伤较大血管及视神经。

3. 如出现暂时的复视现象,是药物麻痹眼外肌或运动神经所致,一般 2 小时后症状即可缓解。

4. 注射后如出现眼球突出、运动受限、眼球胀痛为球后出血,应立即停止注射,拔出针头,应以单眼加压绷带包扎止血 1～2 天。

5. 眼前部有化脓性感染的患者禁忌球后注射。

五、结膜囊冲洗法

【目的】

清除结膜囊内异物及脓性分泌物,酸碱化学物质烧伤及眼部手术前的清洗处理。

【用物准备】

洗眼壶或冲洗用吊瓶、受水器、冲洗液(0.9％氯化钠溶液、3％硼酸溶液、2％碳酸氢钠溶液等)、消毒干棉球等物品。

【操作步骤及要点】

1. 核对解释　核对患者并向患者解释,以取得合作。

2. 取体位　患者一般取坐位或仰卧位,头部稍偏向患侧并固定好,并自持受水器紧贴住面颊部颧突下方凹陷处。

3. 铺巾　在患者患眼的头侧及颈部铺一小橡胶单、治疗巾。

4. 冲洗　操作者左手分开患者上下睑,右手持洗眼壶或吊瓶冲洗头,壶嘴距眼 3～5cm,先冲洗眼睑皮肤使其适应,再冲洗结膜囊。冲洗上穹隆部时翻转眼睑,嘱患者向下看,冲洗下穹隆部时翻转眼睑,嘱患者向上看,边冲洗边让患者上下左右转动眼球,反复冲洗,以求彻底干净(图4-5)。

5. 擦拭滴药　洗毕,用消毒干棉球擦去眼睑及颊部水滴,取下受水器,滴抗生素眼液。

【注意事项】

1. 冲洗液温度以 32～37℃ 为宜,不可过热或过冷。

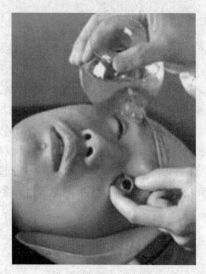

图 4-5　结膜囊冲洗法

2. 冲洗动作要轻,冲力不宜过大,不可压迫眼球;冲洗液不应直接冲在角膜上。

3. 对酸碱化学伤的患者冲洗要及时、大量、彻底。

4. 如有传染性眼病,勿使冲洗液流入健眼;接触患者用具应严格消毒。

5. 有深层角膜溃疡、眼球穿通伤者禁忌冲洗。

六、冲洗泪道法

【目的】

用于泪道疾病的诊断、治疗及内眼手术前的泪道清洁。

【用物准备】

注射器、泪道冲洗针头、泪点扩张器、受水器、0.5％丁卡因溶液、抗生素眼液、0.9％氯化钠溶液、消毒棉签及棉球等物品。

【操作步骤及要点】

1. 核对解释　核对患者并向患者说明操作方法及意义,使其配合;患者取坐位或仰卧位,头稍后仰,并向患侧稍倾斜,自持受水器紧贴于面颊部(坐位)或颞侧(仰卧位)。

2. 局部麻醉　将蘸有丁卡因溶液的小棉签夹在患眼内眦部上下泪点之间,闭眼表面麻醉 3～5 分钟。

3. 冲洗　操作者左手持棉签轻轻拉开下睑内眦部,充分暴露下泪小点,嘱患者向上注视,右手持注射器,将冲洗针头垂直插入泪小点深 1～2mm,再转为水平向内伸入 5～6mm,固定针栓,缓缓注入冲洗液(图4-6)。

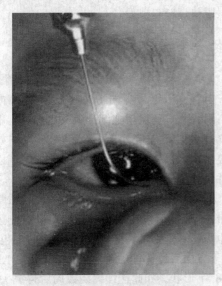

图4-6 冲洗泪道法

4. 观察 若冲洗液顺利进入鼻腔或咽部时,患者会感觉有液体流入鼻腔或咽部,婴幼儿则有吞咽动作表示泪道通畅;否则可能有泪道狭窄或阻塞;若有脓性分泌物自泪小点溢出,则为慢性泪囊炎。

5. 整理 冲洗完毕,滴抗生素眼液,擦净面部,处理用物并记录冲洗情况。

【注意事项】

1. 如进针遇有阻力,切不可强行推进,可能是泪道阻塞或进针方向不准确。

2. 泪点狭窄者,宜先用扩张器扩张泪点,再进行冲洗。

3. 不要短时间内反复冲洗泪道,以免引起泪道黏膜损伤或粘连。

4. 有慢性泪囊炎者,冲洗前应先压迫泪囊部将其中的分泌物挤出。

5. 如发现眼睑皮肤肿胀,为刺破泪小管,冲洗液进入皮下组织,应立即停止冲洗,必要时应用抗生素以预防感染。

七、剪睫毛法

【目的】

为内眼手术前准备工作。术前一天剪去睫毛,可使手术野清洁,以方便手术及预防感染。

【用物准备】

消毒眼科剪、眼药膏、凡士林、纱布等。

【操作步骤及要点】

1. 核对解释 核对患者并向患者说明剪睫毛的方法及配合要求,患者取坐位或仰卧位,头稍向后仰。

2. 剪除眼睫毛 涂薄层凡士林或其他软膏于剪刀上(以便粘住剪下的睫毛,不致落入结膜囊内),右手持剪刀,剪上睑睫毛,嘱患者眼睑放松,眼睛向下看,左手拉开上睑并稍向上推,使上睑缘轻度外翻,右手持剪刀紧贴上睑皮肤,将睫毛剪除;剪下睑睫毛,嘱患者眼睑放松,眼睛向上看,左手拉开下睑并稍往下推,使下睑缘轻度外翻,再剪除下睫毛。

3. 检查整理 剪完睫毛,仔细检查有无睫毛进入眼内,剪落的睫毛应处理好。

【注意事项】

1. 操作动作要轻、准、稳。妥善固定头部。

2. 剪睫毛时应尽量剪短,但勿损伤睑缘皮肤。

3. 若发现睫毛落入睑缘或结膜囊内,应立即用湿棉签拭去或冲洗干净。

第2节 眼部热敷与眼保护

一、热 敷 法

【目的】

促进局部血液循环,促进炎症的吸收,达到消炎、消肿、止痛的目的。

【用物准备】

镊子、消毒纱布数块、凡士林、眼药膏、棉垫、水温计、热水、中药煎剂或其他含有药物的热敷液。

【操作要点】

1. 湿热敷法 先在眼睑及周围皮肤涂一层凡士林(凡士林可减缓热传导,防止烫伤,并使热敷效果持久),结膜囊内涂眼药膏,嘱患者闭眼,并盖以消毒纱布。将浸泡于45～50℃热水中的纱布垫用镊子拧干(以不滴水为度),抖开纱布垫以手腕掌侧试温后敷于眼睑的消毒纱布上,再盖上棉垫以维持热敷温度。敷布每3～5分钟更换一次,热敷时间为20～30分钟,每天2～3次,以保证治疗效果。

2. 热气熏蒸法 将煮沸的中药熏煎剂或其他含有药物的热敷液倒入小热水瓶或保温杯内,嘱患者低头使患眼靠近瓶口,以患者能忍受的热量为度,每次熏蒸15～20分钟。

【注意事项】

1. 热敷完毕,擦去凡士林,盖上眼垫,以防局部受凉。

2. 水温应调节在45～50℃为宜,水温可用热源维持或及时更换盆内热水。

3. 眼部有伤口,热敷需按无菌技术操作进行。

二、湿 房 法

【目的】

用于各种原因所致睑裂闭合不全,预防暴露性角膜炎的发生。

【用物准备】

透明胶片、抗生素眼液、眼药膏、胶布。

【操作要点】

先在患眼滴抗生素眼液或涂眼药膏,将透明胶片制成半球状或漏斗状房罩,盖在患眼上,用胶布将其密闭固定。

【注意事项】

如发现湿房内水蒸气消失,应及时修补密闭。

三、眼　　　垫

【目的】

用于角膜溃疡、眼部手术后或外伤、眼睑闭合不全等,以保护伤口,防止感染,并可使眼球得到充分休息。

【用物准备】

眼垫、眼药膏、消毒棉球、胶布。

【操作要点】

先在患眼涂眼药膏于结膜囊内,消毒眼睑皮肤,覆盖眼垫,用胶布固定。

【注意事项】

盖眼垫前,应检查睑裂是否完全闭合,如未完全闭合,应涂大量眼药膏以完全封闭不能闭合的睑裂。

四、眼绷带法

【目的】

用于固定敷料;局部加压包扎止血;对术后浅前房者,局部加压包扎,可促进前房形成;预防角膜溃疡穿孔;部分眼部手术后,减少术眼活动,减轻局部反应。

【用物准备】

窄卷绷带(长 6m、宽 4.8m)、20cm 长纱条一根,眼药膏、眼垫、胶布、剪刀。

【操作要点】

1. 单眼绷带包扎法　患眼涂眼药膏,盖眼垫,将纱条置于眉心处,绷带头端指向健眼,经前额向后绕头 2 周作为固定用,然后把绷带由头后部经耳下面向前绕,斜过患眼至健侧耳上,再绕头一周,并如前缠绕,反复多次,最后将绷带绕头 1～2 周,末端以胶布固定,并结扎留置在眉心处的纱条。

2. 双眼绷带包扎法　双眼涂眼药膏,用眼垫包扎,绷带按"8"字形包扎双眼。起端如以右侧为起点(左侧也可),耳上部绕头 2 周后,经前额向下包左眼,由左耳下方向后经枕骨粗隆绕至右耳下方,向上包右眼,成"8"字形状。如此连续缠绕数周后再绕头 2 周,用两根胶布上下平行固定。

【注意事项】

1. 绷带包扎时,要求用力均匀,松紧适度,绷带切勿压迫耳郭及鼻孔。

2. 单眼绷带包扎时,健眼侧绷带在眉弓之上,避免压迫健眼。

3. 固定点必须在前额部,避免患者仰卧或侧卧时引起头部不适或摩擦造成绷带松脱。

五、眼罩、眼镜法

1. 眼罩　眼罩为椭圆形、蚌壳状,由铝或塑料制成,中部有多数小圆孔。其方法为覆盖眼垫后,戴上眼罩,再用胶布将其固定在眼眶上,这样可防止眼球受压。一般多用于内眼手术后,如角膜移植手术、眼球穿通伤等。

2. 眼镜法　①有色防护眼镜:它可防止光线对眼睛的刺激,适用于角膜和内眼疾病、瞳孔散大者。角膜炎宜戴灰色或茶色眼镜,色素膜炎和视网膜炎宜戴蓝色或绿色眼镜。②小孔镜法:适用于视网膜脱离的患者,以限制眼球的活动。常将普通眼镜或患者自己的矫正眼镜改装,即在镜片上贴上中间有小孔(直径 3mm)的黑纸片。

小　结

眼科常用的护理技术包括眼局部用药及清洁,眼部热敷和眼保护等。操作中应注意动作规范、准确、轻柔,尽量减轻患者痛苦,体现对患者的关爱,培养认真细致的工作作风。眼科有些侵入性操作有很高的技术要求及具有一定的危险性,更需熟练掌握操作要领,牢记注意事项,规避技术风险。

目标检测

一、填空题

1. 结膜囊冲洗温度应有＿＿＿＿＿℃,如有传染性眼病,接触病眼的诊疗用具应＿＿＿＿＿。

2. 滴用阿托品、毒扁豆碱等剧毒性药品后,应于滴药后即刻按压＿＿＿＿＿,保持＿＿＿＿＿分钟,以免药经泪道进入鼻腔吸收中毒。

3. 结膜下注射药物注射量一般为＿＿＿＿＿ml。

4. 滴眼液时,滴管应距眼球＿＿＿＿＿cm。

二、选择题

1. 下列哪项不是滴眼液的注意事项(　　)
   A. 滴眼药前应洗净双手,防止交叉感染
   B. 易沉淀的混悬液,滴药前要充分摇匀
   C. 同时滴数种药前,两药之间不需间隔
   D. 严格执行查对制度,防止滴错药
   E. 正常结膜囊容量为0.2ml,滴眼药每次1～2滴即可

2. 结膜囊冲洗时患者取(　　)
   A. 仰卧位,健侧倾斜　　　　B. 仰卧位,患侧倾斜
   C. 仰卧位　　　　　　　　　D. 体位不受限制
   E. 以上均不正确

3. 结膜下注射时针头与眼球表面呈(　　)
   A. 10°～15°　　　　　　　　B. 20°～25°
   C. 30°～35°　　　　　　　　D. 1°～5°
   E. 5°～10°

三、简答题

1. 滴眼液时应注意什么?

2. 如何进行结膜囊冲洗? 其注意事项有哪些?

3. 眼局部用药包括哪些内容? 其操作要点是什么?

(郭蒲霞)

第2篇 耳鼻咽喉科患者的护理

第5章 耳科患者的护理

第1节 耳的应用解剖和生理

一、耳的应用解剖

耳由外耳、中耳和内耳三部分组成(图5-1)。

(一) 外耳

外耳包括耳郭和外耳道。

1. 耳郭 大部分以软骨为支架,外覆软骨膜和皮肤,仅耳垂由脂肪与结缔组织构成。耳郭的解剖特点和临床意义:

(1) 软骨膜与皮肤紧密相贴,耳郭软骨与外耳道软骨相连续,炎症肿胀时易致神经末梢受压或牵拉耳郭引起剧痛。

(2) 皮下组织少,血供差,损伤后易感染,引起软骨坏死,致耳郭畸形。

(3) 皮肤较薄,血管表浅,易发生冻疮。

(4) 耳郭穴位丰富,和身体各部及各脏器有着密切的联系,中医常行耳针或耳穴贴药治疗疾病。

2. 外耳道 起自外耳道口,向内止于鼓膜,成人外耳道长2.5~3.5cm。外1/3为软骨部,内2/3为骨部,软骨部皮肤富有毛囊、皮脂腺和耵聍腺,是耳疖的好发部位。外耳道皮下组织少,皮肤与软骨附着较紧,故疖肿时疼痛剧烈。外耳道略呈S形弯曲,成人外耳道口斜向前下方,故在检查耳道和鼓膜时,应将耳郭向后上外方牵拉;婴幼儿由于外耳道骨部未发育,且外耳道外端略向上斜,在检查时应将耳郭向后下外方牵拉。

> **链接**
>
> **耳针疗法**
>
> 耳针疗法是用针刺或其他方法刺激耳穴以防治疾病的方法。耳穴是指耳郭上一些特定的反应点。根据我国古代医著经络学说,耳与脏腑经络的生理或病理都有密切的联系。因此,当人体发生疾病时,耳郭上的相应区域便出现一定的反应点,耳针疗法就是在这些反应点上进行针刺,以达到治疗疾病的目的。耳针在临床应用很广,不仅用于治疗许多功能性疾病,而且对一部分器质性疾病,如各种慢性疼痛性疾病、炎症性疾病等,也有一定疗效。

考点提示:外耳道的解剖特点及临床意义

(二) 中耳

中耳包括鼓室、咽鼓管、鼓窦和乳突。

1. 鼓室 为一含气空腔,在鼓膜和内耳外侧壁之间,以鼓膜紧张部上下缘为界,将其分为上、中、下三部分。鼓室向前借咽鼓管鼓室口与鼻咽部相通,向后借鼓窦入口与鼓窦相通,内有听骨、肌肉、韧带和神经。鼓室内衬黏膜,与咽鼓管、鼓窦黏膜相连续。鼓室形似一竖立的小火柴盒,有六个壁(图5-2)。

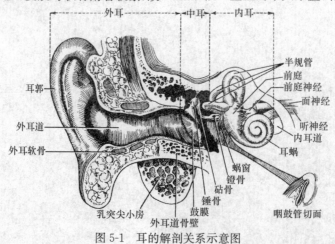

图5-1 耳的解剖关系示意图

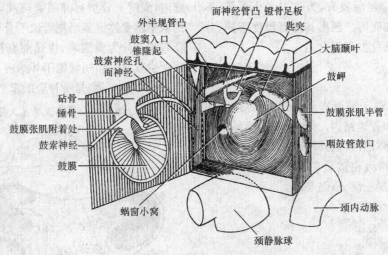

图 5-2 鼓室六壁模式图

（1）前壁：上部有咽鼓管的鼓室口，前下方以薄骨板与颈内动脉相隔。

（2）后壁：面神经垂直段在此通过，上部有鼓窦入口，借此与乳突气房相通，为急性化脓性中耳炎向后扩散的通道。

（3）顶壁：又称鼓室盖，其上为颅中窝。婴幼儿时期因岩鳞裂未闭合，中耳炎可经此感染颅内，出现脑膜刺激症状。

（4）底壁：为一薄骨板，将鼓室与颈静脉球分隔。

（5）内壁：即内耳外侧壁。中央隆起部称鼓岬，为耳蜗的底周所在处。鼓岬后上方有前庭窗（卵圆窗），被镫骨足板和环韧带所封闭。向内通入内耳的前庭阶。后下方有蜗窗（圆窗），被圆窗膜（又称第二鼓膜）所封闭，向内通入耳蜗的鼓阶。鼓岬上方有面神经水平段经过。

（6）外壁：主要由鼓膜构成。鼓膜为一半透明的**椭圆形薄膜**，呈向内凹的浅漏斗状。由后外上向前内下倾斜，成人鼓室外壁与外耳道底呈 45°～50°角。正常鼓膜解剖标志及分部见图 5-3。

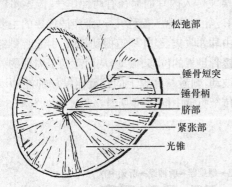

图 5-3 正常鼓膜像（右）

考点提示：鼓室六壁与邻近组织的关系

鼓室内有 3 块听小骨，为人体最小的一组骨头，

由锤骨、砧骨和镫骨构成听骨链，借韧带悬吊于上鼓室。锤骨柄向外连接鼓膜，镫骨足板借环韧带向内连于前庭窗（图 5-4）。

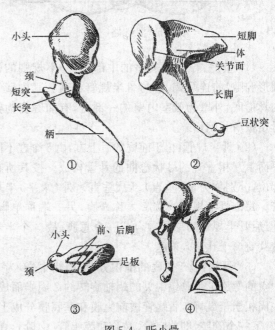

图 5-4 听小骨
①锤骨；②砧骨；③镫骨；④听骨链

2. 咽鼓管 起于鼓室前壁，向前内下斜行，止于鼻咽侧壁。近鼓室端为骨部，占全长 1/3。近鼻咽端为软骨部，占全长 2/3。软骨部在静息状态时闭合，仅在张口、吞咽、打哈欠时开放，空气进入鼓室，借此调节中耳与外界气压的平衡。成人咽鼓管细、长，鼻咽部开口低于鼓室开口，而小儿咽鼓管较短、宽，接近水平，鼻咽部感染易经咽鼓管途径侵入鼓室，故婴幼儿易患中耳炎。

考点提示：婴幼儿咽鼓管的解剖特点及临床意义

3. 鼓窦 出生时即已存在，为鼓室后上方的含气空腔，向后通乳突气房，上方以鼓窦盖与颅中窝相隔。

4. 乳突 多在 2 岁后发育,为许多大小不等、形态不一、相互连通的气房。根据其发育程度不同,分为气化型、板障型、硬化型和混合型。

(三)内耳

内耳又称迷路,位于颞骨岩部内,包括骨迷路和膜迷路。膜迷路位于骨迷路内,二者之间充满外淋巴液,膜迷路内充满内淋巴液,内外淋巴互不相通。

1. 骨迷路 是由致密的骨质构成的骨管,分为前庭、骨半规管和耳蜗三部分(图 5-5)。

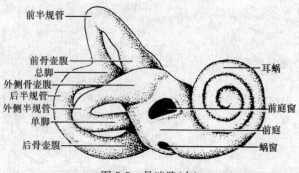

图 5-5 骨迷路(右)

(1)前庭:位于骨迷路的中部,为一不规则的椭圆形腔隙,前连耳蜗,后与骨半规管相通。其内壁为内耳道底,外壁为鼓室内壁的一部分,有前庭窗为镫骨足板所封闭。

(2)骨半规管:位于前庭的后上方,由 3 个在不同平面上互相垂直的弓状弯曲的骨管构成。按其所在部位,分别称为前(垂直)、后(垂直)、外(水平)半规管。每个骨半规管一端膨大称壶腹,另一端称单脚。前、后骨半规管的单脚融合成一个总脚,故 3 个半规管共有 5 个孔通入前庭。

(3)耳蜗:位于前庭的前内方,形似蜗牛壳,为一中空的螺旋形骨管绕中央的蜗轴旋转约 2 周半而成,底周相当于鼓岬。骨蜗管被前庭膜和基底膜分成上、中、下三个管腔,即前庭阶、鼓阶和膜蜗管(中阶)。前庭阶和鼓阶都含外淋巴液,在蜗顶借蜗孔相通。膜蜗管为一封闭的盲管,含内淋巴液(图 5-6)。

2. 膜迷路 为膜性管腔,借纤维束固定于骨迷路内。由椭圆囊、球囊、膜半规管和膜蜗管组成,各部相互连通形成一密闭的管道(图 5-7)。椭圆囊与球囊位于前

庭内,囊壁上分别有椭圆囊斑和球囊斑,是前庭神经的末梢感受器。膜半规管位于骨半规管内,其壶腹壁隆起的部分为壶腹嵴,也是前庭神经的末梢感受器,感受位置觉。膜蜗管位于耳蜗内,其基底膜上有螺旋器,又名 Corti 器,是听神经的末梢感受器,感知听觉。

考点提示:前庭及听觉末梢感受器的名称及功能

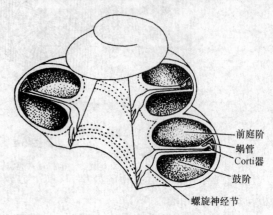

图 5-6 耳蜗横切面

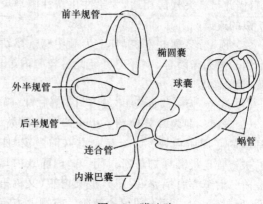

图 5-7 膜迷路

二、耳的生理

(一)听觉功能

声波传入内耳的途径有两种:空气传导和骨传导。

1. 空气传导 简称气导,是声波传导的主要途径。声波由耳郭收集,经外耳道振动鼓膜,引起听骨链运动,带动镫骨足板的位移、振动,从而激动了内耳的外、内淋巴液波动,刺激基底膜上的螺旋器发放神经冲动,经听神经传至听觉中枢,产生听觉。其过程如图 5-8。

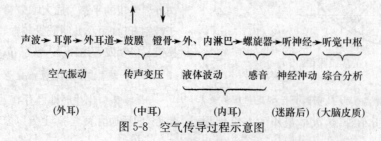

图 5-8 空气传导过程示意图

2. 骨传导 简称骨导。声波经颅骨途径传至耳蜗,使外、内淋巴液产生相应波动,从而刺激螺旋器产生听觉。由于颅骨传入的声波大部分为颅骨所反射,进入内耳的极为微弱,故骨导对听觉的产生作用微小。但骨导听觉对耳聋的鉴别诊断甚为重要。

(二)平衡功能

正常情况下,人体的平衡主要依靠前庭系统、视觉和本体感觉这3个系统(合称平衡三联)的相互协调来维持,其中前庭系统最为重要。前庭系统是特殊分化的感受器,主要感知头位及其变化。前庭中的球囊斑和椭圆囊斑主要感受直线加速运动及头位变动的刺激,维持身体静态平衡;半规管中的壶腹嵴主要感受正负角加速运动及旋转的刺激,维持身体的动态平衡。因前庭神经核与许多传导束有广泛的联系,故在平衡功能紊乱时,会出现眩晕、眼震、倾倒以及恶心、呕吐、心悸等症状。

链接

晕 动 病

晕动病生活中通常被称为晕车、晕机和晕船,是一种平衡失调的疾病。它是指乘坐交通工具时,人体内耳前庭平衡感受器受到过度运动刺激,前庭器官产生过量生物电,影响神经中枢而出现的出冷汗、恶心、呕吐、头晕等症状群。晕动病的发生与个体的易感性有密切关系。个体对感觉系统末梢的刺激阈值不同,当神经冲动超过致晕阈值,皮质下中枢过度兴奋时,即可发病。个体的易感性除了与遗传因素有关外,还受视觉、个体体质、精神状态以及客观环境(如空气异味)等因素影响,所以在相同的客观条件下,只有部分人出现晕动病症状。

小 结

本节重点掌握中耳的解剖特征,理解外耳及内耳的解剖结构,了解耳的生理功能。能说出鼓室六壁的结构特点、婴幼儿外耳道及咽鼓管的解剖特点及临床意义、声波传导途径。

目标检测

一、名词解释
1. 迷路 2. 骨传导

二、填空题
1. 中耳由_____、_____、_____、_____构成。
2. 内耳包括_____和_____,两者之间充满_____。
3. 鼓室内有_____、_____和_____三块听小骨。
4. 鼓窦向前与_____相通,向后与_____相通。

三、选择题
1. 在检查耳道和鼓膜时,婴幼儿牵拉耳郭的方向为( )
   A. 后上外　　　　　　B. 后下外
   C. 前上外　　　　　　D. 前下外
   E. 外上
2. 鼓膜最突出的标志是( )
   A. 紧张部　　　　　　B. 松弛部
   C. 光锥　　　　　　　D. 锤骨短突
   E. 锤骨柄
3. 听神经末梢感受器是( )
   A. 椭圆囊斑　　　　　B. 球囊斑
   C. 壶腹嵴　　　　　　D. 螺旋器
   E. 半规管
4. 咽鼓管开口于中耳鼓室的( )
   A. 前壁　　　　　　　B. 后壁
   C. 内壁　　　　　　　D. 外壁
   E. 底壁
5. 听骨链借韧带悬吊于( )
   A. 鼓室　　　　　　　B. 咽鼓管
   C. 鼓窦　　　　　　　D. 乳突
   E. 内耳
6. 有关耳郭的叙述下列哪项不对( )
   A. 当外耳道患疖肿时,牵拉耳郭可致剧痛
   B. 皮下组织少,血供差,损伤后易致耳郭畸形
   C. 全部以软骨为支架,外覆软骨膜和皮肤
   D. 皮肤较薄,血管表浅,易发生冻疮
   E. 耳郭穴位丰富,可行耳针或耳穴贴药治疗疾病
7. 骨迷路包括( )
   A. 前庭、耳蜗和壶腹嵴
   B. 椭圆囊、球囊、膜半规管和膜蜗管
   C. 前庭、膜半规管和膜蜗管
   D. 椭圆囊斑、球囊斑和壶腹嵴
   E. 前庭、骨半规管和耳蜗

四、简答题
1. 为什么婴幼儿易患中耳炎?
2. 简述空气传导的过程。

第2节　常用护理检查

一、耳鼻咽喉科检查基本条件

耳鼻咽喉诸器官在解剖学上具有孔小洞深、不易直视的特点,临床需用专门的检查器械和良好的照明设备才能进行检查。

(一)诊室布置与设备

检查室内光线宜稍暗,应备有立灯、检查椅、转凳、酒精灯及各种检查器械(图5-9)。

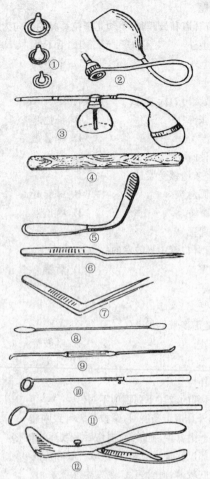

图 5-9　耳鼻咽喉常用检查器械

①耳镜；②鼓气耳镜；③喷雾器；④直压舌板；⑤弯压舌板；⑥枪状镊；⑦膝状镊；⑧卷棉子；⑨耵聍钩；⑩间接鼻咽镜；⑪间接喉镜；⑫鼻镜

胸前，另一手抱住两上肢和身体(图 5-11)。

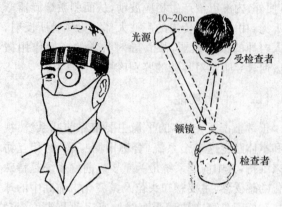

图 5-10　戴镜与对光

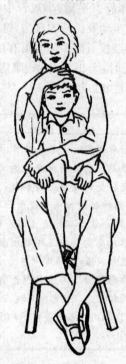

图 5-11　小儿受检时体位

其他用品有：消毒器械、用后器械盛具、痰盂，以及敷料和药品，如纱布、棉球、棉签。常用药品有：1％麻黄碱溶液、1％丁卡因溶液、3％过氧化氢溶液等。

现临床多使用综合诊疗工作台，更为方便。此外，还有一些特殊检查器械如电测听器、声阻抗测听计、电耳镜、电鼻咽镜、纤维喉镜、内窥镜等。

(二) 光源与额镜

常用的光源为附有 100W 磨砂灯泡的专用立灯或聚光透视检查立灯。额镜为中央有一小孔的凹面反射聚光镜，借额带固定于头部额前。使用额镜时，应使瞳孔、额镜和目标三点成一直线，且应双目注视。额镜的戴法与对光见图 5-10。

(三) 检查体位

检查鼻、咽、喉时，受检者与检查者相对而坐。检查耳部时，受检者侧坐。检查不合作的幼儿时，可让家长怀抱患儿，两腿将其腿部夹紧，一手将头固定于

二、耳部检查

(一) 耳郭及耳周检查

观察耳郭、乳突及耳周有无畸形、红肿、瘘管、瘢痕、肿块等，耳周淋巴结是否肿大、压痛。有无耳郭牵拉痛、耳屏压痛、乳突叩痛等。有无耳后脓肿。

(二) 外耳道及鼓膜检查

牵拉耳郭，使外耳道变直，观察外耳道有无耵聍、异物、分泌物，皮肤是否红肿、脓点、糜烂，后上壁有无下陷。清除外耳道耵聍及分泌物。观察鼓膜的正常解剖标志、色泽、活动度，有无穿孔、内陷、外凸、瘢痕、钙化等。

(三）咽鼓管功能检查

是将空气经咽鼓管吹入中耳,以检查咽鼓管的通畅度并进行治疗的方法。在急性上呼吸道感染、鼻腔或鼻咽部有脓液、溃疡或肿瘤时禁用。常用的检查方法有:

1. 捏鼻吞咽法 将听诊器两端的橄榄头分别置于受检者和检查者的外耳道口,嘱受检者做捏鼻吞咽动作。咽鼓管功能正常时,检查者可听到一短促柔和的"嘭"的声响。亦可直接观察鼓膜,若鼓膜随吞咽动作而向外运动,示功能正常。

2. 捏鼻鼓气法 嘱受检者闭口捏鼻,用力鼓气。若咽鼓管功能正常,受检者可感觉耳内"嘭"的声响,伴耳内发胀感。检查者用听诊管可听到鼓膜振动声,或用耳镜可看到鼓膜向外运动。

3. 波氏球吹张法 受检者含一口水,将波氏球的橄榄头塞于受检者一侧前鼻孔,压紧另一侧前鼻孔,嘱其将水咽下,吞咽时迅速挤压波氏球。如咽鼓管通畅,受检者可感觉耳内有轰响,检查者用听诊管可听到鼓膜振动声。

4. 导管吹张法 是利用咽鼓管导管向咽鼓管吹气,既可用于检查,亦可用于治疗。以1%麻黄碱溶液和1%丁卡因溶液棉片收缩、麻醉鼻腔黏膜后,将咽鼓管导管前端弯头朝下,沿一侧鼻底缓缓伸入抵达鼻咽后壁时,弯头外转90°并稍退出,使弯头越过咽鼓管圆枕,滑入咽鼓管咽口。然后再向外上方旋转约45°,固定导管,用橡皮球向导管内鼓气数次,同时经听诊管听诊判断咽鼓管是否通畅。咽鼓管通畅时,可闻及轻柔的吹风样"嘘嘘"声及鼓膜振动声;咽鼓管完全阻塞或闭锁时,则听不到声音;鼓膜穿孔时,检查者有"空气吹入自己耳内"之感。吹张完毕,将导管前端朝下方旋转,经原路退出。

操作时的注意事项:应事先清除鼻腔或鼻咽部的分泌物;操作要轻柔,以免损伤鼻腔或咽鼓管口的黏膜;吹气时用力要适当,以免吹破鼓膜。

此外,尚可经鼓室滴药法、咽鼓管造影术、声导抗测试、咽鼓管纤维内镜检查法等检查咽鼓管的功能与结构。

(四）听力检查

听力检查可判断听力损伤的程度及耳聋的性质。分为主观测听法和客观测听法两大类。客观测听法不受主观意识的影响,结果相对客观、可靠。主观测听法包括语音检查法、表试验、音叉试验、纯音听力测听、言语测听等。客观测听法有声导抗测试、电反应测听以及耳声发射测试等。听力检查时,环境要安静,以免影响检查结果。临床上较为常用的有音叉试

验、纯音听力测听、声导抗测试以及电反应测听。

1. 音叉试验 是判断耳聋性质最常用且简便的方法。常用的音叉频率为128Hz、256Hz、512Hz。音叉使用方法:音叉击响后将振动的音叉臂放于距外耳道口1cm处测气导(AC);将音叉柄置于颅面骨上或耳后鼓窦区测骨导(BC)。注意检查时击响音叉的力量不能过大,以免产生泛音影响检查结果。音叉试验包括以下3种。

(1) 林纳试验(Rinne test,RT):又称一侧气骨导比较试验。正常人气导时间大于骨导时间,约为2:1。将击响的音叉柄置于耳后鼓窦区,待音响消失后再将音叉臂放于距外耳道口约1cm处,如仍可听到声音,说明气导>骨导,记作RT(+),表示正常,亦可为感音神经性耳聋(但骨导、气导均比正常人短);如气导听不到后骨导仍能听到,说明骨导>气导,记作RT(-),表示传导性耳聋;若气导=骨导,记作RT(±),表示中度传导性耳聋或混合型耳聋。

(2) 韦伯试验(Weber test,WT):又称骨导偏向试验。比较两耳的骨导听力。将击响的音叉柄置于受检者头颅中线任何一点,让受检者辨别声音偏向何侧。正常者声响居中,如偏向患侧为传导性耳聋,而偏向健侧为感音神经性耳聋。

(3) 施瓦巴赫试验(Schwabach test,ST):又称骨导比较试验。比较受检者与正常人的骨导听力。若受检者骨导听力较正常人延长(+),为传导性耳聋;而受检者骨导听力较正常人缩短(-),为感音神经性耳聋;两者相似为(±)。

用以上方法测定听力,其结果应结合临床进行全面分析,才能判断耳聋的性质。音叉试验结果分析见表5-1。

表5-1 音叉试验结果分析

试验方法	正常	传导性耳聋	感音神经性耳聋
RT	(+)	(-)(±)	(+)(但骨导、气导均比正常人短)
WT	=	→患耳	→健耳
ST	(±)	(+)	(-)

考点提示:音叉试验的检查方法及临床意义

2. 纯音听力测听 是用纯音听力计测定耳聋性质及程度的一种常用方法。包括气导听阈(听阈为不同频率听到的最小声强)和骨导听阈两种测听。将受检耳的听阈值用规定的符号记录在表中,绘成一曲线,即为纯音听力图,以判断患者耳聋的性质、程度和病变部位,并记录存档。测试需在隔音室内进行。

3. 声导抗测试 是利用声导抗测听仪进行检查,通过改变外耳道气压测量中耳的声阻和声顺的变化,并将其记录下来(即鼓室抗导图)。它能较客观地

反映中耳的病变,从而判断耳聋的性质和部位,还可检查咽鼓管功能及面神经受损的部位。

4. 电反应测听　是检测声波传到大脑听觉中枢的过程中产生的各种生物电位,并用图像显示出来,以判断听觉传导通路的各部分功能的变化。主要有耳蜗电位和脑干电位。能客观判断病变的部位、性质和程度。

链接

耳　聋

耳聋是由于听觉系统发生病变导致不同程度听力损失的总称。根据听力损失程度的不同,又称之为重听、听力障碍、听力减退、听力下降等。耳聋按病变部位及性质分为传导性聋、感音神经性聋、混合性聋及中枢性聋。

耳聋是世界范围内的多发病。据估计明显听力障碍者占世界总人口的7%～10%。在我国,听力残疾占五大残疾之首,成为严重危害我国人口健康及生活质量的疾病。因此,国家非常重视耳聋的预防和康复,在全国范围内开展了新生儿听力筛查工作,并将每年的3月3日定为全国"爱耳日"。

(五) 前庭功能检查

前庭功能检查是通过一些特殊的测试方法,了解前庭功能,对于眩晕的定位诊断和职业的选择方面具有重要意义。由于眼震是前庭反应的主要表现,而前庭系统与小脑、脊髓、眼球等器官又有着广泛的联系,因此前庭功能检查包括两个方面,一个是眼球震颤(眼震)检查,评价前庭眼反射,如自发性眼震检查法、位置性眼震检查法、旋转试验、冷热试验、眼震电图描记法等。另一个是平衡功能试验,评价前庭脊髓反射、本体感觉及小脑平衡和协调功能,如闭目直立检查法、过指试验、行走试验及指鼻试验等。临床比较常用的有以下几种。

1. 自发性眼震检查法　检查者与受检者相对而坐,用手指引导受检者向左、右、上、下及正前方注视,观察其眼球运动,注意有无眼震及其性质、强度、频率,记录结果。检查时眼球移动偏离中线的角度不得超过30°,以免引起生理性终极性眼震。

2. 冷热试验　是通过将冷、温水或空气注入外耳道内诱发前庭反应,然后观察眼震的各参数,根据结果来分析判断有无前庭疾病或中枢疾病。

3. 闭目直立试验　嘱受检者直立,两脚并拢,两手指互扣于胸前并向两侧拉紧,观察受检者闭目、睁眼时有无倾倒。迷路或小脑病变者可出现自发性倾倒。

前庭功能检查时,要注意保护患者以防跌倒。

(六) 耳部影像学检查

影像学是耳部疾病重要的辅助检查方法,包括颞骨岩部、乳突部X线拍片,颞骨CT扫描及磁共振成像。

小　结

耳部器官位置深且隐蔽,不易直视,检查时需要掌握一定的操作方法,注意手法轻柔、准确,以免给患者带来不适。本节重点掌握光源及额镜的使用、外耳及听力的检查,熟悉咽鼓管功能检查,了解诊室的布置与设备、前庭功能检查及耳部影像学检查。认识并学会正确使用耳鼻咽喉科常用检查器械,能用耳镜进行耳道的检查,能进行音叉试验。

目标检测

一、填空题

1. 使用额镜时,应使_____、_____和_____三点成一直线。

2. 临床上常用的客观测听法有_____、_____、_____。

3. 音叉试验用于初步鉴定耳聋的_____。

4. 前庭功能检查包括_____和_____。

二、选择题

1. 捏鼻鼓气法用来检查(　　)
   A. 外耳道　　　　　　　B. 鼓膜
   C. 咽鼓管功能　　　　　D. 听力
   E. 前庭功能

2. 以下有关耳科检查的说法不正确的是(　　)
   A. 检查室内光线宜明亮
   B. 检查不合作的幼儿时,应由家属或助手抱持协助
   C. 使用综合诊疗台,更为方便
   D. 临床需用专门的检查器械才能进行检查
   E. 常用的光源为附有100W磨砂灯泡的专用立灯

3. 音叉骨导偏向试验结果偏向健耳,诊断为(　　)
   A. 健耳为传导性耳聋　　B. 患耳为传导性耳聋
   C. 健耳为感音性耳聋　　D. 患耳为感音性神经性耳聋
   E. 两耳均正常

4. 前庭反应的主要客观指标是(　　)
   A. 眩晕　　　　　　　　B. 恶心、呕吐
   C. 脉搏迟缓　　　　　　D. 倾倒
   E. 眼震

三、简答题

简述传导性耳聋和感音神经性耳聋音叉试验结果分析。

第3节　耳科患者的护理

一、外耳道炎

【疾病概要】

外耳道炎是指由细菌感染引起的外耳道皮肤弥漫

性非特异性炎症。因挖耳或异物损伤,中耳炎脓液或污水浸渍,滥用滴耳液,以及全身慢性病如糖尿病、贫血等,导致外耳道皮肤局部抵抗力下降而致病。常见致病菌为葡萄球菌、链球菌等。根据病程分为急性和慢性两型。

1. 症状　外耳道灼热、发痒、疼痛,伴耳屏压痛和耳郭牵引痛,可伴低热、全身不适。

2. 体征　急性者外耳道皮肤充血、肿胀、糜烂,可见少量分泌物。慢性者皮肤增厚、脱屑、结痂。耳周淋巴结肿大、压痛。

3. 治疗原则　以局部清洁、消炎、干燥为主,必要时全身使用抗生素。

【临床护理】

(一) 护理评估

1. 健康史　询问患者是否有挖耳、异物损伤、污水入耳及全身慢性病等诱因存在,了解耳痒、耳痛、耳内分泌物发生的时间、性质和特点。

2. 身心状况

(1) 身体状况:耳痒、疼痛、灼热及不适感,严重时可影响睡眠。小儿表现为哭闹、烦躁,频频用手抓耳等。外耳道皮肤充血、红肿、糜烂、渗出。

(2) 心理状况:患者常因耳痒、疼痛、睡眠受影响以及疾病迁延不愈而烦躁焦虑。

(二) 主要护理诊断及合作性问题

1. 舒适的改变　耳痛、耳痒,与炎症刺激有关。

2. 体温升高　与细菌感染有关。

3. 知识缺乏　缺乏外耳道炎的防治知识。

(三) 护理措施

1. 心理护理　向患者解释病情,缓解其紧张焦虑情绪。

2. 治疗护理　急性期可辅以红外线理疗或热敷。外耳道有分泌物时,可用3%过氧化氢溶液清洗,并放置无菌纱条,污染后随时更换。

3. 用药护理　急性期遵医嘱全身应用抗生素,局部用抗生素滴耳液滴耳,如0.3%的氧氟沙星(泰利必妥)滴耳液,每天3次。耳痛者用1%酚甘油滴耳,可消炎止痛。慢性期以药物局部滴耳、涂耳为主。指导患者进行局部用药。

(四) 健康教育

1. 戒除挖耳的不良习惯,避免污水入耳,保持外耳道清洁干燥。

2. 积极治疗原发病,如化脓性中耳炎、糖尿病、贫血等。

二、耵聍栓塞

【疾病概要】

外耳道内的耵聍因腺体分泌旺盛或排出障碍,积聚成团,堵塞外耳道,称耵聍栓塞。常见于外耳道炎、异物、狭窄、油性耵聍排出困难等。

1. 症状　早期多无不适。完全堵塞者,如耵聍遇水膨胀则可出现耳鸣、耳闷、听力下降。

2. 体征　耵聍为黑褐色,质硬如石或软如枣泥,多与外耳道壁紧密相贴。听力检查为传导性耳聋。

3. 治疗原则　取出耵聍,针对病因治疗。

【临床护理】

(一) 护理评估

1. 健康史　了解患者有无外耳道炎症、狭窄、畸形、瘢痕、肿瘤等病史。老年人因下颌关节运动无力,也可致耵聍排出受阻。

2. 身心状况

(1) 身体状况:部分患者可有耳闷、听力下降、耳痛等症状,耵聍压迫鼓膜可引起耳鸣、眩晕,若刺激迷走神经,可引起反射性咳嗽。

(2) 心理状况:耳痛、眩晕患者常感紧张焦虑。

(二) 主要护理诊断及合作性问题

1. 舒适的改变　耳闷、耳痛、眩晕,与耵聍遇水膨胀压迫有关。

2. 感觉紊乱　听力下降,与外耳道阻塞有关。

(三) 护理措施

1. 心理护理　解释病情,消除焦虑情绪。

2. 治疗护理　配合医生取出耵聍。小的耵聍可用耵聍钩取出,应注意勿损伤外耳道和鼓膜,尽量避免引起疼痛;大而硬的可先用4%碳酸氢钠溶液滴耳软化再取出;油性或难以取出的可行外耳道冲洗。

3. 用药护理　合并感染的患者遵医嘱给予抗生素口服。待感染控制后再取出耵聍。

(四) 健康教育

保持外耳道清洁、干燥、通畅。易患者可定期到医院清理耵聍。

三、分泌性中耳炎

【疾病概要】

分泌性中耳炎是以鼓室积液和听力下降为主要

特征的中耳非化脓性炎症。病因尚未明确,目前认为与咽鼓管功能障碍、感染和免疫反应有关,如鼻咽部的炎症、肿瘤、腺样体肥大、后鼻孔填塞、内分泌失调、气压变化等导致咽鼓管阻塞或功能不良,引起本病的发生。按病程可分为急性和慢性两型。儿童常因症状不典型而转为慢性,是小儿常见的致聋原因之一。

1. 症状 听力下降、耳闷塞感、耳部微痛、耳鸣。有"自声过强"现象。

2. 体征 鼓膜检查:可见锤骨柄移位、光锥变形或消失的鼓膜内陷征和鼓室积液。听力检查:患耳为传导性耳聋。

3. 治疗原则 病因治疗,改善和恢复咽鼓管功能,排出中耳积液。

考点提示:分泌性中耳炎的临床主要特征

【临床护理】

(一) 护理评估

1. 健康史 询问患者的既往病史,有无鼻咽部炎症反复发作史、过敏史、中耳炎家族史及腭裂等。是否进行鼻腔填塞、头颈部放疗等治疗,以及有无潜水、高空飞行的活动。了解患者耳痛、耳闷、耳鸣的发生时间、性质和特点。

2. 身心状况

(1) 身体状况:常在感冒后出现听力下降、耳痛、耳闷塞感、间歇性低音调耳鸣等,有时伴自听增强。擤鼻时耳内可出现气过水声。

耳镜检查可见鼓膜内陷,表现为光锥缩短、变形或消失,锤骨柄向后上移位,锤骨短突明显外凸,鼓室积液时鼓膜呈淡黄色或灰蓝色,可见液平面。

听力检查为传导性聋。声导抗检查呈 B 型(平坦型)曲线,是分泌性中耳炎所特有的曲线,具有诊断价值。

(2) 心理状况:患者常因听力下降、耳痛、耳闷而焦虑。儿童则因对声音反应迟钝、学习成绩下降而自卑。家长担心疾病会影响孩子的成长发育而有心理负担。需手术治疗者,担心预后而有顾虑。

3. 辅助检查 急性期血常规示白细胞总数和中性粒细胞增多。仅一侧鼓室积液者,可做纤维鼻咽镜、CT、MRI 检查,排除鼻咽癌的可能。儿童应拍 X 线鼻咽侧位片,了解是否有腺样体增生。

(二) 主要护理诊断及合作性问题

1. 舒适的改变 耳痛、耳鸣、耳闷塞感,与中耳负压、积液有关。

2. 感觉紊乱 听力下降,与中耳负压、鼓室积液有关。

(三) 护理措施

1. 心理护理 做好病情解释工作,疏导焦虑情绪。对手术患者,说明手术的必要性及可能出现的反应,消除紧张焦虑情绪,积极配合治疗。

2. 观察病情 观察有无头痛、鼻出血、颈淋巴结肿大等表现,以免贻误鼻咽癌的诊治。鼓膜穿刺或切开的患者注意有无眩晕、继发感染的情况,并及时报告医生并协助处理。

3. 治疗护理 在急性炎症控制后,可采用波氏球法、导管法及指导患者自行捏鼻鼓气进行咽鼓管吹张。对鼓室积液较多者,进行鼓膜穿刺抽液。病情反复,积液较多者需行鼓膜置管术。护士要配合医生做好物品准备和外耳皮肤消毒等。针对病因治疗,需进行鼻息肉摘除术、腺样体刮除术、鼻中隔矫正术等手术的患者,做好手术前后的护理。

4. 用药护理 局部用 0.5%～1% 麻黄碱滴鼻剂,每天 3 次,保持鼻腔及咽鼓管通畅。遵医嘱全身使用抗生素,或糖皮质激素短期治疗,控制炎症,减少渗出。

(四) 健康教育

1. 进行卫生宣教,提高家长及教师对本病的认识。10 岁以下儿童定期进行声导抗测试筛查。

2. 加强锻炼,增强体质,预防感冒。积极治疗鼻、咽部疾病。

3. 指导患者正确运用捏鼻吞咽法或捏鼻鼓气法改善中耳通气。

4. 进行鼓膜穿刺、切开或鼓膜置管的患者,要防止污水入耳。

5. 分泌性中耳炎久治不愈时应警惕鼻咽癌的可能。

四、急性化脓性中耳炎

案例 5-1

患儿女,6 个月。因高热、惊厥入院,患儿有抓耳摇头,哭闹不安的表现,曾有哺乳时呛奶史。入院检查:T 39.8℃,左侧鼓膜充血外膨,正常标志不清。入院 1 天后耳道流脓,体温下降,患儿转而安静。检查:鼓膜仍充血,可见搏动性亮点。

问题:1. 该患儿所患何病?请列出该患者的护理诊断。

2. 应如何进行护理?

3. 健康指导有哪些?

【疾病概要】

急性化脓性中耳炎是指中耳黏膜的急性化脓性

炎症。病变主要位于鼓室,常由细菌感染引起。致病菌以金黄色葡萄球菌、溶血性链球菌、肺炎球菌等为常见。

(1) 咽鼓管途径:这是化脓性中耳炎感染途径中最为常见的。尤其是婴幼儿咽鼓管较成人"宽、短、平"的特点,且易患上呼吸道感染或因不正确的哺乳姿势,易致分泌物或奶汁经咽鼓管反流进入中耳,故本病多见于儿童,年龄越小发病率越高。

(2) 鼓膜:细菌可经外伤穿孔的鼓膜直接入侵中耳。

(3) 血循环途径:身体其他部位的感染病灶由于产生脓毒血症等原因,细菌随血流入侵中耳腔,引起急性化脓性中耳炎。

1. 症状　局部以剧烈耳痛、听力下降、耳鸣、耳流脓为主,可有发热、畏寒、乏力、食欲下降等全身症状。

2. 体征　鼓膜充血,向外膨出,正常标志消失,穿孔后耳道流脓,穿孔处可见搏动性亮点(灯塔征)。

3. 治疗原则　病因治疗、控制感染、畅通引流。

考点提示:急性化脓性中耳炎的感染途径及临床特征

【临床护理】

(一) 护理评估

1. 健康史　询问患者有无急慢性鼻炎及咽部炎症反复发作史、鼓膜外伤史、游泳呛水或婴儿呛奶等,了解耳痛、耳流脓、听力下降的发生时间、特点等。

2. 身心状况

(1) 身体状况:全身症状轻重不一,常有发热,小儿较重。婴幼儿因鼓室上壁岩鳞裂未闭合,感染可向颅内扩散,常有高热、惊厥、呕吐、腹泻、哭闹不安、抓耳挠头等表现。耳痛为耳深部搏动性跳痛或刺痛,逐渐加重,甚至夜不能眠。鼓膜穿孔流脓后,局部和全身症状均减轻。耳镜检查可见鼓膜充血外膨,穿孔处可见搏动性亮点。

(2) 心理状况:患者因剧烈耳痛、听力下降、耳漏而焦虑和烦躁不安,并担心听力能否恢复。

3. 辅助检查　听力检查呈传导性聋,血象示白细胞计数和中性粒细胞增高。

(二) 主要护理诊断及合作性问题

1. 疼痛　剧烈耳痛,与鼓室积脓有关。

2. 体温过高　与细菌感染有关。

3. 感觉紊乱　听力下降,与鼓室积脓、鼓膜穿孔有关。

4. 潜在并发症　急性乳突炎、慢性化脓性中耳炎,与机体抵抗力弱、治疗不当有关。

5. 知识缺乏　缺乏中耳炎的防治常识。

(三) 护理措施

1. 心理护理　对患者及家属耐心解释病情,消除烦躁、焦虑情绪,积极配合治疗。

2. 观察病情　观察患者体温及耳流脓变化,如高热不退且乳突部红、肿、压痛,可能继发急性乳突炎。

3. 治疗护理　嘱患者避免加重耳痛的因素,应取健耳侧卧位,少说话,不吃硬食,避免打喷嚏、哈欠等动作。对症状较重未穿孔或穿孔较小引流不畅者,必要时配合医生行鼓膜切开引流,有利于缓解全身症状,促进炎症消退。

4. 用药护理　遵医嘱全身及时应用足量有效抗生素控制感染,流脓停止后继续用药3～5天,以免复发或转为慢性,可短期配合用糖皮质激素。儿童患者或症状较重者给予解热镇痛药等对症和支持治疗。

鼓膜穿孔前用2%酚甘油滴耳,消炎止痛。用1%麻黄碱溶液滴鼻以利咽鼓管功能恢复。穿孔后禁用2%酚甘油溶液,以免腐蚀鼓室黏膜;先用3%过氧化氢溶液或硼酸溶液清洁外耳道,用棉签拭净,再滴无耳毒性的抗生素滴耳液,如0.3%氧氟沙星。脓液减少,炎症逐渐消退时,可用2%硼酸乙醇滴耳液滴耳,促进干耳。

5. 手术护理　穿孔在炎症消退后多可自行愈合。如长期不愈,可行鼓膜修补术,术后当天应留院观察。

考点提示:急性化脓性中耳炎的护理措施

(四) 健康教育

1. 增强体质,积极防治上呼吸道感染,预防各种传染病。患急性鼻炎时要采用正确的擤鼻方式。

2. 告诫患者游泳或跳水时避免呛水。

3. 指导母亲采取正确的哺乳姿势,给婴幼儿哺乳时不宜平卧或哺乳过饱,以免乳汁反流进入中耳诱发本病。

4. 鼓膜穿孔未愈者,禁止游泳,防止污水入耳。

5. 教会患者正确的滴耳药的方法。

6. 穿孔闭合2周后,应指导患者行咽鼓管吹张或鼓膜按摩,以防发生鼓室粘连。炎症控制后3个月内定期复诊。

五、慢性化脓性中耳炎

【疾病概要】

慢性化脓性中耳炎是指中耳黏膜、骨膜甚至深达骨质的慢性化脓性炎症。多因急性化脓性中耳炎治疗不当迁延而来,若化脓性中耳炎病程超过2个月应考虑本病。

临床上以反复耳流脓、听力下降、鼓膜穿孔为主要特点。可引起严重的颅内或颅外并发症,甚至危及生命,是常见的致聋性疾病。常见的致病菌有金黄色葡萄球菌、铜绿假单胞菌、变形杆菌等,可出现两种以上细菌的混合感染。根据病理变化及临床表现,将其分为三型。

1. 单纯型　最多见,病变局限于黏膜。为间歇性耳流脓,脓液稀薄,无臭味。鼓膜紧张部中央性穿孔,听力检查为轻度传导性聋。

2. 骨疡型　病变可侵及骨壁或听小骨,局部有肉芽或息肉增生。为持续性耳流脓,脓液黏稠,有臭味。鼓膜紧张部中央性大穿孔或边缘性穿孔,鼓室内可有肉芽或息肉生成,听力检查为重度传导性聋。乳突X线片显示有骨质破坏。

3. 胆脂瘤型　胆脂瘤并非真性肿瘤,而是充满脱落的上皮、角化物质和胆固醇结晶的囊性结构,位于鼓室、乳突腔内,逐渐增大,压迫并破坏周围骨质,引起严重的耳源性颅内、外并发症。为长期耳流脓,脓量多少不等,有恶臭味。鼓膜紧张部边缘性穿孔或松弛部穿孔,鼓室内有灰白色鳞屑状物质,听力检查多为重度传导性聋或混合性聋。X线示中耳、乳突有明显骨质破坏腔。

骨疡型和胆脂瘤型均易引起严重的颅内、外并发症而统称为危险型中耳炎。

以上三型慢性化脓性中耳炎的鉴别要点见表5-2。

表5-2　三型慢性化脓性中耳炎的鉴别要点

	单纯型	骨疡型	胆脂瘤型
病变程度	限于鼓室黏膜	侵及鼓室骨壁及听小骨	骨质破坏成腔洞
耳流脓	间歇性、黏液性或黏脓性,无臭	持续性,脓性,有臭味	多为持续性,脓性,恶臭
听力下降	轻度传导性聋	较重传导性聋或混合性聋	重度传导性聋或混合聋
鼓膜穿孔	紧张部中央性穿孔	中央性大穿孔或边缘性穿孔,鼓室有肉芽或息肉	边缘性穿孔或松弛部穿孔,可见豆渣样或灰白色鳞屑状碎片
影像学检查	正常	有骨质破坏	可见胆脂瘤腔洞

4. 治疗原则　单纯型应消除病因,控制感染。修复鼓膜,提高听力,防止复发。骨疡型和胆脂瘤型应通畅引流,尽早手术,避免并发症的发生。彻底清除病灶,重建听力。

考点提示:慢性化脓性中耳炎的分型及鉴别

【临床护理】

(一) 护理评估

1. 健康史　询问患者有无急性化脓性中耳炎反复发作史及鼻、咽部慢性炎症病史,了解患者耳痛、耳流脓的性质和特点。

2. 身心状况

(1) 身体状况:有耳流脓、耳聋、鼓膜穿孔等体征。间歇性耳流脓,脓液无臭味,耳聋较轻者为单纯型中耳炎;持续性耳流脓,脓液有臭味、耳聋较重者多为危险型中耳炎。

(2) 心理状况:患者常因反复耳流脓、有臭味、听力下降影响生活、学习而烦躁不安。因担心穿孔不能治愈而焦虑。单纯型因病情较轻,常不能引起患者重视,疏于规范治疗。需手术治疗的患者因担心术后效果而有顾虑。部分患者因久治不愈会放弃治疗。

3. 辅助检查　音叉检查和纯音听力计测试判断耳聋性质及程度,多为传导性聋,少数为混合性聋。乳突X线片和颞骨CT扫描,骨疡型和胆脂瘤型可显示有不同程度骨质破坏。

(二) 主要护理诊断及合作性问题

1. 感觉紊乱　听力下降,与鼓膜穿孔、听小骨破坏有关。

2. 舒适的改变　耳流脓、疼痛,与中耳慢性炎症、耳源性并发症有关。

3. 焦虑　担心慢性炎症久治不愈和手术治疗效果。

4. 知识缺乏　缺乏慢性化脓性中耳炎的防治知识,对其危害性认识不足。

5. 潜在并发症　颅内、外并发症,如乙状窦血栓性静脉炎、硬膜外脓肿、脑膜炎、脑脓肿;耳后骨膜下脓肿、颈深部脓肿、迷路炎、耳源性面瘫,与炎症扩散有关。

(三) 护理措施

1. 心理护理　耐心向患者讲解慢性化脓性中耳炎的知识,介绍治疗方案,解除其思想负担,并使其认识到本病潜在的危害性,积极配合治疗。

2. 观察病情　密切观察疾病的变化,若出现以下情况提示有引起颅内、外并发症的可能。要及时报告医生并协助处理。

(1) 急性炎症或慢性炎症急性发作久治不愈,反而加重。

(2) 耳道流脓甚多,拭而不净,或流脓突然减少、停止。

（3）耳后、颈部红肿、压痛明显。

（4）面瘫、眩晕。

（5）剧烈头痛、呕吐、弛张热及神志改变等。

3. 治疗护理 指导并协助患者正确清洁外耳道及滴耳药，保持局部清洁，尽早控制感染。

4. 用药护理 取外耳道脓液送细菌培养或做药敏试验，有助于医生正确选用抗生素。遵医嘱给予敏感抗生素口服，洁耳后局部滴抗生素滴耳液或2%硼酸乙醇滴耳液。

5. 手术护理 单纯型流脓停止1个月后，可行鼓膜修补术。骨疡型保守治疗无效、引流不畅或疑有并发症者须行乳突根治手术。胆脂瘤型一经确诊，应尽早行乳突根治术。应配合医生做好手术前后的护理。

耳部手术常见的有鼓膜修补术、鼓室成形术、乳突根治术、外耳整形术等。

（1）术前护理

1）耐心解释手术的目的及意义，术中可能出现的情况，如何配合，术后的注意事项，使患者有充分的思想准备，减轻焦虑。过度紧张者，术前晚遵医嘱给予镇静剂。

2）遵医嘱术前完善各项检查。

3）剃除术耳周围5cm范围的头发。耳内切口，则剃除耳郭前上缘1cm的头发。女性患者应将余发结成小辫向上翻。耳源性颅内感染手术者，应剃成光头。

4）术侧耳郭及周围皮肤用温水、肥皂洗净，75%乙醇棉球擦拭2遍，再以无菌纱布包扎。用0.1%硫柳汞酊冲洗外耳道。需植皮或神经移植者，应将供区皮肤清洁消毒后用纱布或绷带包扎。

5）术晨测量并记录体温、脉搏、呼吸、血压，遵医嘱给予术前用药。

（2）术后护理

1）嘱患者卧床休息，患耳朝上或健侧卧位。内耳术后应静卧7天以上，待眩晕消失后方可起床。要照料其日常生活，注意行动安全。

2）给予富营养的半流质饮食。恶心、呕吐剧烈者，可给予鼻饲饮食或静脉营养。

3）术后患者多因恶心呕吐、眩晕等感到焦虑、恐惧，应耐心解释疏导。

4）遵医嘱给予各种抗生素及镇静剂，及时清除局部渗出物，随时更换耳外敷料，保持术区清洁干燥。

5）注意局部渗出情况；注意有无面瘫、眩晕、呕吐和眼震出现；注意观察体温、脉搏、呼吸、血压、瞳孔、意识及肢体运动的情况，如发现异常，应立即通知医师，并协助处理。

6）告知患者术后一周内避免打喷嚏和用力擤鼻，防止鼓膜重新裂开。避免洗澡时污水入耳，以免术后感染。

7）术后6～7天拆线，2周内逐渐抽出耳内纱条，拆线后外耳道内应放置挤干的乙醇棉球，保持耳内清洁并吸收耳内渗出液。

8）教会患者外耳道清洁、捏鼻鼓气法等。嘱患者出院后定期随访，按时清洁外耳道。

（四）健康教育

1. 加强卫生宣教，使患者了解慢性化脓性中耳炎的有关知识，认识到本病的严重后果，尽早治疗，避免并发症的发生。

2. 积极锻炼身体，增强体质，预防上呼吸道感染。

3. 指导患者合理用药，教会其正确洁耳、滴耳方法。

4. 鼓膜穿孔者，禁止游泳，避免炎症反复发作。

5. 指导患者出院后要按时用药，定期复查。

六、梅尼埃病

案例5-2

患者女，29岁。2个月前起床时突然感觉天旋地转，不敢睁眼及转头，伴恶心、呕吐、出冷汗。持续半小时后缓解。半个月前再次发作，伴听力下降、耳鸣、耳闷及头胀感，持续1小时后缓解。此次第三次发作入院就诊。检查：患者强迫体位，面色苍白，脉搏迟缓，意识清楚。鼓膜正常。听力检查为轻度感音性耳聋。自发性眼震（十），水平状。甘油试验阳性。

问题：1. 做出该患者的医疗诊断和护理诊断。

2. 制定相应的护理计划。

【疾病概要】

梅尼埃病是指由膜迷路积水所致的以发作性眩晕、伴耳聋、耳鸣、耳内闷胀感为临床特征的疾病。多见于青壮年，常单耳发病。

本病病因不明，目前认为可能与内耳微循环障碍、病毒感染、变态反应、维生素缺乏、代谢障碍、内分泌失调、精神因素等所致内淋巴生成过多及（或）内淋巴吸收减少有关。主要病理变化是内耳的膜迷路积水，从而导致囊斑、壶腹嵴、螺旋器受到压迫和刺激。

1. **症状** 发作性眩晕、伴耳聋、耳鸣、耳内闷胀感。

2. **体征** 发作时强迫体位，面色苍白，脉搏细缓，血压下降，眼球震颤，但意识清楚，检查鼓膜正常。

3. **治疗原则** 调节自主神经功能，改善内耳微循环，解除膜迷路积水。

考点提示：梅尼埃病的临床特征

【临床护理】

(一)护理评估

1. 健康史　询问既往有无眩晕发作史,有无全身慢性疾病,有无药物过敏史,了解患者的工作性质及环境。

2. 身心状况

(1)身体状况:突然发作的剧烈旋转性眩晕,同时伴有恶心、呕吐、面色苍白、出冷汗、脉搏细缓、血压下降等自主神经反射症状。患者神志清醒,睁眼或转头时加重,闭目卧床可减轻。数分钟至数天后可自然缓解,可反复发作,复发次数越多,持续时间越长,间歇期越短。耳聋多为单侧,发作时明显,间歇期可恢复,听力呈波动性进行性减退。多次反复发作后则为不可逆耳聋。耳鸣常出现在眩晕发作前,呈持续性的蝉鸣音,发作期加重,间歇期好转,呈波动性变化。发作期患侧感头部及耳内闷胀、沉重压迫感。

(2)心理状况:初次发病或突然发作者,常因眩晕、恶心、呕吐产生恐惧感,急于诊治。而反复发作、久治不愈者,则产生焦虑感。早期病情较轻且反复发作者,往往不能引起足够的重视而延误诊治。

3. 辅助检查　耳镜检查见外耳道及鼓膜正常。前庭功能检查,发作期可见到旋转性水平性自发性眼震,闭目直立试验多向患侧倾倒。听力检查为感音神经性聋。甘油试验阳性。

(二)主要护理诊断及合作性问题

1. 感觉紊乱　眩晕、听力下降,与膜迷路积水有关。

2. 舒适的改变　眩晕、耳鸣、耳闷胀感及恶心、呕吐,与膜迷路积水有关。

3. 恐惧　与剧烈眩晕、呕吐、听力下降有关。

4. 有受伤的危险　与眩晕发作时平衡失调有关。

5. 知识缺乏　缺乏梅尼埃病的防治及自我保健知识。

(三)护理措施

1. 心理护理　关心体贴患者,解释病情,消除其恐惧心理和紧张情绪。特别是久病、频繁发作伴神经衰弱的患者更应耐心解释,争取积极配合治疗。

2. 治疗护理　发作期嘱患者闭目卧床,进食清淡、低盐饮食,适当控制水入量。保持病房安静整洁,全程协助患者进行必要的辅助检查,防止摔倒。协助医生进行中医药及针灸治疗,缓解眩晕发作。

3. 用药护理　遵医嘱给予利尿脱水剂,如静脉注射50%葡萄糖溶液和维生素C以利消除或减轻内耳膜迷路积水。给予血管扩张剂,如低分子右旋糖酐、丹参注射液,或口服山莨菪碱,以解除内耳血管痉挛,改善内耳微循环。适当给予镇静剂,如异丙嗪,使眩晕、自主神经症状得以缓解和控制。

保守治疗无效、有手术指征者,可选择性地行内耳手术,如迷路切除术、内淋巴囊减压术等。

(四)健康教育

1. 向患者讲解本病的发作特点及相关知识。尽量避免高空活动和剧烈运动。

2. 保持心情愉快,合理安排工作,避免劳累及精神紧张。忌烟酒、刺激性食物,宜低盐饮食。

3. 指导患者在发作间歇期做一些必要的检查,如听性脑干反应测听、颅脑CT或MRI检查,以排除听神经瘤。

4. 积极查找病因并治疗,防止复发。

> **链接**
>
> **眩　晕**
>
> 　　眩晕是人体空间定向和平衡功能失调所产生的一种运动性幻觉或错觉,是一种主观的感觉异常。可分为两类:前庭系统性眩晕(真性眩晕)和非前庭系统性眩晕(头晕)。眩晕是一个症状,而不是一种独立的疾病,其原因是多方面的,也有少数原因不明。除耳科疾病可引起眩晕外,循环系统疾病、血液病、内分泌及精神科疾病等均可引起。因此,临床上常需详细了解病史,认真进行相关的检查,慎重作出眩晕的定位及定性诊断。

小　结

　　本节重点讲述了耳科常见疾病。外耳道炎及耵聍栓塞的护理措施,分泌性中耳炎的护理评估及护理措施,急性化脓性中耳炎的护理评估及护理措施,慢性化脓性中耳炎的病理分型及各型的鉴别要点、并发症及护理措施,梅尼埃病的临床特征及护理措施是学习的重点内容。

目标检测

一、名词解释

1. 危险型中耳炎　2. 梅尼埃病

二、填空题

1. _____和_____是分泌性中耳炎的主要特征。

2. 急性化脓性中耳炎主要通过_____、_____、_____三种途径感染。

3. 慢性化脓性中耳炎的临床特点是_____、_____、_____。

三、选择题

1. 引起外耳道炎的常见诱因不包括（   ）
   A. 感冒　　　　　　　B. 不洁挖耳
   C. 污水入耳　　　　　D. 营养不良
   E. 糖尿病

2. 有关耵聍栓塞下列哪项不正确（   ）
   A. 遇水膨胀有明显耳痛
   B. 压迫鼓膜可引起耳鸣、眩晕
   C. 大而硬的耵聍可直接用耵聍钩取出
   D. 油性或难以取出的耵聍可行外耳道冲洗
   E. 合并感染应给予抗生素口服

3. 反复单侧分泌性中耳炎除检查耳部外，还应检查（   ）
   A. 鼻腔　　　　　　　B. 鼻咽部
   C. 口咽部　　　　　　D. 喉咽部
   E. 喉部

4. 梅尼埃病的发病部位在（   ）
   A. 鼓窦　　　　　　　B. 鼓室
   C. 骨迷路　　　　　　D. 膜迷路
   E. 咽鼓管

5. 急性化脓性中耳炎鼓膜穿孔后外耳道禁用（   ）
   A. 2％酚甘油　　　　　B. 3％过氧化氢溶液
   C. 2.5％氯霉素甘油　　D. 3％硼酸溶液
   E. 0.3％氧氟沙星

6. 男性患者，半月前感冒后出现耳痛，伴耳鸣，近两天自觉听力下降。耳镜检查光锥缩短，锤骨短突向外突起，透过鼓膜可见液平面，鼓膜活动受限。声导抗测为 B 型曲线。诊断为（   ）
   A. 外耳道炎　　　　　B. 梅尼埃病
   C. 分泌性中耳炎　　　D. 急性化脓性中耳炎
   E. 慢性化脓性中耳炎

7. 下列哪项属于胆脂瘤型中耳炎的临床表现（   ）
   A. 轻度传导性聋　　　B. 鼓室内有豆渣样物质
   C. 脓液无臭味　　　　D. X线检查无骨质破坏
   E. 紧张部中央性穿孔

四、简答题

1. 试述急性化脓性中耳炎的护理措施。
2. 简述慢性化脓性中耳炎的分型及鉴别。

（姜　楠）

第6章 鼻科患者的护理

第1节 鼻的应用解剖和生理

一、鼻的应用解剖

鼻是嗅觉器官,也是呼吸的门户。由外鼻、鼻腔和鼻窦三部分组成。

(一) 外鼻

外鼻形似一个基底向下的三棱锥体,突出于面部中央,由骨、软骨构成支架,外覆以软组织和皮肤(图6-1)。鼻骨下端宽而薄,故外伤时易骨折。鼻尖及鼻翼处皮肤较厚,富有皮脂腺和汗腺,是鼻疖、痤疮的好发部位。

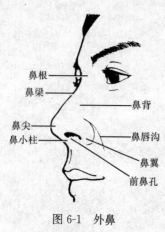

图 6-1 外鼻

外鼻的静脉回流主要经内眦静脉和面静脉汇入颈内静脉,而内眦静脉又经眼上、下静脉与颅内海绵窦相通(图6-2)。面部静脉无瓣膜,血液可逆向回流,所以当挤压鼻或上唇的疖肿时,则有引起致命的海绵窦血栓性静脉炎的危险。临床上将鼻根部与两侧口角之间的三角形区域称为"危险三角区"。

考点提示:外鼻静脉回流的特点及其临床意义

(二) 鼻腔

鼻腔为一顶窄底宽的狭长腔隙,起于前鼻孔,止于后鼻孔,向后与鼻咽部相通。鼻中隔将其分为左右两腔,每侧鼻腔分为鼻前庭和固有鼻腔两部分。

1. 鼻前庭 起于前鼻孔,止于鼻阈(鼻前庭皮肤

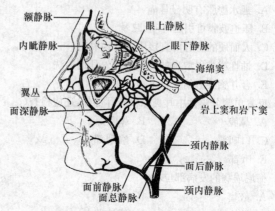

图 6-2 外鼻静脉与海绵窦的关系

与固有鼻腔黏膜交界处)。覆盖有皮肤,富有皮脂腺、汗腺和毛囊,较易发生疖肿。由于缺乏皮下组织,皮肤与软骨膜紧密相连,故发生疖肿时,疼痛较剧。

2. 固有鼻腔 简称鼻腔,起于鼻阈,止于后鼻孔,覆盖有黏膜。由内、外、顶、底四壁组成。

(1) 内侧壁:即鼻中隔,由软骨和骨构成,外覆骨膜和黏膜,其前下部黏膜内有丰富的动脉血管汇集成丛,称利特尔区(图6-3),是鼻出血最易发生的部位,故又称为"易出血区"。

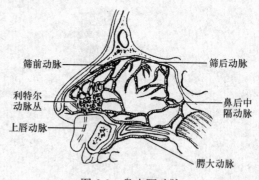

图 6-3 鼻中隔动脉

(2) 外侧壁:为鼻腔的重要部分。自上而下有三个呈阶梯状排列突出而卷曲的骨片,外覆黏膜,分别称上、中、下鼻甲;各鼻甲外下方的间隙,称为鼻道,即上、中、下鼻道(图6-4)。

上鼻甲最小,位于鼻腔外壁的后上部,因前下方有中鼻甲遮挡,前鼻镜检查不易窥见。后组筛窦开口于上鼻道。上鼻甲后上方为蝶筛隐窝,蝶窦开口于此。

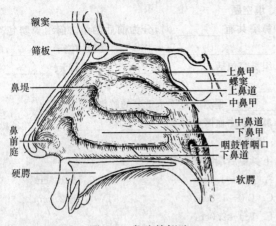

图 6-4 鼻腔外侧壁

中鼻甲稍大,属于筛骨的一部分。在中鼻甲前端前上方的鼻腔外侧壁上有一小丘状隆起,称鼻丘或鼻堤。中鼻道外侧壁有两个隆起为钩突和筛泡,它们之间有一半月形裂隙,称为半月裂,半月裂向前下及后上扩大成筛漏斗,额窦、前组筛窦、上颌窦均开口于此。中鼻甲、中鼻道及其附近区域统称为"窦口鼻道复合体",是鼻内镜鼻窦手术重要的解剖标志。

> 🔍 **链接**
>
> **鼻内镜手术**
>
> 鼻内镜手术又称功能性内镜手术。鼻内镜于20世纪80年代初引入国内,为鼻科医生提供了一种全新的手术及检查方法。鼻内镜照明好、清晰度高,可以清楚地看到深在、狭小、不能在额镜下直接窥视的结构,将传统的破坏性手术转变为促使鼻腔、鼻窦黏膜的形态和生理功能恢复的功能性手术。据统计,经鼻内镜手术治疗的鼻窦炎、鼻息肉患者中,80%以上都可以达到根治的目的。

下鼻甲最大,后端距咽鼓管口 1~1.5cm,下鼻甲肿大时易致鼻塞或致咽鼓管阻塞出现耳部症状。下鼻道前上方有鼻泪管开口。下鼻道外侧壁前段近下鼻甲附着处骨壁较薄,血管较少,是上颌窦穿刺的最佳进针部位。下鼻道外侧壁后部有鼻-鼻咽静脉丛,是老年人鼻腔出血的好发部位。

以中鼻甲游离缘水平为界,其上方鼻甲与鼻中隔之间的间隙称嗅裂或嗅沟,该水平以下鼻甲与鼻中隔之间的间隙称为总鼻道。

考点提示:各鼻甲和鼻道的解剖特点及临床意义

(3)顶壁:主要由筛骨水平板构成,嗅神经穿过筛孔进入颅前窝。此板薄而脆,外伤或手术时易骨折致脑脊液鼻漏,从而继发颅内感染。

(4)底壁:即硬腭鼻腔面,与口腔相隔,由上颌骨腭突、腭骨水平部构成。

3. 鼻腔黏膜 按其功能及位置分为嗅区黏膜和呼吸区黏膜。

(1)嗅区黏膜:主要分布在嗅裂,范围较小,内含嗅细胞、嗅腺。嗅腺分泌的液体能溶解气味微粒,刺激嗅细胞,产生嗅觉。

(2)呼吸区黏膜:占除嗅区外的鼻腔各部,主要由纤毛柱状上皮构成。上皮内的杯状细胞具有分泌功能,能产生大量的分泌物,纤毛的规律摆动可将鼻腔内的尘埃、细菌等异物随分泌物排至鼻咽部。在中鼻甲、下鼻甲的游离缘及前后端有丰富的静脉丛和海绵状血管组织,具有灵敏的舒缩性,能迅速调节鼻腔黏膜的血流量,对调节吸入空气的温度、湿度起着重要的作用。

(三)鼻窦

鼻窦为鼻腔周围颅骨内的含气空腔,共 4 对。依其所在颅骨命名为额窦、筛窦、上颌窦及蝶窦(图6-5),各窦均有窦口与鼻腔相通。临床上按其解剖部位及窦口所在位置,将鼻窦分为前、后两组。前组鼻窦包括上颌窦、前组筛窦和额窦,均开口于中鼻道;后组鼻窦包括后组筛窦和蝶窦,前者开口于上鼻道,后者开口于蝶筛隐窝。

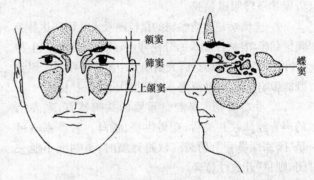

图 6-5 鼻窦面部投影

1. 上颌窦 为鼻窦中最大者,居于上颌骨体内,有 5 个壁。顶壁即眶底,故上颌窦疾病和眶内疾病可相互影响;前壁中央最薄,并略凹陷,称尖牙窝,上颌窦手术多经此进入;底壁为上颌骨牙槽突,故根尖炎可引起牙源性上颌窦炎;内壁为鼻腔外侧壁下部,此壁后上部有上颌窦窦口与中鼻道相通,因窦口小,位置较高,不易引流,因此上颌窦炎发病率较高;后外壁与翼腭窝相隔,上颌窦肿瘤破坏此壁侵犯翼内肌时可致张口困难。

考点提示:上颌窦的解剖特点及临床意义

2. 筛窦 位于鼻腔外上方的筛骨体内,介于鼻腔和眼眶之间,形似蜂房。筛窦以中鼻甲附着处为界分为前后两组,前组开口于中鼻道,后组开口于上鼻道。筛窦外侧壁为眼眶内侧壁,菲薄如纸,称纸样板;顶壁以一薄骨板与颅前窝相隔,故筛窦病变、外伤及手术可引起眶内或颅内并发症。

3. 额窦　位于额骨的内、外板之间,左右各一,多不对称。其发育程度因人而异。底壁甚薄,相当于眼眶内上角,炎症时有明显压痛。额窦开口于窦底,经鼻额管通入中鼻道前端。

4. 蝶窦　位于蝶骨体内。顶壁为颅底的蝶鞍,鞍内有脑垂体,可通过蝶窦行垂体肿瘤摘除术。下壁为鼻咽顶。外侧壁与视神经、颈内动脉、颅中窝和海绵窦毗邻,蝶窦手术时注意勿损伤这些组织结构。前壁有蝶窦窦口,开口于蝶筛隐窝。

二、鼻的生理

(一)鼻腔的生理功能

1. 呼吸功能　呼吸是鼻的主要功能。正常的鼻呼吸有赖于鼻腔适当的阻力,鼻腔的某些疾病改变鼻阻力的大小后,直接影响呼吸功能。此外,鼻腔对吸入的空气有清洁、调温及调湿的作用。鼻毛能阻挡空气中较大粉尘,起到清洁过滤作用;鼻黏膜下的血管和大量的腺体对吸入的空气能发挥调温和湿润作用,以保护下呼吸道黏膜。

2. 嗅觉功能　含气味的微粒随吸入气流到达鼻腔嗅区黏膜,溶解在嗅腺的分泌液中,刺激嗅细胞产生神经冲动,经嗅神经传达到大脑嗅觉中枢产生嗅觉。嗅觉既能影响食欲,辅助消化,又可识别环境,保护机体。

3. 共鸣功能　鼻腔是重要的共鸣器官,喉发出的声音经鼻腔共鸣后,变得洪亮、悦耳。若鼻塞时可呈"闭塞性鼻音";腭裂或软腭瘫痪时,鼻咽部不能关闭,则呈"开放性鼻音"。

4. 反射功能　鼻黏膜神经丰富,受到刺激时常出现一些反射现象。如喷嚏反射可将鼻腔内异物清除,鼻肺反射可调节呼吸功能等。

(二)鼻窦的生理功能

鼻窦对鼻腔的呼吸和共鸣有辅助作用,并可减轻头颅重量,缓解外力对颅脑的打击力量。

小　结

本节重点可概括为一动脉、二静脉、三鼻甲(鼻道)、四鼻窦、五功能。即鼻腔易出血区解剖及临床意义;外鼻静脉回流的特点及其临床意义;鼻腔外侧壁及鼻窦的解剖特征、分组及开口;鼻的生理功能。

目标检测

一、名词解释

1. 危险三角区　2. 利特尔区　3. 窦口鼻道复合体

二、填空题

1. 鼻窦共有_____对,分为前后两组。前组鼻窦包括_____、_____、_____。窦口均位于_____;后组鼻窦包括_____和_____,分别开口于_____和_____。

2. _____是鼻内镜手术重要的解剖标志。

3. 鼻腔易出血区可分为_____和_____。

三、选择题

1. 下鼻甲后端距咽鼓管口(　　)
   A. 0.5～1.0cm 　　　　　　B. 0.5～1.5cm
   C. 1.0～1.5cm 　　　　　　D. 1.0～2.0cm
   E. 1.5～2.0cm

2. 上颌窦开口部位是(　　)
   A. 下鼻道 　　　　　　　　B. 中鼻道
   C. 上鼻道 　　　　　　　　D. 总鼻道
   E. 蝶筛隐窝

3. 老年人易发生鼻出血的部位是(　　)
   A. 鼻中隔的前下方 　　　　B. 鼻-鼻咽静脉丛
   C. 利特尔区 　　　　　　　D. 易出血区
   E. 中鼻道

4. 下列哪种病理情况易致咽鼓管阻塞(　　)
   A. 鼻出血 　　　　　　　　B. 鼻疖
   C. 上鼻甲肿大 　　　　　　D. 中鼻甲肿大
   E. 下鼻甲肿大

5. 鼻腔哪一骨壁损伤可致脑脊液鼻漏(　　)
   A. 顶壁 　　　　　　　　　B. 底壁
   C. 鼻腔外侧壁 　　　　　　D. 鼻腔内侧壁
   E. 鼻中隔

6. 临床上感染概率较高的鼻窦是(　　)
   A. 额窦 　　　　　　　　　B. 前组筛窦
   C. 后组筛窦 　　　　　　　D. 上颌窦
   E. 蝶窦

四、简答题

1. 外鼻静脉回流的特点及其临床意义。

2. 简述鼻的生理功能。

第2节　鼻部常用护理检查

一、外鼻检查

观察外鼻有无畸形、红肿。触诊有无肿块、压痛、骨折及移位等。

二、鼻腔检查

(一)鼻前庭检查

受检者头稍后仰,用拇指将其鼻尖抬起,观察鼻前庭皮肤有无红肿、充血、糜烂、溃疡、皲裂,鼻毛有无脱落等。

（二）固有鼻腔检查

1. 前鼻镜检查法 左手持鼻镜,先将鼻镜的两叶合拢,与鼻底平行伸入鼻前庭,不可越过鼻阈,以免损伤鼻黏膜。右手扶持受检者头部,随检查需要变动头位。缓缓张开镜叶,依次检查鼻腔各部。先使受检者头位稍低(第一位置),由下至上顺序观察鼻底、下鼻道、下鼻甲、鼻中隔前下部。再使受检者头后仰30°(第二位置),检查中鼻道、中鼻甲及嗅裂和鼻中隔中部。再使受检者头后仰至60°(第三位置),观察鼻中隔上部、鼻丘、中鼻甲前端等(图6-6)。注意观察鼻腔黏膜色泽、鼻甲大小、鼻腔宽窄、鼻道有无异常分泌物、鼻腔有无新生物以及鼻中隔是否偏曲等。如下鼻甲肥大,可用1%麻黄碱溶液收缩后再进行检查。检查完毕,取出鼻镜时两叶稍张开,以免夹住鼻毛。

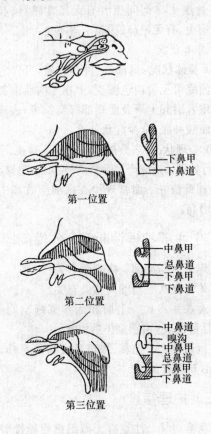

图6-6 鼻镜检查

2. 后鼻镜检查法 见间接鼻咽镜检查法(见第7章第2节)。

三、鼻 窦 检 查

（一）一般检查

观察各鼻窦区皮肤有无红肿、隆起,局部有无压痛、叩痛,眼球有无移位、运动和视力障碍等。

（二）前鼻镜及后鼻镜检查

主要观察鼻道中有无脓性分泌物及其所在部位,借以判断哪一组鼻窦发炎。中鼻道积脓多为前组鼻窦发炎,嗅裂积脓常为后组鼻窦发炎。还应观察鼻甲黏膜有无红肿、息肉样变,鼻道内有无息肉及新生物。

考点提示:各鼻道积脓的临床意义

（三）体位引流

疑鼻窦炎而未见脓性分泌物者,可行体位引流。检查上颌窦时侧卧低头位,患侧向上;检查额窦时正坐位,头直立;检查筛窦时正坐位,前组筛窦头稍后仰,后组筛窦头稍前倾;检查蝶窦时,头则俯于桌面,呈低头位。各保持15~30分钟,检查鼻腔有无分泌物排出,并判断其来源。

（四）上颌窦穿刺冲洗

若怀疑上颌窦炎,可行上颌窦穿刺冲洗术,此法为诊断和治疗上颌窦炎最常用的方法(详见第9章第2节)。

（五）影像学检查

常用方法有鼻窦X线片、鼻窦CT、鼻窦MRI。X线检查是鼻窦最常用的辅助检查方法,一般采用鼻颏位及鼻额位,前者主要用以检查上颌窦,后者用以检查额窦与筛窦。鼻窦CT是鼻内镜手术基本的辅助检查,可采用冠状位或轴位扫描,能清晰显示鼻腔、鼻窦细微的解剖结构,对鼻腔、鼻窦疾病诊断具有重要的临床意义。鼻窦MRI对于软组织具有较高的分辨率,对诊断鼻息肉、鼻窦囊肿、肿瘤具有重要的临床意义。

四、鼻腔及鼻窦内窥镜检查

鼻内窥镜分硬管镜和软管镜,可清晰地观察鼻腔各部、鼻咽及鼻窦的各个开口,同时可通过钻孔进入窦腔内,检查窦内的病变,还可以在直视下取活组织检查及凝固止血。

五、嗅觉功能检查

临床常用嗅瓶试验。一般用食醋、香油、樟脑油、煤油、香水等作为嗅剂,以水作为对照剂,分别装入相同的棕色小瓶内进行测试。受检者依次选瓶自持,手指堵住一侧鼻孔,以另一侧鼻孔嗅之,并说出气味的性质,再以同法检查对侧。全部嗅出为嗅觉良好,部分嗅出为嗅觉减退,全部不能嗅出为嗅觉丧失。但应注意嗅适应及嗅疲劳现象易影响检查的准确性。此外,还有嗅阈检查、嗅觉诱发电位检查等。

小　结

鼻部器官为细小的腔洞,结构精细,必须借助器械,依靠光源才能窥见。检查时要注意动作轻柔、准确,勿伤及患者。本节重点掌握外鼻、鼻腔及鼻窦检查,了解鼻内窥镜检查及其临床意义,嗅觉功能检查。学会使用前鼻镜进行鼻腔检查及嗅觉检查。

目标检测

一、填空题

1. 鼻窦 X 线检查一般采用＿＿＿＿位及＿＿＿＿位,前者主要用以检查＿＿＿＿,后者用以检查＿＿＿＿与＿＿＿＿。
2. ＿＿＿＿既可以诊断又可以治疗上颌窦炎。

二、选择题

1. 前组鼻窦炎时前鼻镜检查可见积脓在(　　)
   - A. 嗅裂
   - B. 上鼻道
   - C. 中鼻道
   - D. 下鼻道
   - E. 总鼻道
2. 下鼻甲肥大时,可用以下哪种药物收缩后再进行检查(　　)
   - A. 1％麻黄碱溶液
   - B. 1％丁卡因溶液
   - C. 1％利多卡因溶液
   - D. 1％普鲁卡因溶液
   - E. 1％奴夫卡因溶液
3. 可在直视下取活组织的鼻部检查是(　　)
   - A. 前鼻镜检查
   - B. 后鼻镜检查
   - C. 上颌窦穿刺冲洗
   - D. 鼻内窥镜检查
   - E. 体位引流
4. 用鼻镜检查鼻腔时,第二位置能看到(　　)
   - A. 下鼻道
   - B. 中鼻道
   - C. 上鼻道
   - D. 总鼻道
   - E. 蝶筛隐窝

三、简答题

简述各鼻窦的体位引流方法。

第3节　鼻科患者护理

一、鼻　疖

【疾病概要】

鼻疖是鼻前庭或鼻尖部毛囊、皮脂腺或汗腺的局限性急性化脓性炎症。多为单侧。常因挖鼻、拔鼻毛等损伤皮肤后继发细菌感染所致,致病菌主要为金黄

色葡萄球菌。糖尿病或全身抵抗力低下者易反复发作。

1. **症状**　局部疼痛剧烈,可伴有全身不适、畏寒、发热等。
2. **体征**　初期鼻前庭局部红肿,触痛。疖肿成熟时顶部可见黄白色脓点,溃破后流出脓液。
3. **并发症**　鼻疖如处理不当或受挤压,炎症可向周围扩散,引起上唇和面颊部蜂窝织炎;如向颅内扩散,则引起严重的并发症——海绵窦血栓性静脉炎。
4. **治疗原则**　消除病因,严格控制感染,预防并发症。严禁挤压疖肿,未成熟时忌行切开。

考点提示:鼻疖的并发症及防治

【临床护理】

(一) 护理评估

1. **健康史**　询问患者有无经常感冒、鼻前庭炎及糖尿病史,有无挖鼻、拔鼻毛等不良习惯。
2. **身心状况**

(1) 身体状况:局部红、肿、热、痛,可伴有全身症状。鼻前庭可见黄白色脓点,多在 1 周后溃破流脓自愈。严重者引起上唇及面颊部蜂窝织炎,表现为患侧上唇和面颊肿胀,全身症状加重。

(2) 心理状况:多数患者对鼻疖不重视,不及时就医或自行处理。造成严重后果,产生焦虑、恐惧心理。

3. **辅助检查**　血常规检查白细胞数和中性粒细胞比例增高。

(二) 主要护理诊断及合作性问题

1. **疼痛**　与局部炎症刺激有关。
2. **体温过高**　与细菌感染有关。
3. **潜在并发症**　上唇和面颊部蜂窝织炎、海绵窦血栓性静脉炎,由感染扩散引起。
4. **知识缺乏**　挖鼻、拔鼻毛或挤压鼻疖,与缺乏鼻疖防治知识有关。

(三) 护理措施

1. **观察病情**　注意有无海绵窦血栓性静脉炎的表现,如患者出现寒战、高热、剧烈头痛、患侧眼睑及结膜水肿、眼球突出、固定、甚至失明等症状,应立即报告医生并协助处理。
2. **治疗护理**　遵医嘱在疖肿未成熟时局部进行热敷或理疗(超短波、红外线、透热疗法等),消炎止痛;已成熟者可用探针蘸少许纯苯酚或 50％硝酸银溶液腐蚀脓头促其溃破,也可用针尖挑破脓头,取出脓栓。未成熟部分忌行切开,并严禁挤压,以免感染扩散。

3. 用药护理　早期用10％鱼石脂软膏外敷促其成熟穿破。疖肿溃破后,局部清洁,并涂以抗生素软膏。出现全身症状可按医嘱给予足量抗生素、镇痛剂,或辅以清热解毒中药治疗。

(四) 健康教育

1. 积极治疗鼻腔疾病,戒除挖鼻及拔鼻毛等不良习惯。
2. 切忌挤压疖肿,防止并发症。
3. 鼻疖反复发作者,应检查是否有糖尿病,并给予治疗。

二、慢性鼻炎

【疾病概要】

慢性鼻炎是鼻黏膜及黏膜下组织的慢性非特异性炎症,病程可持续数月以上或反复发作。

本病多因急性鼻炎反复发作或迁延不愈而来;也可因邻近组织病变,烟酒、粉尘、有害气体的长期刺激以及高温、寒冷、潮湿等职业、环境因素等引起;长期使用血管收缩剂可引起药物性鼻炎。全身慢性疾病,如糖尿病、贫血、营养不良、内分泌失调等常为慢性鼻炎的发病基础。一般分为慢性单纯性鼻炎和慢性肥厚性鼻炎。

1. 症状　以鼻塞、流涕为主,伴嗅觉减退、头晕、头痛等。
2. 体征　鼻镜检查鼻黏膜充血、肿胀,鼻甲可增生肥厚成结节状或桑葚状。鼻腔内可见稀薄或黏稠分泌物。

慢性单纯性鼻炎与慢性肥厚性鼻炎的鉴别要点见表6-1。

表6-1　慢性单纯性鼻炎与慢性肥厚性鼻炎的鉴别要点

	慢性单纯性鼻炎	慢性肥厚性鼻炎
病理	鼻黏膜血管慢性扩张,充血肿胀	鼻黏膜血管扩张,黏膜下组织增生肥厚
症状	间歇性或交替性鼻塞 分泌物呈黏液性,较稀薄 鼻塞时嗅觉减退	持续性鼻塞,伴头昏、头痛 分泌物呈黏脓性,较黏稠 嗅觉减退或丧失,可有耳鸣及耳闭塞感
检查	下鼻甲黏膜肿胀、光滑,柔软有弹性 探针轻压时有凹陷,移去后立即恢复 对1％麻黄碱溶液的收缩反应良好	下鼻甲黏膜粗糙,表面不平,有硬实感 轻压时无凹陷,或有凹陷但不立即恢复 对1％麻黄碱溶液的收缩反应不良

3. 治疗原则　慢性单纯性鼻炎根除病因,消除黏膜肿胀,恢复鼻腔通气功能,慢性肥厚性鼻炎则是缩小下鼻甲体积,恢复鼻腔通气功能。

考点提示:慢性单纯性鼻炎和慢性肥厚性鼻炎的鉴别

【临床护理】

(一) 护理评估

1. 健康史　了解患者的健康状况,询问有无诱发本病的局部或全身疾病。
2. 身心状况
(1) 身体状况:鼻塞、流涕,伴嗅觉减退、头晕,如肥大的下鼻甲压迫咽鼓管咽口,可致耳鸣及听力下降。鼻黏膜暗红、肥厚,鼻甲肥大,表面不平,鼻道有分泌物。
(2) 心理状况:大多患者因对急性鼻炎不重视,不及时治疗或治疗不彻底,迁延而成慢性鼻炎。慢性鼻炎患者因久治不愈影响工作和生活而焦虑烦闷,需手术治疗者,会担心术后效果。

(二) 主要护理诊断及合作性问题

1. 清理呼吸道无效　鼻塞,与鼻黏膜肿胀、肥厚及分泌物增多有关。
2. 舒适的改变　头晕、头痛、耳鸣、耳闷等,与鼻黏膜肿胀、肥厚有关。
3. 感觉紊乱　嗅觉减退或丧失,因鼻塞或嗅器变性所致。
4. 焦虑　与慢性炎症久治不愈和担心手术治疗效果有关。
5. 潜在并发症　鼻窦炎、中耳炎。

(三) 护理措施

1. 心理护理　多与患者沟通,引导患者树立信心,解除焦虑,积极配合治疗。
2. 观察病情　注意观察病情变化,如出现耳鸣、耳闷、听力下降,可能并发中耳炎;如脓涕增多,鼻塞、头痛加重,可能并发鼻窦炎。应及时报告医生并协助处理。
3. 治疗护理
(1) 慢性单纯性鼻炎,下鼻甲黏膜下注射普鲁卡因进行局部封闭。针刺鼻通、迎香等穴位,缓解鼻塞。
(2) 慢性肥厚性鼻炎如采用以上治疗无效,可行下鼻甲黏膜下硬化剂注射、冷冻及激光疗法等。
4. 用药护理　遵医嘱给予血管收缩剂滴鼻或服用霍胆丸、鼻炎片等中成药。使用滴鼻剂时应严格掌握适应证,并注意药物浓度,如儿童禁用萘甲唑啉,应选用0.5％麻黄碱滴鼻液;高血压患者、老年人和孕妇慎用麻黄碱滴鼻液。了解用药后鼻腔通气情况,有无严重的反跳性鼻塞。

5. 手术护理　慢性肥厚性鼻炎如保守治疗无效可行下鼻甲部分切除术。配合医生做好围手术期护理。

(四) 健康教育

1. 锻炼身体,提高机体抵抗力。注意防寒保暖。戒除烟酒嗜好。

2. 改善生活和工作环境,避免粉尘和有毒、有害气体刺激。

3. 清除邻近感染病灶,积极治疗全身慢性病。避免长期滴用血管收缩剂,以防止药物性鼻炎的发生。

4. 指导患者学会正确的擤鼻方法:紧压一侧鼻翼,轻轻擤出对侧鼻腔的鼻涕;或将鼻涕吸到咽部后吐出。切忌紧捏双侧鼻翼用力擤鼻,以免引起鼻窦炎或中耳炎。

> **链接**
>
> **药物性鼻炎**
>
> 　　药物性鼻炎是因长期使用鼻黏膜血管收缩剂,如滴鼻净(萘甲唑啉)和麻黄碱滴鼻剂而引起的鼻黏膜慢性中毒反应,因而亦称为"中毒性鼻炎"。使用血管收缩剂滴鼻后,鼻黏膜小动脉可立即收缩,从而缓解鼻塞症状。但若长期使用,鼻黏膜血管一直处于收缩状态,则可因缺氧引起反应性血管扩张,造成黏膜水肿,鼻塞症状反而加重。这种病理变化可因停药而恢复正常。

三、变应性鼻炎

【疾病概要】

变应性鼻炎又称过敏性鼻炎,是发生于鼻黏膜的变态反应性疾病。临床分为常年性和季节性两种,后者又称"花粉症"。患者多为易感个体,即过敏性体质。

季节性变应性鼻炎多因吸入植物花粉引起;常年性变应性鼻炎主要因吸入粉尘、螨虫、真菌、动物皮屑、羽绒等引起。某些食物变应原,如牛奶、鱼虾、鸡蛋、水果也可引起本病。发病机理为IgE介导的Ⅰ型变态反应。

1. 症状　阵发性发作,以鼻痒,连续打喷嚏,大量清水样鼻涕和鼻塞为典型症状。重者流涕不止,眼部红肿,可伴有流泪、眼痒、头痛、耳鸣等症状。

2. 体征　鼻镜检查可见鼻黏膜水肿,呈苍白色或淡蓝色,以下鼻甲最为显著。鼻腔内可见水样分泌物。常年发作者,鼻甲可呈息肉样变或有息肉形成。

3. 治疗原则　尽量避免接触变应原,行抗过敏和免疫治疗。

考点提示:变应性鼻炎发作时的典型症状

【临床护理】

(一) 护理评估

1. 健康史　询问患者有无对花粉、粉尘、鱼、虾等过敏史,有无支气管哮喘、荨麻疹、血管神经性水肿等变态反应性疾病病史或家族史。

2. 身心状况

(1) 身体状况:本病发病急,消失快。与变应原接触后突然发作,先是鼻痒,然后连续不断打喷嚏,流大量清水样鼻涕,伴鼻塞、嗅觉减退。鼻镜检查见鼻黏膜水肿,呈苍白色或淡蓝色。鼻甲可呈息肉样变或有息肉形成。

(2) 心理状况:因长期慢性疾病困扰,影响患者的学习、工作和生活,可表现出烦躁、焦虑、苦闷。

3. 辅助检查　变应原皮肤点刺试验、血清或分泌物特异性IgE检测以及鼻黏膜激发试验均为阳性,鼻分泌物涂片检查见嗜酸性粒细胞增多。

(二) 主要护理诊断及合作性问题

1. 清理呼吸道无效　鼻塞、流鼻涕,与鼻黏膜水肿及分泌物增多有关。

2. 舒适的改变　鼻痒、打喷嚏等,与变态反应有关。

3. 感觉紊乱　嗅觉减退或丧失,与鼻黏膜水肿有关。

4. 知识缺乏　缺乏有关变应性鼻炎的防治知识。

(三) 护理措施

1. 心理护理　应耐心和患者沟通交流,帮助寻找变应原,说明疾病的规律、治疗及效果,恢复患者的自我形象。

2. 治疗护理　协助医生进行各项检查和治疗。寻找变应原,让患者尽量避免接触。免疫疗法有特异性脱敏疗法和组胺脱敏疗法。此外,还可选用鼻甲黏膜冷冻、激光、微波、封闭等治疗降低鼻腔敏感性。

3. 用药护理　遵医嘱给予药物治疗。

(1) 如抗组胺类药,西替利嗪、氯雷他定、阿司咪唑、氯苯那敏等。

(2) 糖皮质激素类,多主张局部用药,如丙酸倍氯米松鼻喷雾剂(伯克纳)、丙酸氟替卡松鼻喷雾剂(辅舒良)。

(3) 肥大细胞稳定剂,可口服尼多可罗,或4%色甘酸钠溶液局部用药。

(4) 局部用1%麻黄碱滴鼻液等滴鼻;也可给予

中医中药治疗。

4. **手术护理**　鼻内选择性神经切断术,可降低神经兴奋性,达到治疗的目的。若有鼻息肉、下鼻甲肥大可行摘除术或切除术。遵医嘱正确给药并进行手术前后的治疗护理。

(四)健康教育

1. 积极锻炼身体,增强机体免疫力。

2. 保持环境和家庭卫生,保持室内通风、清洁、干燥,勤晒衣物、被褥。家装时选用环保材料,减少甲醛的污染。

3. 勿养宠物、花草,不用地毯,尽可能少接触动物皮革、羽毛制品。

4. 花粉播散期尽量减少外出,必要时戴口罩或易地居住。

四、急性化脓性鼻窦炎

案例 6-1

患者男,18岁。感冒后5天头痛、鼻塞加重,伴有大量脓涕,不易擤出。并出现前额及面颊部胀痛,晨起轻,午后重。自觉全身不适。检查:鼻黏膜充血肿胀,中鼻道后部有脓性分泌物。X线片鼻颏位显示窦腔密度增高,可见液平面。

问题:1. 该患者的医疗诊断和护理诊断各是什么?
　　　2. 制定相应的护理措施。

【疾病概要】

急性化脓性鼻窦炎是鼻窦黏膜的急性化脓性炎症,为鼻部常见病之一。严重者可累及骨质,并引起周围组织及邻近器官的并发症。主要的致病原因为:①急性鼻炎为最主要的致病原因,慢性鼻炎、鼻中隔偏曲等鼻腔病变妨碍窦口通气、引流。②邻近组织器官的感染如扁桃体炎、咽炎、腺样体炎、上颌第二双尖牙和第1、2磨牙的根尖感染等也可致病。③贫血、糖尿病等慢性疾病以及过劳、受凉、营养不良等亦可使机体抵抗力下降而诱发本病。

常见的致病菌为肺炎球菌、链球菌、葡萄球菌、流感嗜血杆菌等。牙源性鼻窦炎常为厌氧菌感染。临床上以上颌窦发病率最高。

1. **症状**　可有畏寒、发热、全身不适等。小儿症状重,可有呕吐、腹泻、咳嗽等症状。局部以鼻塞、大量脓涕、头痛或局部疼痛为主。各组鼻窦有比较明确的疼痛部位和时间规律性。

(1)急性上颌窦炎:前额部、同侧面颊部胀痛,晨起轻,午后重。

(2)急性额窦炎:前额部疼痛,患者晨起即感头痛,逐渐加重,中午最甚,午后减轻,晚间则完全消失,次日又重复周期。

(3)急性筛窦炎:内眦或鼻根部疼痛,也可放射至头顶,时间规律前组同额窦炎,后组同蝶窦炎。

(4)急性蝶窦炎:颅底或眼球深处钝痛,可放射至头顶、耳后和枕部,早晨轻,午后重。

2. **体征**　鼻镜检查鼻黏膜充血、肿胀,鼻道积脓涕。前组鼻窦炎见于中鼻道积脓涕,后组鼻窦炎见于嗅裂积脓涕。牙源性上颌窦炎脓涕可有腐臭味。前组鼻窦炎有相应的面颊部的红肿与压痛。

3. **治疗原则**　根除病因,改善鼻腔通气、引流,控制感染,防止并发症。

考点提示:急性化脓性鼻窦炎的局部症状及头痛部位和规律

【临床护理】

(一)护理评估

1. **健康史**　本病常继发于急性鼻炎或上呼吸道感染,询问患者有无与本病有关的局部和全身疾病史,以及过劳、受凉等使机体抵抗力下降的诱因。

2. **身心状况**

(1)身体状况:以持续性鼻塞,流脓涕,头痛或局部疼痛为主,伴畏寒、发热等全身症状。检查鼻黏膜充血、肿胀,鼻腔内有大量脓涕,有相应的局部红肿与压痛。

(2)心理状况:多数患者因对急性鼻炎或上呼吸道感染不重视,不及时治疗,引起急性鼻窦炎,症状加重而感到焦虑。

3. **辅助检查**

(1)血液检查白细胞总数和中性粒细胞常增多。

(2)鼻内镜检查可判断鼻道和窦口及其附近黏膜的病理改变,以及脓性分泌物来源等。

(3)鼻窦X线和CT检查可清楚显示增厚的窦腔黏膜、脓液及炎症范围等。

(4)上颌窦穿刺冲洗抽出脓液对上颌窦炎有诊断意义。

(二)主要护理诊断及合作性问题

1. **体温过高**　与感染有关。

2. **清理呼吸道无效**　鼻塞,与鼻黏膜充血肿胀及脓涕增多有关。

3. **疼痛**　头痛、局部疼痛等,与鼻黏膜肿胀、窦腔负压及毒素吸收有关。

4. **潜在并发症**　可并发急性中耳炎、扁桃体炎、咽炎、喉炎、支气管炎、肺炎、眶内和颅内感染等,由炎症扩散引起。

5. 知识缺乏　缺乏急性化脓性鼻窦炎的防治知识。

（三）护理措施

1. 心理护理　对出现并发症的患者应积极沟通，耐心解释，缓解其焦虑情绪。

2. 观察病情　密切观察病情，及时报告医生并协助处理。如体温有无升高，脓涕是否增多，鼻塞、头痛等是否加重，有无耳痛、耳闷感、听力下降、咳嗽、痰多，眼痛、眼球运动受限、视力下降等症状，防止发生并发症或转为慢性。

3. 治疗护理

（1）指导患者进行局部热敷、理疗以及正确的体位引流。

（2）鼻腔冲洗，可用 0.9% 氯化钠溶液，每日 1～2 次，清除分泌物。

（3）急性上颌窦炎患者行上颌窦穿刺冲洗，具有诊断和治疗意义，应在全身症状消退和局部炎症基本控制后施行。协助医生做好穿刺前后的护理。

4. 用药护理　遵医嘱给予患者全身使用足量抗生素控制感染，高热者给予解热镇痛药，鼻内滴用血管收缩剂和糖皮质激素，缓解鼻塞。

（四）健康教育

1. 增强体质，改善生活和工作环境。

2. 预防急性鼻炎及上呼吸道感染，清除邻近感染病灶，积极治疗全身慢性病。

3. 教会患者正确的擤鼻和滴鼻方法。

五、慢性化脓性鼻窦炎

【疾病概要】

慢性化脓性鼻窦炎是鼻窦黏膜的慢性化脓性炎症，多为急性鼻窦炎迁延不愈，窦口引流不畅所致。常为多窦发病，一侧或双侧鼻窦均发病称全鼻窦炎。变态反应体质与本病关系密切，本病亦可慢性起病（如牙源性上颌窦炎）。致病菌常为杆菌和球菌混合感染。

1. 症状　全身症状轻重不一，多表现为精神不振、易倦、头晕、记忆力减退、注意力不集中等慢性中毒症状。局部症状主要为长期流脓涕，持续性鼻塞，嗅觉减退和头痛。

2. 体征　检查可见鼻黏膜暗红色充血、肿胀或肥厚，中鼻甲肥大、息肉样变或形成鼻息肉，中鼻道或嗅裂积脓涕。

3. 治疗原则　根除病因，促使鼻窦引流通畅。

保守治疗无效时，可行手术治疗。

【临床护理】

（一）护理评估

1. 健康史　询问患者有无急性鼻窦炎反复发作史，全身慢性疾病史及其他变态反应疾病病史。

2. 身心状况

（1）身体状况：表现为大量脓涕，鼻塞，嗅觉减退和头痛。头痛一般不明显，多为钝痛、闷痛或头部沉重压迫感。可伴全身慢性中毒症状。鼻镜检查可见鼻黏膜暗红色充血、肥厚，中鼻甲肥大，鼻道积脓涕。牙源性感染者，可查出同侧上颌牙有病变。

（2）心理状况：患者因长期慢性疾病困扰，影响正常的工作和生活，可表现出烦躁、焦虑。久治不愈者，往往对治疗失去信心。如需手术治疗，对手术效果、并发症等产生忧虑。

3. 辅助检查

（1）鼻内镜检查可见鼻道和窦口及其附近黏膜的病理改变，以及脓性分泌物来源等。

（2）鼻窦影像学检查可清楚显示鼻窦黏膜增厚、密度增高、液平面和息肉阴影。

（3）上颌窦穿刺冲洗对上颌窦炎有诊断治疗作用。

（二）主要护理诊断及合作性问题

1. 清理呼吸道无效　鼻塞，与鼻黏膜肿胀、肥厚及脓涕过多有关。

2. 舒适的改变　头痛、头晕、易倦等，与毒素吸收及窦腔负压有关。

3. 感觉紊乱　嗅觉减退或丧失，与鼻黏膜肿胀、大量脓涕或嗅器变性有关。

4. 焦虑　担心慢性炎症久治不愈和手术治疗效果。

（三）护理措施

1. 心理护理　耐心向患者解释病情，介绍治疗方法，告知疾病的恢复过程及注意事项，使患者树立起治愈疾病的信心，积极配合治疗。

2. 观察病情　根据病情需手术治疗者，术后密切观察患者体温、脉搏的变化；有无大出血、剧烈头痛、恶心、呕吐等；鼻腔有无水样分泌物流出；有无视力下降、眼球运动障碍等。以防止脑脊液鼻漏、颅内感染或球后视神经炎等并发症。如有异常立即报告医生并协助处理。

3. 治疗护理

（1）遵医嘱用 0.9% 氯化钠溶液进行鼻腔冲洗，清除分泌物。

（2）鼻窦置换疗法适用于全鼻窦炎，利用负压使药物直接作用于窦腔黏膜。

（3）上颌窦穿刺冲洗。应观察脓液性质、量及疗效，做好记录。在穿刺的过程中如发现患者出现头晕、出冷汗、脉搏细弱，应立即停止冲洗，拔出穿刺针，密切观察并及时处理。

4. 用药护理　遵医嘱局部滴用血管收缩剂或糖皮质激素，配合服用中成药如霍胆丸等。

5. 手术护理　对长期保守治疗无效的患者，可行鼻窦手术或辅助性手术（中鼻甲切除、鼻息肉摘除、矫正高位鼻中隔偏曲等）。鼻部手术常见的有鼻甲部分切除术、鼻息肉摘除术、鼻中隔矫正术、鼻窦炎根治术、鼻整形术等。应做好围手术期护理。

（1）术前护理

1）做好心理护理，耐心解释手术的目的、方式、注意事项，以缓解患者的紧张焦虑情绪，从而积极配合手术。过度紧张者，术前晚遵医嘱给予镇静剂。

2）遵医嘱术前完善各项检查。

3）给患者备皮，剪去术侧鼻毛，男性患者需理发，剃净胡须。鼻腔手术须行鼻腔冲洗；上颌窦手术前1日应行上颌窦穿刺冲洗术；经口进路者，术前1～2天给予复方硼砂溶液漱口。

4）全麻者，术前晚应灌肠，术前6小时禁食、禁水。局麻者术日晨可进少量干食。

5）术日晨测量并记录体温、脉搏、呼吸、血压，遵医嘱给予术前用药。

（2）术后护理

1）遵医嘱局麻者术后取半卧位，减轻头部充血，利于吐出口内分泌物。有虚脱现象者，改为平卧位。全麻者去枕，取平卧位，头偏向一侧。

2）口内进路者，进流质饮食；非口内进路者，进半流质或软食。

3）由于手术影响患者的呼吸、睡眠，常出现焦虑情绪。应耐心细致地和患者及家属交流沟通，使之保持良好心态，以利康复。

4）遵医嘱给予止痛、止血、抗感染治疗。观察患者的体温、脉搏、呼吸及血压，注意有无鼻腔渗血情况，嘱患者有血流入咽部时应吐出，切勿咽下；如出血较多，及时通知医生处理，必要时按医嘱使用止血药，床旁备好鼻止血包。注意面部肿胀反应，疑有感染者，应及时报告医生，给予处理。

5）术后初期用冰袋作局部冷敷，可减轻术后肿胀等；术后第5天开始，应作局部热敷，增进恢复。

6）嘱患者尽量不要用力咳嗽或打喷嚏，如欲打喷嚏时，可用手指按人中做深呼吸，或用舌尖抵住硬腭以抑制，实在抑制不住则张口打出，以免鼻腔内纱条松动或脱出而引起出血。

7）经口进路者，术后第2日给予复方硼砂溶液漱口。遵医嘱对鼻腔填塞患者进行口腔护理，保持口腔清洁。

8）鼻腔填塞纱条者，第二天开始滴液状石蜡以润滑纱条，便于抽取。纱条抽净后应注意观察有无出血情况，遵医嘱给滴鼻药或鼻腔喷雾。

9）教会出院患者正确的鼻腔冲洗及滴鼻法。告知患者不用手挖鼻，防止感冒。

（四）健康教育

1. 加强锻炼，增强体质，养成良好的生活习惯，避免过度劳累，戒除烟酒。

2. 彻底治愈急性鼻窦炎，清除邻近感染病灶，预防上呼吸道感染。

3. 指导患者出院后按时用药并定期复查。

六、鼻　出　血

案例6-2

患者男，68岁。因鼻出血，头晕半天入院。近几日反复右侧鼻腔出血，量较多，不易止住。有高血压史十余年。检查：一般状态尚好，血压170/110mmHg。鼻黏膜充血，下鼻道内有血性分泌物，鼻中隔未见活动性出血灶。

问题：1. 该患者的护理诊断有哪些？

2. 制定护理措施。

3. 简述健康指导。

【疾病概要】

鼻出血是耳鼻咽喉科常见的急症。它不是一个独立的疾病，而是许多疾病都可能出现的一个症状。鼻出血的病因可分为局部和全身两类。

局部因素：鼻和鼻窦的炎症、外伤、异物、肿瘤及鼻中隔的病变。

全身因素：①心血管疾病，如高血压、动脉硬化、肺气肿等；②血液病，如血友病、白血病、再生障碍性贫血、血小板减少性紫癜等；③急性发热性传染病，如流感、出血热、猩红热等；④某些物质缺乏，如维生素C、K、Ca、P缺乏；⑤内分泌失调，如少数妇女在月经期或妊娠期的最后3个月亦可发生鼻出血；⑥各种有害气体和粉尘的刺激，气温及气压的骤变，气候干燥等物理因素亦可引起鼻出血；⑦慢性病或药物影响，如肝硬化、尿毒症，长期服用水杨酸类药物等。

多为单侧出血，也可为双侧。可间歇、反复出血，也可持续出血，反复出血可致贫血。出血量多少不一，轻者仅涕中带血丝，重者可致失血性休克。

防治原则为及时止血，查明病因，再行病因治疗，防止再出血。

【临床护理】

(一) 护理评估

1. 健康史　询问患者发病前的健康状况,有无与鼻出血有关的局部、全身性疾病或家族史,以及生活饮食习惯、工作环境等。儿童鼻出血多见于高热、急性传染病、鼻外伤、鼻腔异物和血液病。老年人鼻出血则以高血压、动脉硬化、鼻咽部恶性肿瘤多见。

2. 身心状况

(1) 身体状况:①儿童青少年出血部位多发生于鼻中隔前下方易出血区,中老年人则多见下鼻道的鼻-鼻咽静脉丛及鼻中隔后部动脉出血,出血量多且凶猛,不易止血。②局部因素引起的多为单侧出血,全身性因素引起的可双侧或交替性出血,并有相应疾病的体征。鼻咽部肿瘤、心血管疾病、血液病及发热性传染病会有较大量的或反复性出血。③出血量多少不一。若短时间内失血量达 500ml 时,患者可出现头晕、口渴、乏力、面色苍白等症状;失血量在 500~1000ml 时,可出现出汗、血压下降、脉速无力;如收缩压低于 80mmHg,提示血容量已损失约 1/4,患者出现休克。

(2) 心理状况:初次出血或少量出血患者很少就诊,大出血或反复出血才会引起重视。患者常因大出血而情绪紧张和恐惧。

3. 辅助检查　包括全血细胞计数、出凝血时间、凝血酶原时间、凝血因子及其他相关检查。必要时可做 CT 或 MRI 检查,排除鼻腔和鼻窦肿瘤。

(二) 主要护理诊断及合作性问题

1. 体液不足　与鼻出血量多有关。

2. 舒适的改变　口干、鼻塞、疼痛,与鼻腔填塞、张口呼吸有关。

3. 恐惧　与反复出血、出血量较多及担心疾病的预后有关。

4. 潜在并发症　失血性休克、贫血、鼻腔感染及中耳炎,与鼻出血后鼻腔填塞有关。

5. 知识缺乏　缺乏鼻出血的防治及自我保健知识。

(三) 护理措施

1. 心理护理　安慰、鼓励患者,疏导其紧张、恐惧情绪。并告知治疗中可能引起的不适,以便患者能积极配合。

2. 观察病情　应密切监测血压、脉搏等生命体征变化,观察有无再出血情况。如患者出现面色苍白、出冷汗、胸闷、脉速、血压下降等症状,提示可能有失血性休克;如体温升高,可能有感染。应立即报告医生,并协助处理。应注意,休克时出血常自止,易误诊为已愈;高血压患者如血压降至正常,提示为严重失血。

3. 治疗护理

(1) 一般护理:患者取坐位或半坐位,嘱其将口中血液吐入痰杯中,以便观察出血量。休克者则取平卧头低位。

(2) 止血护理:根据出血程度选择以下止血方法。

1) 少量出血者,可指导患者进行简易止血。如指压双侧鼻翼 10~15 分钟;冷敷前额及后颈;用浸以 1% 麻黄碱溶液或 0.1% 肾上腺素溶液(高血压者禁用)的棉片置于鼻腔,既可止血又便于寻找出血点。

2) 反复少量出血且出血部位明确者,可协助医生进行烧灼止血。如化学烧灼法、电烧灼法及 YAC 激光止血等。

3) 出血量大,出血面广,部位尚不明确者,应准备好止血器械和药物,协助医生做好鼻腔填塞术。如鼻腔纱条填塞(图 6-7)及后鼻孔填塞(图 6-8)。

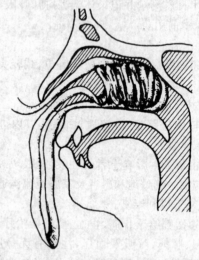

图 6-7　前鼻孔填塞法

4) 大量顽固性出血可协助医生采用血管结扎术和介入法治疗。

(3) 鼻腔填塞后的护理

1) 嘱患者尽量取半卧位休息,减少活动。定时向鼻腔内滴入液状石蜡以润滑纱条,遵医嘱使用抗生素。

2) 监测患者的生命体征,密切观察鼻腔有无活动性出血,准备好床旁插灯、吸引器、鼻止血包,以备患者再次出血时紧急处理;注意观察后鼻孔纱球丝线

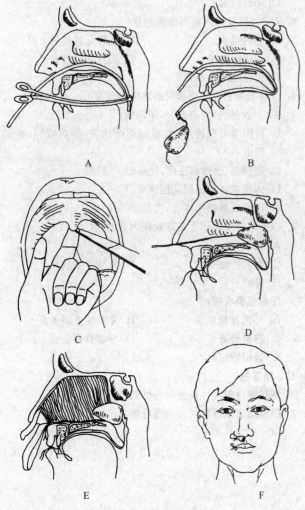

图 6-8 后鼻孔填塞法

的固定是否牢固,有无断裂、松动,并及时处理;观察有无耳鸣、耳痛、头痛、体温增高等并发症的表现。

3)加强口腔护理,保持口腔清洁。每次进食后用3%复方硼砂溶液漱口。口唇部涂液状石蜡,防止口唇干燥。

4)嘱患者勿将后鼻孔的出血咽下,防止刺激胃黏膜引起呕吐;避免打喷嚏、咳嗽、用力擤鼻、弯腰低头等,防止纱条松动;避免外力碰撞鼻部;保持大便通畅;勿用力屏气,防止再次出血及后鼻孔纱球脱落而引起窒息。

5)鼻腔填塞物一般在24～48小时分次取出,碘仿纱条可适当延长留置时间。

4.用药护理

(1)针对出血原因,酌情全身应用止血药物和抗生素。

(2)对于休克患者迅速建立静脉通道,遵医嘱给予补液、输血、止血药等。

(3)过度紧张者给予镇静剂。

考点提示:鼻出血的护理措施

(四)健康教育

1. 查找病因,积极防治。戒除挖鼻、拔鼻毛、用力擤鼻等不良习惯。戒除烟酒、辛辣食物,多吃蔬菜水果,保持大便通畅,补充维生素。

2. 加强环境保护,减轻空气污染,增加居室空气湿度。鼻黏膜干燥时,局部涂以抗生素软膏。

3. 向患者及家属介绍鼻出血的有关知识,教会患者指压、冷敷等简便止血方法。

4. 对中老年人涕中带血及反复鼻出血,要高度警惕,应排除鼻咽癌和脑出血的可能。对儿童的反复鼻出血,也应尽早诊治,以防贫血或血液病。

链接

反复鼻出血警惕脑出血

老年人若经常鼻出血,应该提高警惕,反复鼻出血是脑出血的一个征兆。对老年人而言,血管壁逐渐老化,血管脆性增大,当有高血压史的老年人血压猛然升高而脑血管未破裂之前,鼻腔的某条血管会因脆性较大而发生破裂导致鼻出血。又因动脉硬化,血管弹性差,收缩无力,破裂后不易自行愈合,故出血不止,反复发作。

小 结

本节重点是鼻疖的并发症及护理措施;慢性单纯性鼻炎和慢性肥厚性鼻炎的鉴别要点及护理措施;变应性鼻炎的典型症状及健康教育;急、慢性化脓性鼻窦炎的护理评估及护理措施;鼻出血的原因及护理措施。

目标检测

一、名词解释

1. 鼻疖　　2. 花粉症

二、填空题

1. 患鼻疖时,切勿_____,否则可能使感染扩散导致_____。

2. 变应性鼻炎发作时的典型症状为_____、_____、_____、_____。

3. _____和_____是鼻出血的好发部位。

4. 慢性化脓性鼻窦炎局部主要症状为_____、_____、_____、_____。

5. 鼻出血时常用的止血方法有_____、_____、_____、_____及_____。

三、选择题

1. 对于鼻疖处理不正确的是(　　)

A. 在疖肿未成熟时局部进行热敷或理疗

B. 未成熟部可用针尖挑破,取出脓栓

C. 已成熟者可用探针蘸少许纯苯酚腐蚀脓头促其溃破

D. 早期用10%鱼石脂软膏外敷

E. 溃破后,局部清洁并涂以抗生素软膏

2. 患儿男,3岁。近半年来鼻塞,时轻时重,检查鼻黏膜充血肿胀,表面光滑,探针触之凹陷,诊断为慢性单纯性鼻炎,下列哪项治疗不正确( )

A. 给予1%麻黄碱溶液滴鼻

B. 封闭疗法

C. 针刺鼻通、迎香等穴位

D. 服用鼻炎片等中成药

E. 手术治疗

3. 患者男,29岁。因流脓涕、鼻塞3年多就诊,伴嗅觉减退及头晕,精神委靡不振。诊断为慢性上颌窦炎,最重要的护理措施是( )

A. 清除邻近感染病灶　　　B. 进行鼻腔冲洗

C. 密切观察病情　　　　　D. 鼻窦置换疗法

E. 上颌窦穿刺冲洗

4. 适用于对出血较剧、渗出面积较大或出血部位不明的止血方法为( )

A. 指压法　　　　　　　　B. 烧灼法

C. 鼻腔填塞法　　　　　　D. 血管结扎术

E. 介入法

5. 患者女,36岁。2年前开始夜间鼻痒难耐,晨起狂嚏,流大量清水样鼻涕,冬重夏轻,诊断为变应性鼻炎。确定变应原的最可靠的方法是( )

A. 变应原皮肤点刺试验　　B. 血清特异性IgE检测

C. 鼻黏膜激发试验　　　　D. 鼻分泌物涂片检查

E. 局部活检

6. 对1%麻黄碱溶液不敏感的是( )

A. 急性鼻炎　　　　　　　B. 急性化脓性鼻窦炎

C. 变应性鼻炎　　　　　　D. 慢性单纯性鼻炎

E. 慢性肥厚性鼻炎

7. 急性上颌窦炎头痛和局部疼痛表现为( )

A. 后枕部钝痛,晨起轻,午后重

B. 前额部周期性疼痛,晨起逐渐加重,午后减轻,晚间消失

C. 前额部、面颊部胀痛,晨起轻,午后重

D. 内眦或鼻根部周期性疼痛

E. 内眦或鼻根部疼痛,晨起轻,午后重

8. 以下不属于鼻出血局部致病因素的是( )

A. 白血病　　　　　　　　B. 鼻炎

C. 鼻窦肿瘤　　　　　　　D. 鼻腔手术损伤

E. 鼻腔异物

9. 牙根感染有时可引起( )

A. 牙源性额窦炎　　　　　B. 牙源性上颌窦炎

C. 前组筛窦炎　　　　　　D. 牙源性蝶窦炎

E. 后组筛窦炎

四、简答题

1. 试述慢性单纯性鼻炎与慢性肥厚性鼻炎的鉴别。

2. 鼻腔填塞术后的护理措施有哪些?

(姜 楠)

第7章 咽科患者的护理

第1节 咽的应用解剖和生理

一、咽的应用解剖

咽为一肌性管道,前后扁平,上宽下窄,略呈漏斗状,是呼吸和消化的共同通道。上起颅底,下达第6颈椎平面,全长约12cm。前方与鼻腔、口腔及喉腔相通,下端与食管相接。

(一) 咽的分部

咽自上向下可分为鼻咽、口咽、喉咽三部分(图7-1)。

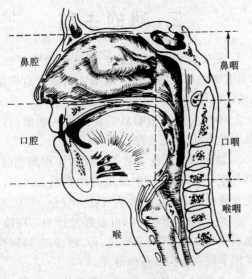

图7-1 咽的分部

1. **鼻咽** 又称上咽,上起自颅底,下接口咽,前方经鼻后孔通鼻腔,后壁为第1、2颈椎。顶壁和后壁交界处有腺样体附着,两侧壁相当于下鼻甲后端1.5cm处有咽鼓管咽口;咽鼓管咽口周围有散在的淋巴组织,称咽鼓管扁桃体,咽口后上方有一隆起,称咽鼓管圆枕。圆枕后上方为咽隐窝,是鼻咽癌好发部位(图7-2)。

2. **口咽** 又称中咽,位于软腭平面和会厌上缘平面之间。上接鼻咽,下接喉咽,向前经咽峡与口腔相通。所谓咽峡,指由上方的腭垂(悬雍垂)和软腭游离缘、下方的舌背、两侧的腭舌弓和腭咽弓围成的环形狭窄部分。腭舌弓和腭咽弓之间为扁桃体窝,腭扁桃体位于其中。在腭舌弓的后方有条状淋巴组织又

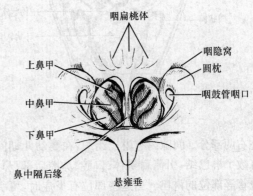

图7-2 鼻咽后面观

名咽侧索。咽后壁黏膜下有散在淋巴滤泡。舌根上面有舌扁桃体(图7-3)。

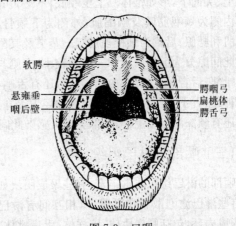

图7-3 口咽

3. **喉咽** 又称下咽。上接口咽,下接食管,向前下方通喉腔。舌根与会厌之间有一凹陷,舌会厌正中韧带将其一分为二,称会厌谷,是异物易存留之处。两侧杓会厌襞的外下方有梨状窝,也是异物的易停留处。喉上神经内支经此入喉,分布于此窝黏膜下(图7-4)。

(二) 咽周间隙

是由颈部筋膜构成的许多潜在性蜂窝间隙,其中较重要的有咽后间隙及咽旁间隙。这些间隙的存在增加了颈部运动的灵活性,也为病变的扩散提供了途径。

1. **咽后间隙** 位于椎前筋膜和颊咽筋膜之间,上起颅底,下达第1、2胸椎平面,中间有咽缝将此间隙分

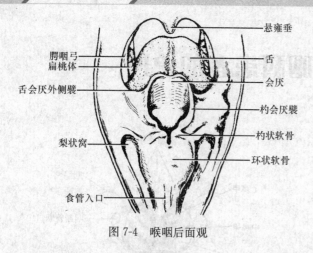

图 7-4　喉咽后面观

为左右两部分。间隙内有淋巴组织,在婴幼儿期间隙内有数个淋巴结,引流扁桃体、口腔、鼻腔后部、鼻咽、咽鼓管等部位的淋巴。当这些部位有炎症时,可引起咽后间隙的感染。由于3岁后间隙内淋巴结逐渐萎缩消失,所以咽后脓肿多发生于3岁以下的幼儿。

2. 咽旁间隙　位于咽后间隙的两侧,左右各一,底向上、尖向下,形如锥体。上至颅底,下达舌骨大角处。内侧为颊咽筋膜及咽缩肌;外侧为下颌骨升支、翼内肌和腮腺;后侧为颈椎前筋膜。茎突及其附着肌肉将此间隙分为前后两间隙。前者较小,内侧与腭扁桃体毗邻;后者较大,有颈内动、静脉,还有舌咽神经、迷走神经、舌下神经、副神经及交感神经干等穿过,间隙内还有颈深淋巴结上群,咽部炎症可感染此间隙。

(三) 咽部的淋巴组织

咽部的淋巴组织非常丰富,有些聚成团块如扁桃体,有些淋巴滤泡散布在黏膜下,相互间有淋巴管相通,形成内环,包括腭扁桃体、腺样体、舌扁桃体、咽鼓管扁桃体、咽后壁淋巴滤泡及咽侧索等。淋巴外环包括下颌角淋巴结、下颌下淋巴结、颏下淋巴结、咽后淋巴结等。内环和外环统称为咽淋巴环(图7-5)。

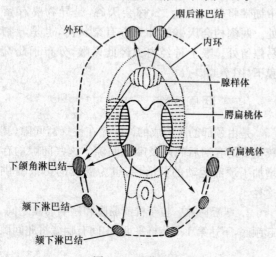

图 7-5　咽淋巴环

内环淋巴液可引流到外环,因此,咽部的感染或恶性肿瘤,可扩散或转移到相应的内环及外环淋巴结。

1. 腺样体　又称咽扁桃体,位于鼻咽顶与后壁交界处,表面有5～6条纵行沟裂,易存留细菌。出生后即存在,10岁后逐渐萎缩退化。腺样体肥大可引起鼻塞,打鼾等,也可影响咽鼓管功能,易患中耳炎。

2. 腭扁桃体　习惯称为扁桃体,位于腭舌弓和腭咽弓之间的扁桃体窝内,是最大的淋巴组织。其内侧面覆盖鳞状上皮的黏膜,黏膜上皮向扁桃体实质内陷入形成一些分支状盲管,深浅不一,盲管开口在扁桃体表面的隐窝。细菌易在盲管和陷窝内存留繁殖,形成感染"病灶"。扁桃体外侧包裹一层结缔组织包膜,易于完整剥离切除。

考点提示: 咽的分部、鼻咽癌的好发部位、咽鼓管咽口位置、咽峡、腭扁桃体的位置

二、咽 的 生 理

1. 呼吸功能　咽腔是上呼吸道的重要组成部分,具有类似鼻腔的作用。对吸入的空气有调温、湿润、清洁的作用,但作用弱于鼻腔。

2. 吞咽功能　咀嚼后的食团进入咽部,靠一系列反射性活动,完成吞咽。

3. 防御保护功能　通过咽反射作用而完成。在吞咽和呕吐时,由于反射性地关闭鼻咽和声门,从而避免食物反流入鼻腔或吸入气管。

4. 言语形成功能　咽可根据发音的不同改变形状起到共鸣作用,再加上软腭、舌、唇、齿等协同作用,可发出不同声音构成各种语言。

5. 扁桃体的免疫功能　扁桃体为外周免疫器官,在儿童期具有特殊活跃的免疫功能。

链接

腺样体面容

腺样体即咽扁桃体。正常的咽扁桃体到6岁的时候发育到最大后,逐渐开始退化。如果腺样体因炎症的反复刺激而发生病理性增生、肥大时,则影响儿童的生长发育。由于儿童鼻咽部比较狭小,当腺样体肥大时,由于鼻塞影响呼吸而靠嘴张口呼吸。长期用口呼吸,气流冲击硬腭会使其变形、高拱。久而久之,面部的发育会变形,出现上唇短厚翘起、下颌骨下垂、鼻唇沟消失、硬腭高拱、牙齿排列不整齐、上切牙突出、咬合不良、鼻中隔偏曲等。面部肌肉不易活动,缺乏表情,长得很像是猪八戒或丑小鸭,医学上称之为"腺样体面容"。一旦形成,难以恢复。

小　结

咽为呼吸和消化的共同通道，上起颅底，下止第6颈椎水平和食管贲门相接。向前与鼻腔、口腔、喉腔相交通，故分为鼻咽、口咽、喉咽三部分。在鼻咽的侧壁有咽鼓管咽口，经咽鼓管通中耳，通过咽鼓管咽口的开放来调节中耳气压，维持正常的听觉。在咽部有腺样体、咽扁桃体、腭扁桃体、舌扁桃体、咽侧索及咽后壁淋巴滤泡等丰富的淋巴组织，对从血液、淋巴或其他组织侵入机体的有害物质有积极的防御作用。

目标检测

一、名词解释

1. 咽峡　2. 咽淋巴内环

二、填空题

1. 咽分为＿＿＿＿、＿＿＿＿及＿＿＿＿。

2. ＿＿＿＿位于鼻咽顶壁和后壁交界处，出生即存在，10岁后即萎缩。

3. 咽鼓管的一端开口于＿＿＿＿上方，另一端开口于＿＿＿＿。

4. 由颈部筋膜构成许多潜在性蜂窝间隙，其中较重要的有＿＿＿＿及＿＿＿＿。

三、选择题

1. 腭扁桃体位于（　　）
   A. 腭舌弓和腭咽弓之间　B. 鼻咽部顶后壁
   C. 咽隐窝　　　　　　　D. 梨状窝
   E. 咽鼓管附近

2. 鼻咽癌好发部位为（　　）
   A. 咽隐窝　　　　B. 咽鼓管前端　　C. 扁桃体周围
   D. 咽后壁　　　　E. 咽鼓管咽口部

3. 咽淋巴内环不包括（　　）
   A. 舌扁桃体　　　B. 腭扁桃体　　　C. 腺样体
   D. 鼓管扁桃体　　E. 下颌角淋巴结

4. 咽淋巴环内环中最大的淋巴组织是（　　）
   A. 咽扁桃体　　　B. 鼓管扁桃体　　C. 咽侧索
   D. 腭扁桃体　　　E. 舌扁桃体

5. 扁桃体是（　　）
   A. 消化器官　　　B. 内分泌器官　　C. 免疫器官
   D. 参与语言形成　E. 参与调节中耳气压

四、简答题

简述咽的正常生理功能。

第2节　咽部常用护理检查

一、口咽检查

检查者与受检者对坐，嘱受检者张口，平静呼吸，检查者持压舌板轻压舌前2/3处，嘱受检者发"啊"音。观察软腭运动是否正常、口腔及咽部黏膜有无充血、溃疡及新生物等；腭舌弓、腭咽弓有无粘连；腭扁桃体大小、色泽，表面有无瘢痕、分泌物等，咽后壁淋巴滤泡及咽侧索有无增生、肥大或萎缩。

二、鼻咽检查

1. **间接鼻咽镜检查**　咽反射敏感者可经口向咽部喷入1%丁卡因溶液后再行检查。受检者张口，平静呼吸，检查者将鼻咽镜镜面加温，并在自己手背触试不烫方可使用。检查者左手用压舌板压下舌背，同时嘱患者用鼻呼吸，右手持鼻咽镜绕过腭垂，放置于软腭与咽后壁之间，通过镜面进行检查。注意勿碰及咽后壁及舌根，以免恶心影响检查。检查时需将镜面左右转动和水平移动，以便观察鼻咽全貌。应注意软腭背面、鼻中隔后缘、后鼻孔内各鼻道及鼻甲后部、鼻咽顶壁、咽鼓管咽口、咽鼓管圆枕及咽隐窝。应特别注意鼻咽黏膜有无充血、粗糙、出血、溃疡、新生物以及两侧鼻咽腔是否对称，以早期发现病变（图7-6）。

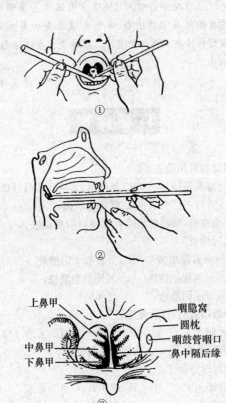

图7-6　间接鼻咽镜检查
①正面观；②侧面观；③正常像

2. **纤维鼻咽喉镜检查**　是诊断咽喉部疾病常用的检查方法。纤维鼻咽镜是用光导纤维制成，具有可曲的镜身、良好的光学系统和高清晰度的一种内窥镜，是一种方便、安全、创伤性小的检查技术。其特点是可以在镜下用肉眼观察,进行换药和活检,可获取高质量的病理学或细胞学诊断,为手术切除病灶提供参考意见。

3. 鼻咽触诊　此法主要用于儿童。患儿由助手抱好固定。检查者立于患儿的右后侧,嘱患儿张口后左手绕过其头后,将食指压入左面颊部,并同时固定其头部,右手食指迅速进入口腔,经软腭后滑入鼻咽部作触诊检查鼻咽各壁、腺样体大小及表面情况,撤出手指时,观察指端有无脓液或血液。检查动作宜轻柔、迅速,一般不超过 3～4 秒,对疑有咽部脓肿者不应用触诊检查。

三、喉咽检查

见喉部检查。

考点提示:口咽部检查时压舌板的位置、咽反射敏感时的处理方法

小　结

本节主要介绍了口咽、鼻咽部的常用检查法。口咽部检查是口咽部疾病最常用的检查方法,当有咽反射敏感时可经口向咽部喷入 1% 丁卡因溶液。鼻咽部检查主要有间接鼻咽镜检查、鼻咽内镜检查和鼻咽部触诊。喉咽部检查同喉部检查法。在检查中要手法轻柔,避免损伤。

目标检测

选择题

1. 鼻咽部的常用检查是(　　　)
   A. 间接鼻咽镜　　　B. 鼻镜　　　C. 鼻咽触诊
   D. 压舌板　　　E. 纤维鼻咽镜

2. 咽部检查时,咽反射敏感者可经口向咽部喷入下列哪项后再行检查(　　　)
   A. 1% 麻黄碱溶液　　B. 1% 普鲁卡因溶液
   C. 0.5% 氯化钠溶液　D. 5% 葡萄糖溶液
   E. 1% 丁卡因溶液

3. 压舌板检查时,压舌板应轻压(　　　)
   A. 舌前 1/3　　　B. 舌前 2/3　C. 舌后 1/3
   D. 舌后 2/3　　　E. 舌任何位置

4. 鼻咽触诊适用于(　　　)
   A. 老年人　　　B. 成年人　　C. 儿童
   D. 任何人　　　E. 青少年

第 3 节　咽科患者的护理

案例 7-1

患者男,6 岁。发热、咽痛 1 天就诊。查体 T 39.6℃,咽黏膜弥漫充血,双侧扁桃体Ⅱ度肿大,表面有散在脓

点。咽后壁淋巴滤泡增生融合成片,咽侧索隆起,下颌角淋巴结肿大,压痛(+)。

问题:1. 该病例的诊断是什么?
　　　2. 该病的护理诊断有哪些?
　　　3. 如该患者需择期做扁桃体切除术,其护理措施有哪些?

一、急性咽炎

【疾病概述】

急性咽炎为咽部黏膜、黏膜下组织的急性炎症,可累及咽部淋巴组织。多因受凉、劳累等机体抵抗力降低时病毒或细菌乘机感染所致。长期受粉尘和有害气体的刺激,过度的烟酒等,亦可引起本病。

1. 症状　咽部干燥、疼痛,空咽时加重,咽侧索受累后疼痛可以放射到耳部。

2. 体征　口咽部检查时可见咽黏膜充血、悬雍垂水肿、淋巴滤泡增生。如为细菌感染可见脓点。

3. 治疗原则　加强锻炼,提高机体抵抗力,对症治疗,保持口腔清洁,使用抗病毒药物或抗生素。

【临床护理】

(一) 护理评估

1. 健康史　询问患者的居住环境、工作条件、生活习惯及身体状况,有无烟酒等不良嗜好。

2. 身心状况

(1) 身体状况:患者为急性病容,精神委靡,咽痛剧烈,空咽时加重。咽黏膜急性充血,口咽部淋巴组织肿大。

(2) 心理状况:部分患者对疾病不够重视,不积极就诊导致病程迁延或反复发作转为慢性。

3. 辅助检查　血象检查可有白细胞计数增加。

(二) 主要护理诊断及合作性问题

1. 疼痛　与急性炎症有关。

2. 知识缺乏　缺乏咽部炎症防治知识。

(三) 护理措施

1. 心理护理　向患者解释病情,引起对疾病的重视。

2. 病情观察　观察患者是否引起邻近组织器官的病变,如中耳炎、鼻窦炎等。及时向医生报告并协助治疗。

3. 用药护理　有高热者,可给予对症处理,加强抗病毒、抗菌治疗。全身症状较重可静脉给予抗病毒

药物与抗生素,注意观察。局部用复方硼砂溶液或1:5000呋喃西林溶液漱口,草珊瑚含片、西瓜霜含片、华素片、六神丸、金嗓子喉宝等含化。

(四) 健康教育

1. 加强体育锻炼,增强体质。

2. 本病防治至关重要。指导患者消除各种致病因素,戒除各种不良生活习惯,包括戒除烟、酒,避免刺激性饮食;消除急躁、抑郁情绪;改善工作环境;积极治疗感冒。

二、慢 性 咽 炎

慢性咽炎是咽部黏膜、黏膜下组织及淋巴组织的慢性炎症。本病病程长,易复发,难治愈。多因急性咽炎反复发作演变而来,鼻部慢性炎症、下呼吸道慢性炎症、烟酒、粉尘或有害气体的刺激和慢性胃炎等全身慢性疾病也是常见病因。

1. 症状 常表现为各种咽部不适感如干燥、发痒、异物感及灼热感,或有刺激性干咳。

2. 体征 临床上根据病理改变不同分为两型。

(1) 慢性单纯性咽炎:咽黏膜充血,颜色为暗红色,黏膜下结缔组织及淋巴组织增生,有少量黏稠分泌物附着于黏膜表面。

(2) 慢性肥厚性咽炎:黏膜充血肥厚,黏膜下有明显的纤维结缔组织及淋巴组织增生,淋巴滤泡融合成片,咽侧索肥厚隆起明显。

3. 治疗原则 针对病因进行治疗,局部对症治疗,配合中医中药。

【临床护理】

(一) 护理评估

1. 健康史 询问患者的居住环境、工作条件、生活习惯及身体状况,既往病史,有无烟酒等不良嗜好,有无鼻部、咽部及下呼吸道的慢性炎症病史。

2. 身心状况

(1) 身体状况:表现为咽部干燥、发痒、异物感,患者起床时出现频繁的刺激性咳嗽,伴恶心。咽黏膜弥漫性充血,色暗红,表面常附有少量黏稠分泌物。咽部淋巴组织增生肿大。

(2) 心理状况:部分患者对该病危害性认识不足,没有及时就诊或治疗不彻底,或因久治不愈而焦虑、烦躁,甚至产生恐癌心理。

(二) 主要护理诊断及合作性问题

1. 舒适改变 咽部不适感,与慢性炎症有关。

2. 焦虑 与咽部不适感、久治不愈有关。

3. 知识缺乏 缺乏慢性咽炎的防治知识。

(三) 护理措施

1. 心理护理 耐心向患者解释病情,减轻其烦躁焦虑心理,促进疾病康复。

2. 病情观察 观察病情变化,慢性肥厚性咽炎如出现耳鸣、耳闷、听力下降,可能并发中耳炎。应及时向医生报告并协助治疗。

3. 治疗护理 慢性肥厚性咽炎可采用10%～20%硝酸银溶液烧灼增生的组织,也可用激光、冷冻的方法治疗,但治疗范围不宜过广。

4. 用药护理 局部用复方硼砂溶液或1:5000呋喃西林溶液漱口,用度米芬喉片、溶菌酶含片、六神丸或喉痛消炎丸等含化。同时配合中医中药,可用增液汤加减。

(四) 健康教育

1. 戒除烟、酒等不良嗜好,饮食清淡,避免辛辣、油煎食物刺激。

2. 改善工作环境及防护条件,控制有害物质在空气中的浓度。

3. 积极治疗鼻炎、鼻窦炎等疾病。

链接

梅 核 气

患者自觉咽喉中有异常感觉,如梅核塞于咽喉,咳之不出,咽之不下,但不影响进食。往往在工作紧张时、睡着后或专心做事时可以完全消失,闲暇无事或情志不畅时异物感明显。检查并未发现器质性病变,又称咽癔症。

该病多发于壮年人,以女性居多,大多因情志不畅引起。患者有明显性格特点,如神经过敏,内向,力求完美,情绪略不稳定;有较高的心理痛苦表现,如焦虑,情绪低落,过分关注躯体症状等。因此应细心开导患者、解除其思想顾虑,有益于疾病痊愈。此外,也应少食煎炒辛辣食物。

三、急性化脓性扁桃体炎

【疾病概要】

是腭扁桃体的急性化脓性炎症,多发生于儿童和青少年,于春秋两季最易发病。主要致病菌为乙型溶血性链球菌、葡萄球菌、肺炎双球菌。当机体抵抗力降低时,存在于咽部和扁桃体隐窝的病原菌大量繁殖,使扁桃体发生感染。受凉、过度劳累、烟酒过度、有害气体刺激、上呼吸道慢性疾病等为本病诱因。

1. **症状**　患者全身表现为高热，寒战，肌肉关节酸痛，全身乏力，食欲减退。幼儿可因高热而抽搐、呕吐或昏睡。局部表现为剧烈的咽痛，常放射至耳部，吞咽困难，幼儿可由于过度肿大的扁桃体导致呼吸困难。

2. **体征**　咽黏膜充血，扁桃体充血肿胀，表面有黄白色的脓点，严重时可融合成片形成伪膜。有颈部淋巴结肿大伴压痛。

3. **并发症**　急性化脓性扁桃体炎常可引起扁桃体周围脓肿、急性中耳炎、急性鼻炎、急性鼻窦炎等局部并发症。也可引起风湿热、急性肾炎、急性关节炎、急性心肌炎、急性心内膜炎等全身并发症。

4. **防治原则**　抗感染，对症支持治疗。如发生并发症可择期手术。

【临床护理】

（一）护理评估

1. **健康史**　询问患者发病前是否有受凉、劳累、过度烟酒、有害气体刺激、上呼吸道炎症反复发作史以及全身性疾病史等。

2. **身心状况**

（1）身体状况：患者急性病容，发热，咽痛，咽黏膜急性充血，淋巴组织充血肿大或表面有脓点，伴下颌角淋巴结肿大及压痛。当引起并发症时有相应临床表现。

（2）心理状况：急性扁桃体炎起病急，症状明显，容易引起患者和家属重视，大部分能得到及时治疗，仅有少数患者因忽视而延误治疗或治疗不彻底。发生并发症时，患者常感到痛苦、烦躁不安。

3. **辅助检查**　血常规检查白细胞总数增高。咽部分泌物涂片可查明病原微生物。如怀疑引起全身并发症时可做血沉、抗链球菌溶血素"O"、心电图等检查。

（二）主要护理诊断及合作性问题

1. **急性疼痛和吞咽障碍**　与扁桃体急性炎症和扁桃体过度肿大有关。

2. **体温过高**　与扁桃体急性炎症有关。

3. **恐惧**　与扁桃体并发症及手术有关。

4. **潜在并发症**　扁桃体周围脓肿、急性中耳炎、风湿性关节炎、风湿热、风湿性心脏病、肾炎等。

（三）护理措施

1. **心理护理**　向患者解释病情，减轻烦躁焦虑心理，促进疾病康复。

2. **观察病情**　注意观察病情变化，如发热3～4天后体温不降反而再次升高，伴单侧咽痛加剧、吞咽困难、张口受限，提示可能并发扁桃体周围脓肿；如出现鼻塞、流涕、头痛提示并发急性鼻窦炎；如出现耳痛、耳闷、听力下降提示并发急性中耳炎；如出现心慌、胸闷、血尿等提示并发风湿性心脏病、风湿性肾炎等全身并发症，应立即报告医生并协助处理。

3. **用药护理**　遵医嘱给予足量抗生素，首选青霉素。若治疗2～3天后病情无好转，需改用其他种类抗生素，或酌情使用皮质类固醇激素。用药前仔细询问有无药物过敏史，并做过敏试验；用药后严密观察疗效及有无不良反应，待炎症完全消退后还须用药3～5天方可停药。亦可用中药如银翘柑橘汤或清咽利腐汤疏风清热、消肿解毒。儿童患者或症状较重者给予解热镇痛药等对症和支持治疗。局部治疗用复方硼砂溶液或1：5000呋喃西林溶液漱口，或选用度米芬含片、溶菌酶含片等也有较好疗效。

4. **手术护理**　对于急性扁桃体炎反复发作或已有并发症者，在急性炎症消退2～3周后可行扁桃体切除术，做好手术前后护理工作。

（四）健康教育

1. 患者应注意休息，多饮水，饮食为清淡有营养的流食或半流食。

2. 本病具有一定的传染性，应对患者采取适当隔离。

3. 戒除烟、酒等不良嗜好，加强身体锻炼，增强体质。

4. 季节交替时要注意防寒。

考点提示：急性化脓性扁桃体炎的临床特点及并发症

四、慢性化脓性扁桃体炎

【疾病概要】

慢性扁桃体炎是扁桃体的慢性化脓性炎症，常由急性化脓性扁桃体炎反复发作或因扁桃体隐窝引流不畅，窝内细菌及细菌毒素作用于扁桃体实质演变而来。

1. **症状**　常有扁桃体炎反复发作史，平时有咽部不适，异物感及微痛。部分患者可有口臭、消化不良、低热、乏力、全身不适等症状。小儿由于过度肿大的扁桃体可出现打鼾、吞咽困难及言语共鸣障碍。

2. **体征**　扁桃体慢性充血，颜色为暗红色，表面凹凸不平，隐窝口可见有干酪样物质，与周围组织有粘连。下颌角淋巴结肿大伴压痛。

临床上将肿大的扁桃体分为三度：

Ⅰ度为扁桃体有肿大但仍在咽腭弓范围内，即不超过咽腭弓；

Ⅱ度为扁桃体肿大超过咽腭弓，但未达到咽后壁中线；

Ⅲ度为扁桃体肿大达到或超过咽后壁中线。

3. 并发症 易引起风湿性关节炎、风湿热、心脏病、肾炎等全身并发症。

4. 治疗原则 对无并发症或不能施行手术者行保守治疗，如反复急性发作或有并发症者可行扁桃体切除术。

【临床护理】

(一) 护理评估

1. 健康史 询问患者有无急性扁桃体炎反复发作史，有无心悸、气促、胸闷、四肢关节疼痛、尿液异常等。

2. 身心状况

(1) 身体状况：平时多无明显自觉症状。如扁桃体过度肥大，可能出现呼吸、吞咽或语言共鸣障碍。检查可见扁桃体和腭舌弓慢性充血，有干酪样分泌物，扁桃体大小不等，凹凸不平，常与周围组织粘连。下颌角淋巴结可肿大。

(2) 心理状况：患者和家属惧怕本病引起心脏病、关节炎等，担心是否会发生这些并发症，表现出种种不安的情绪。

3. 辅助检查 通过血沉、抗链球菌溶血素"O"、血清黏蛋白测定及心电图等检查，诊断是否引起全身并发症。

(二) 护理诊断及合作性问题

1. 焦虑 担心慢性炎症引起严重并发症和手术治疗效果。

2. 知识缺乏 缺乏对本病的发生、转归的了解。

3. 潜在并发症 风湿性关节炎、风湿热、风湿性心脏病、肾炎等。

(三) 护理措施

1. 心理护理 向患者解释本病的发生、发展及转归，消除患者的恐惧、焦虑心理，积极配合治疗。

2. 病情观察 观察病情变化，如患者出现心悸、气促、胸闷、四肢关节疼痛、尿液改变，提示发生全身并发症，应及时向医生报告并协助处理。

3. 治疗护理 在扁桃体表面局部涂药，隐窝灌洗，减少细菌繁殖机会，但远期效果不理想。

4. 用药护理 对有周期性急性炎症发作者，可在预期发作前1～2周给予抗生素口服，如头孢氨苄、头孢拉定、红霉素、环丙沙星等。同时选用增强免疫力的各种药物，如胎盘球蛋白、转移因子等，口服维生素C、维生素AD、维生素B族等。可根据中医辨证施治的原则治疗，亦可给予口服或含服中成药，如牛黄解毒片、冬凌草片、六神丸、复方草珊瑚片、银黄含片等。

5. 手术护理 对于慢性炎症反复急性发作，扁桃体过度肿大影响呼吸、吞咽、言语共鸣者，以及慢性炎症已成为引起全身其他脏器病变的病灶，应行扁桃体切除术。

(1) 术前护理

1) 详细询问病史及体格检查，特别注意有无出血性疾病、过敏性疾病及近期急性发作史。测血压、心肺功能、血尿常规、血小板计数及出凝血时间等。

2) 用复方硼砂溶液清洁漱口3天。

3) 术前6小时禁食，手术前夜给予适量镇静剂，使患者安睡。

4) 术前半小时注射阿托品和苯巴比妥，以减少唾液分泌和镇静。

5) 如为病灶性扁桃体炎手术者，术前术后应常规给予抗生素。

(2) 术后护理

1) 体位：局麻和全麻清醒后采用半坐卧位，全麻未清醒者采用侧俯卧位。

2) 饮食护理：局麻术后4小时，全麻清醒后且无出血者，可进冷流质饮食。第二天可改为半流质饮食。一周后恢复为普食。

3) 术后可通过颈部冷敷止血、止痛。

4) 注意出血情况：术后嘱患者随时将口内分泌物吐出，勿咽下。告知患者唾液中混有少量血丝属正常现象。但持续口吐鲜血或全麻儿童有频繁的吞咽动作，应及时报告医生并予以止血。

5) 局部清洁：术后第二天开始用含漱液漱口，特别在进食后。

6) 遵医嘱给予抗生素和止血药。

7) 观察创面白膜的形成。术后6小时扁桃体窝内有白膜形成，24小时内白膜完全覆盖创面，术后10天内逐渐脱落。如若伤口感染，白膜形成可不完整或为污垢色，亦提示伤口感染。

(四) 健康教育

1. 以积极的态度对待疾病，密切配合各种治疗，尽快康复。

2. 坚持锻炼，增强体质，提高机体抵抗力。

3. 饮食应多以蔬菜、水果、高蛋白、高维生素食物为主，避免辛辣、刺激性食物。

考点提示：扁桃体切除术后的护理措施

五、阻塞性睡眠呼吸暂停综合征

【疾病概要】

阻塞性睡眠呼吸暂停综合征（OSAHS）是指成人在 7 小时的夜间睡眠时间内，呼吸暂停至少有 30 次以上，每次气流中断时间至少在 10 秒以上（儿童在 20 秒以上）或呼吸暂停指数（每小时呼吸暂停的平均次数）大于等于 5，并伴有血氧饱和度下降等一系列病理生理改变。

引起本病的常见原因为鼻和咽部阻塞、肥胖、内分泌紊乱、老年期组织松弛等。患者有家族史或家族聚集现象。

1. 症状

（1）打鼾：鼾声如雷，响度超过 60dB，严重影响他人睡眠。

（2）呼吸暂停：频繁发作，每次持续数十秒，憋醒时患者奋力呼吸，胸腹部隆起，肢体不自主骚动。憋气与睡眠姿势有一定关系，早期病例憋气常发生于仰卧位，侧卧位时减轻或消失。

（3）睡眠质量差，精神不振，记忆力减退，注意力不集中，工作效率低下。

2. 体征　成年患者多有肥胖，儿童患者一般发育差，可有因呼吸障碍而引起的颜面部发育异常，以及胸廓发育畸形等。

3. 并发症　常可导致高血压、心律失常，严重者出现右心衰竭。

4. 治疗原则　在查明病因、明确诊断的基础上进行非手术治疗，以解除呼吸道阻塞。如保守治疗无效可采用手术方法来恢复正常通气。

【临床护理】

（一）护理评估

1. 健康史　询问患者是否有引起鼻咽部阻塞的疾病，是否有甲状腺功能低下、糖尿病等影响呼吸的全身性疾病。询问家族中有无肥胖、鼾症患者等。

2. 身心状况

（1）身体状况：患者多肥胖，睡眠中出现打鼾及呼吸暂停，睡眠质量差，晨起头痛，白日嗜睡，工作效率低，记忆力下降，注意力无法集中。儿童常有遗尿、生长发育迟缓等。严重者可引起高血压等心血管系统疾病。

（2）心理状况：起病初期往往被忽视，直到出现严重并发症才引起重视。一旦确诊，患者及家属因为知识缺乏而表现为恐惧和焦虑。

3. 辅助检查　内镜检查及影像学检查有助于明确病变的性质及部位，如用纤维喉镜、鼻内镜等器械检查。采用多导睡眠描计图，包括心电图、脑电图、眼电图、肌电图、口腔气流测定、鼻腔气流测定、胸腹运动测定、动脉血氧饱和度等多项复合检查，可以了解患者睡眠时机体的变化，确定睡眠呼吸的性质和程度。

（二）护理诊断

1. 社会孤立　与鼾声干扰他人休息及性格改变有关。

2. 睡眠型态紊乱　与上呼吸道阻塞性疾病引起打鼾、憋气等有关。

3. 知识缺乏　缺乏本病相关知识，不了解疾病的严重性，也不知道如何加以防治。

4. 潜在并发症　脑卒中、心肌梗死、呼吸衰竭、睡眠中猝死等。

（三）护理措施

1. 心理护理　安慰患者及家属，告知疾病相关知识，解除其紧张恐惧心理，更好地配合治疗和护理。

2. 病情观察　定期测量血压，密切观察患者的呼吸暂停情况，发现患者憋气时间过长应及时将其推醒。患者床头准备好抢救用品备用。

3. 治疗护理　嘱患者调整睡眠姿势，尽量采取侧卧位，可避免舌根后坠，减轻呼吸暂停症状。可采用鼻腔持续正压通气，配戴口腔矫治器治疗，改善呼吸情况，以纠正缺氧。

4. 用药护理　对症状较轻的患者，睡前可服用抗抑郁药普罗替林 5～30mg。但应注意其心律失常、口干及尿潴留等副作用。

5. 手术护理　手术治疗是目前治疗本病的重要手段之一，最常用的术式有腭垂腭咽成形术。

（1）术前护理

1）按耳鼻咽喉手术护理常规做好术前准备。

2）尽量安排患者住单人病房，调整睡眠姿势，采用舌保护器，以免鼾声影响其他患者休息。

3）督促患者减肥、戒酒以减轻症状，增加手术的安全性。

4）定时测量血压，密切观察呼吸暂停情况，尤其要加强凌晨时巡视。若患者憋气时间过长，应将其推醒。

（2）术后护理

1）取坐位或半坐位进食，因少数患者术后数日内由于暂时性软腭功能障碍，在进食过程中易发生食物自鼻腔呛出。

2）咽痛明显、吞咽困难者，应在术后 1～3 天内给予流质或半流质饮食。

3）床边备吸引器，嘱患者及时将咽部分泌物或血液吐至口边吸出。

4）密切观察术后出血情况，对高血压患者应注意控制血压，并采取适当的止血措施。

（四）健康教育

1. 对患者宣传本病的相关知识，让患者对疾病有一定的认识。

2. 嘱患者清淡饮食，适当减肥，戒除烟酒，多做健身运动。

3. 积极治疗引起上呼吸道堵塞或狭窄的鼻部和咽部疾病。

考点提示：OSAHS 的常见病因及并发症

小 结

本章主要介绍了咽科常见病、多发病的病因与发病机制、临床表现、治疗原则、护理诊断、护理措施及健康教育常识。主要有慢性咽炎、急慢性化脓性扁桃体炎、OSAHS 等疾病，其中重点掌握扁桃体炎的临床表现、治疗原则、护理诊断和护理措施；扁桃体切除术的护理措施。

目标检测

一、名词解释

1. 阻塞性睡眠呼吸暂停综合征　2. 慢性扁桃体炎

二、填空题

1. 急性化脓性扁桃体炎的常见局部并发症是＿＿＿＿。

2. OSAHS 患者猝死的主要原因是＿＿＿＿。

3. 慢性化脓性扁桃体炎的全身并发症有＿＿＿＿、＿＿＿＿、＿＿＿＿等。

4. 慢性咽炎根据病理改变不同分为＿＿＿＿和＿＿＿＿两种。

三、选择题

1. 急性扁桃体炎的局部症状主要是（　　）

A. 咳嗽　　　　　　　　B. 剧烈咽痛

C. 呼吸困难　　　　　　D. 吞咽困难

E. 疼痛放射到耳部

2. 临床上一般将扁桃体肥大分为几度（　　）

A. V 度　　　　　　　　B. Ⅱ 度

C. Ⅲ 度　　　　　　　　D. Ⅳ 度

E. 根据患者具体情况

3. 扁桃体炎最常见的并发症是（　　）

A. 咽管脓肿　　　　　　B. 咽后脓肿

C. 化脓性颌下淋巴结炎　D. 扁桃体周围脓肿

E. 急性中耳炎

4. 患者有咽异物感，检查咽黏膜呈暗红色，咽后壁淋巴滤泡增生，应考虑（　　）

A. 慢性咽炎　　　　　　B. 急性咽炎

C. 喉炎　　　　　　　　D. 急性扁桃体炎

E. 以上都不是

5. 引起急性化脓性扁桃体炎的主要致病菌是（　　）

A. 乙型溶血性链球菌　　B. 葡萄球菌

C. 肺炎链球菌　　　　　D. 腺病毒

E. 白色念珠菌

6. 扁桃体术后最危险的并发症是（　　）

A. 术区感染　　　　　　B. 大出血

C. 肺部感染　　　　　　D. 中耳炎

E. 以上均不是

7. OSAHS 患者睡眠姿势应取（　　）

A. 半卧位　　　　　　　B. 平卧位

C. 头低足高位　　　　　D. 卧位或半坐卧位

E. 侧卧位

8. 扁桃体切除术后下颌部用冰袋冷敷的作用是（　　）

A. 镇静　　　　　　　　B. 加压止血

C. 促进白膜生长　　　　D. 减少热刺激

E. 止血和缓解疼痛

9. 扁桃体摘除术后全麻患者若出现频繁吞咽动作，应考虑为（　　）

A. 伤口出血　　　　　　B. 伪膜生长

C. 术后疼痛　　　　　　D. 术后感染

E. 以上均不是

10. 以下哪项不是急性扁桃体炎的护理诊断（　　）

A. 急性疼痛　　　　　　B. 体温过高

C. 潜在并发症　　　　　D. 声音嘶哑

E. 焦虑

11. 慢性扁桃体炎的描述错误的是（　　）

A. 有反复发作的急性史　B. 平时无自觉症状

C. 扁桃体的慢性充血　　D. 扁桃体迅速增大

E. 隐窝口可见干酪样的点状物

12. 下列哪项不是慢性扁桃体炎的主要诊断依据（　　）

A. 有反复急性发炎的病史

B. 扁桃体、腭舌弓慢性充血

C. 咽痛、咽干

D. 刺激性咳嗽、异物感

E. 声音嘶哑

13. 扁桃体切除术后多长时间方可正常饮食（　　）

A. 术后 4 小时　　　　　B. 术后 12 小时

C. 次日晨　　　　　　　D. 1 周后

E. 2 周后

四、简答题

1. 慢性扁桃体炎患者手术后应如何护理？

2. 简述 OSAHS 的护理措施。

（王　利）

第8章 喉科患者的护理

第1节 喉的应用解剖和生理

一、喉的应用解剖

喉为呼吸的通道,发音的器官。位于颈前正中部,上通喉咽腔,下连气管,在成人相当于第3~6颈椎水平。由软骨构成支架,借肌肉、韧带、纤维组织和黏膜等构成一个锥形器官(图8-1)。

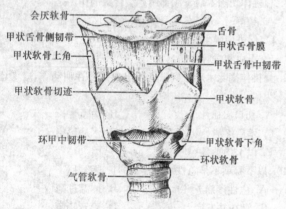

图 8-1 喉的前面观

(一) 喉软骨

喉的软骨支架主要有会厌软骨、甲状软骨、环状软骨及杓状软骨。

1. 会厌软骨 位于喉的最上部,外形如树叶,上缘游离呈弧形,茎在下端,借韧带附着在甲状软骨切迹的后下方。会厌舌面组织较疏松,炎症时肿胀明显。

2. 甲状软骨 为喉部最大软骨。由两侧对称的四边形软骨板在前面中线以一定的角度融合而成,构成喉支架的前壁和大部分侧壁(图8-2)。成年男性为锐角向前突出,称为喉结;女性为钝角,喉结不明显。此软骨正中上方呈V形陷凹,称甲状软骨切迹,是颈部中线的标志。

3. 环状软骨 为呼吸道中唯一一块完整的环形软骨。位于甲状软骨之下,下接气管。前部较窄,称环状软骨弓部;后端宽,称环状软骨板部(图8-3)。若被损伤导致缺损,易造成喉狭窄。

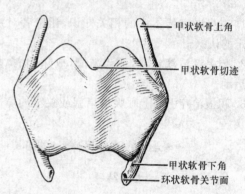

图 8-2 甲状软骨正面观

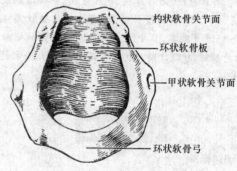

图 8-3 环状软骨后面观

4. 杓状软骨 呈三角锥体,左右各一,位于环状软骨板部上缘。杓状软骨与环状软骨构成环杓关节,其运动使声门张开或闭合。

(二) 喉肌

喉肌分内、外两组。

1. 喉外肌将喉与周围结构相连接,有固定喉、牵拉喉体上升或下降的功能。主要有胸骨甲状肌、甲状舌骨肌和胸骨舌骨肌等。

2. 喉内肌按其功能分为以下4组:

(1) 使声门张开的主要有环杓后肌。

(2) 使声门关闭的主要有环杓侧肌和杓肌。

(3) 使声带紧张和松弛的主要有甲杓肌和环甲肌。

(4) 使会厌活动的肌群,包括使喉入口关闭的杓会厌肌和使喉入口开放的甲状会厌肌。

(三) 喉腔

喉腔被声带分隔成声门上区、声门区和声门下区(图8-4)。

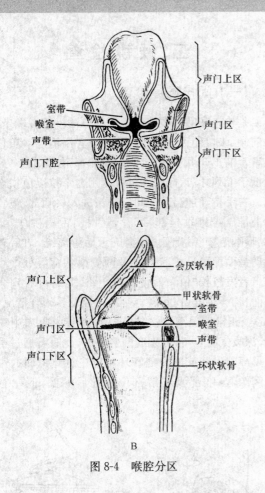

图 8-4 喉腔分区

1. 声门上区 位于会厌游离缘以下,声带上缘以上。

2. 声门区 位于声带之间。声带为白色的韧带,左右各一。声带外展时,出现一个顶向前的等腰三角形的裂隙,称声门裂,简称声门,为呼吸道中最狭窄处。

3. 声门下区 位于声带下缘以下,环状软骨下缘以上的喉腔。幼儿期该区黏膜下组织疏松,炎症时极易肿胀,可引起呼吸困难。

(四) 喉的淋巴

声门上区淋巴管非常丰富,主要引流至颈深淋巴结上群,此区肿瘤易发生颈部淋巴结转移。声门区淋巴管极少。声门下区淋巴管较少,主要引流至颈深淋巴结下群。

(五) 喉的神经

有喉上神经和喉返神经,两者均为迷走神经的分支。喉上神经于舌骨大角平面分为内、外支。外支为支配环甲肌的运动神经,维持声带张力;内支为感觉神经。喉返神经支配除环甲肌之外的喉内各肌,左侧喉返神经的行程较右侧长,故左侧喉返神经易损伤,发生声带麻痹。

(六) 小儿喉腔特点

1. 小儿喉的位置较成人为高,以环状软骨弓为标志,3 个月的婴儿其高度于第 4 颈椎下缘,6 岁降至第 5 颈椎以下,青春期达到第 6 颈椎。

2. 小儿喉软骨尚未钙化,故较成人为软。

3. 小儿喉黏膜下组织较疏松,淋巴也较丰富,容易发生炎性肿胀。随年龄增长,淋巴也逐渐减少。

4. 小儿喉腔、声门都较狭小,轻度炎症或水肿时就可能引起呼吸困难。

5. 儿童时期,会厌如卷叶状,呈 Ω 形,间接喉镜较难窥见声带。

6. 儿童声带长度为 6～8mm,成年女性为 15～20mm,成年男性 20～25mm,故童音较高。

考点提示: 喉的软骨支架、喉的分区、声门裂、小儿喉腔特点

二、喉 的 生 理

1. 呼吸功能 喉腔是呼吸的通道,声门是呼吸道最狭窄处。声带的内收或外展,可调节声门裂大小。

2. 发音功能 呼出的气流冲击内收的声带使之振动而发出基音。发出的基音,受咽、口、鼻、鼻窦、气管及肺等器官的共鸣作用影响而使之发生变化,又由舌、唇、牙及软腭协调配合而完成语言构成。

3. 保护功能 喉上部黏膜非常敏感,稍受刺激即引起反射性咳嗽,将异物或痰咳出,防止误吸,保护下呼吸道。

4. 屏气功能 当机体完成某些如分娩、排便、负重等生理功能时,声门关闭,呼吸暂停,使胸腹腔内压增加。

链接

变 声 期

青少年在 14～16 岁时,由于内分泌的变化,喉腔迅速增大,甲状软骨夹角发生变化,男性变为钝角,女性变为锐角。声带也逐渐加长,男性由幼童时的 6～8mm 增长到 20～24mm。女性声带则增长到 15～18mm,导致声音发生变化,称为变声期。变声期的完成一般需要半年至 1 年时间。变声后男女音色区别特别明显,成年男子声音粗犷低沉,音量广而厚,成年女子则发音尖声细语。为了保证在变声期获得好嗓子,应强调饮食调理。

小 结

喉是呼吸的通道,发音的器官,位于颈前正中,相当于第 3～6 颈椎水平。由会厌软骨、甲状软骨、环状软骨、杓状软骨构成支架,表面被纤维膜与韧带缠绕成喉腔。两侧声带之间的间隙称声门裂,是呼吸道中最窄的部位。以声带为界将喉腔分为声门上区、声门区、声门下区三部分,喉腔内神经主要有喉上神经和喉返神经,左侧喉返神经径路较长,容易受到损伤。

目标检测

一、名词解释

声门裂

二、填空题

1. 喉部最大的软骨为_____，其前方交界处称为_____，是成年男性的特征。

2. 喉腔以声带为界分成_____、_____和_____。

3. 喉的神经有迷走神经的分支_____和_____。

4. 喉的生理功能包括_____、_____、_____和_____。

5. 喉软骨为喉的支架，主要有_____、_____、_____、_____。

三、选择题

1. 上呼吸道最狭窄的部位是（　　）
   - A. 声门裂
   - B. 喉入口
   - C. 喉室
   - D. 声门下区
   - E. 两侧假声带间

2. 喉部唯一完整的环形软骨为（　　）
   - A. 会厌软骨
   - B. 甲状软骨
   - C. 环状软骨
   - D. 杓状软骨
   - E. 楔状软骨

3. 吞咽时遮盖喉口，防止食物进入喉腔的软骨为（　　）
   - A. 甲状软骨
   - B. 环状软骨
   - C. 会厌软骨
   - D. 构状软骨
   - E. 楔状软骨

4. 使声门张开的主要有（　　）
   - A. 环杓后肌
   - B. 环杓侧肌
   - C. 杓斜肌
   - D. 杓横肌
   - E. 环甲肌

5. 喉的主要运动神经是（　　）
   - A. 喉上神经
   - B. 迷走神经
   - C. 喉返神经
   - D. 舌咽神经
   - E. 副神经

四、简答题

婴幼儿喉部有何解剖生理特点？

第2节　喉部常用护理检查

一、喉外部检查

喉的外部检查主要为视诊和触诊。先观察甲状软骨的大小、位置以及是否对称，然后触诊有无肿痛、畸形，颈部有无淋巴结肿大或皮下气肿等。然后将甲状软骨向两侧推移，可扣及喉关节摩擦和移动的感觉。

二、喉镜检查

（一）间接喉镜检查

是检查喉咽和喉腔最常用的方法。患者端坐，头微前倾，张口伸舌，用口呼吸，检查者用消毒纱布包住患者舌前1/3，用拇指与中指将舌轻轻拉向前下方，食指抵于上列牙齿，此时不可过度用力牵拉以免损伤舌底。右手持经加温后的间接喉镜进入口咽部，镜背向后上推压悬雍垂根部，可看到舌根、舌扁桃体、会厌谷、喉咽后壁、喉咽侧壁、会厌舌面游离缘，前后轻微移动镜面即可见杓状软骨及两侧梨状窝等处。然后嘱患者发较长"依"音，使会厌上举，此时可看到会厌喉面、杓会厌襞、杓间区、室带、声带及其闭合情况（图8-5）。正常情况下，发"依"音时，声带内收向中线靠拢，深吸气时，声带分别向两侧外展，此时可通过声门窥见声门下区或部分气管环。应注意此镜面的影像为倒像，与喉部真实解剖位置前后颠倒，但左右侧不变。

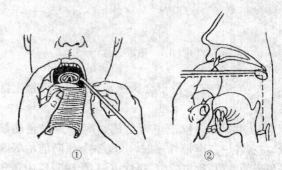

图8-5　间接喉镜检查
①正面观；②侧面观

在正常情况下，喉及喉咽左右两侧对称，梨状窝无积液，黏膜呈淡红色，声带呈白色条状。发"依"音时，声带内收，深吸气时，声带分别向两侧外展。

间接喉镜检查可因咽反射过于敏感、会厌不能上举等原因，不能暴露喉腔，咽部喷少量1%丁卡因溶液表面麻醉。

（二）直接喉镜检查

直接喉镜是借助于患者一定的体位及金属硬管，使口腔和喉腔处于一条直线上，视线可直达喉部进行的检查（图8-6）。在间接喉镜检查不满意或患者不能配合时，可行直接喉镜检查。有严重全身性疾病、体质衰弱及颈椎病者不宜进行。

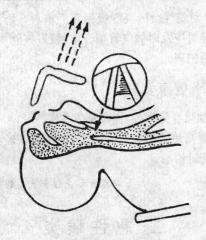

图 8-6　直接喉镜检查

（三）纤维喉镜检查

纤维喉镜是利用导光玻璃纤维的可曲性、纤维光束亮度强和可向任何方向导光的特点制成的镜体细而软的喉镜,适用于间接鼻咽镜或间接喉镜检查困难,不易窥清咽、喉部所有结构者。婴幼儿检查一般不宜采用或应慎用。

三、影像学检查

影像学检查对喉科疾病的诊断有着重要的意义,常用的方法有 X 线检查、计算机断层扫描(CT)和磁共振成像(MRI)。

常规 X 线平片可以显示含气腔隙、腔壁厚度,但对较小病变和周围软组织内部情况难于显示,主要用于诊断喉部肿瘤和喉狭窄的范围。

CT 扫描的密度分辨率明显优于传统 X 线检查,可明确显示喉部病变的部位、形态、大小,并能明确病变外侵范围及与周围结构的关系,同时能显示颈部有无淋巴结转移,主要用于喉肿瘤检查。

MRI 对软组织病变分辨较佳,主要用于显示喉部肿瘤的大小以及侵犯的范围。

考点提示:间接喉镜检查

小　结

本节介绍了喉部常用检查法,主要有喉部触诊、喉镜检查、喉部影像学检查。喉镜检查主要有间接喉镜检查、直接喉镜检查、纤维喉镜检查,根据患者的病情采取合适的检查手段。

目标检测

选择题

1. 成人声嘶首先应采取地检查是(　　)
　　A. 纤维喉镜检查　　　　B. 动态喉镜检查
　　C. 直接喉镜检查　　　　D. 间接喉镜检查
　　E. 喉部 CT 检查

2. 间接喉镜下,健康人的声带颜色是(　　)
　　A. 鲜红色　　　　　　　B. 暗红色
　　C. 白色　　　　　　　　D. 粉红色
　　E. 蓝色

3. 喉的外部检查主要是(　　)
　　A. 视诊和触诊　　　　　B. 听诊
　　C. 间接喉镜检查　　　　D. 纤维喉镜检查
　　E. 直接喉镜检查

4. 间接喉镜检查中看到的喉部图像与实际解剖位置(　　)
　　A. 一致　　　　　　　　B. 前后翻转
　　C. 左右翻转　　　　　　D. 前后翻转+左右翻转
　　E. 上下翻转

5. 常用于诊断喉腔肿瘤大小及侵犯范围的是(　　)
　　A. 喉部 X 线　　　　　　B. 喉腔 CT 扫描
　　C. 喉腔 MRI 检查　　　　D. 间接喉镜检查
　　E. 纤维喉镜检查

第 3 节　喉科患者的护理

案例 8-1

患者女,4 岁。高热、咳嗽、呼吸困难 3 小时就诊。1 周前,患儿因感冒出现鼻塞、流涕、咳嗽,经治疗后好转。近两天出现"空、空"样咳嗽。就诊前 3 小时,睡眠中出现吸气性呼吸困难,吸气性喘鸣音、声音嘶哑。查:急性病容,T 39.1℃,唇指发绀,出冷汗,可见四凹征(锁骨上窝、胸骨上窝、肋间隙、上腹部)。

问题:1. 该患者为什么病?护理诊断有哪些?
　　　　2. 简述该患者的护理措施。

一、急性会厌炎

【疾病概要】

急性会厌炎为发生于会厌黏膜的急性炎症,可引起会厌舌面组织肿胀导致喉阻塞而窒息死亡。成人、儿童均可患病,以冬春季节多见。感染为本病最常见原因,多为细菌与病毒混合感染。也可由变态反应或异物、外伤、吸入有害气体等引起。

1. **全身症状**　起病急骤,患者精神委靡,面色苍白,有畏寒发热,儿童及老人症状更为严重,病情进展迅速。

2. **局部症状**　多数患者有剧烈喉痛,吞咽时加剧。言语含糊不清,但很少有声音嘶哑。当会厌高度肿胀时,出现吸气性呼吸困难甚至窒息。

3. **体征**　会厌高度充血肿胀,脓肿形成时,会厌舌面水肿如球状隆起,表面见黄白色脓点。严重者伴喉阻塞体征。

4. 防治原则　一旦确诊,积极控制感染,减轻会厌水肿;脓肿形成则切开排脓;喉阻塞严重者行气管切开术解除呼吸困难。

【临床护理】

(一) 护理评估

1. 健康史　评估患者有无上呼吸道感染,有无过度疲劳、吸入有害气体、外伤、误吸异物、接触过敏原或使用过敏药物及内镜治疗史等。

评估发病的时间,起病的缓急,有无呼吸困难、声嘶等,治疗经过及效果。

2. 身心状况

(1) 身体状况:患者呈急性病容,发热,寒战,咽喉疼痛,言语含混,但多无声音嘶哑。严重者可有吸气性呼吸困难,甚至窒息。

(2) 心理状况:多数患者对急性会厌炎缺乏了解,认为属于一般咽喉疾病,不予重视。一旦出现喉阻塞症状,患者和家属都表现出焦虑和恐惧。

3. 辅助检查　血常规检查白细胞计数明显升高,喉部 X 线侧位片显示会厌肿胀,喉腔变小。间接喉镜检查结果不满意者可做纤维喉镜检查。

(二) 主要护理诊断及合作性问题

1. 体温过高　与喉部感染有关。
2. 疼痛　剧烈咽喉痛,与急性会厌炎症有关。
3. 吞咽障碍　与会厌明显充血肿胀及剧烈咽喉痛有关。
4. 有窒息的危险　与急性会厌炎有关。
5. 潜在并发症　会厌肿胀导致窒息、气管切开术后的并发症。

(三) 护理措施

1. 心理护理　向患者解释病情,使其对疾病重视,积极配合医生治疗。
2. 病情观察　注意观察患者的呼吸、脉搏、血压等生命体征,若有异常及时向医生报告,并协助医生处理。
3. 用药护理　遵医嘱静脉给予足量有效抗生素及糖皮质激素控制感染,如青霉素类抗生素、头孢菌素类抗生素、地塞米松等。注意观察药物的过敏反应及不良反应。
4. 治疗护理

(1) 局部采用超声雾化改善黏膜充血。

(2) 如会厌脓肿形成,协助医生在喉镜下做切开排脓。

(3) 对急性会厌炎呼吸困难严重者,经药物治疗疗效不佳时应及时做气管切开术,做好气管切开术准备和术后护理。

(四) 健康教育

1. 加强身体锻炼,提高身体素质。
2. 提高患者对本病的认识,不可掉以轻心,一旦发病应及时诊治。

考点提示:急性会厌炎的临床特点

二、急性喉炎

【疾病概要】

急性喉炎是喉黏膜及黏膜下组织的急性非特异性炎症,好发于冬、春两季,是一种常见的呼吸道急性感染疾病。6 个月～3 岁的儿童患者因其解剖特点而使病情远较成人严重,如不能及时治疗,可并发喉阻塞而危及生命。本病多继发于感冒之后,受凉及疲劳致机体抵抗力下降为诱因。吸入粉尘和有害气体、发声不当或过度、烟酒刺激、喉部外伤等亦可诱发本病。

1. 症状　成人急性喉炎典型症状是声音嘶哑,初起声嘶多不严重,逐渐加重,甚至可失音。轻微咳嗽,咳痰以及喉部干痒和微痛。

小儿急性喉炎起病急,发热等全身症状较成人重。其典型临床特点是:

(1) 声音嘶哑。

(2) 咳嗽:早期仅为干咳,后期可有稠厚的黏痰咳出。在小儿急性喉炎累及声门下区时,呈"空、空"样咳嗽,且夜间加重,为小儿急性喉炎的重要特征。

(3) 吸气性喉喘鸣。

(4) 吸气性呼吸困难:见于初起哭闹时喘息,较重者可有吸气性喉喘鸣,并出现三凹征或四凹征。严重者面色苍白、呼吸无力甚至窒息死亡。

2. 体征　喉黏膜充血,肿胀,表面有分泌物附着,声带、杓会厌襞充血,颜色为鲜红色,声带肿胀导致声门闭合不全。小儿声门下区黏膜水肿严重呈一缝隙。因其不能配合,一般不做喉镜检查。

3. 防治原则　噤声,让声带充分休息,控制感染。

【临床护理】

(一) 护理评估

1. 健康史　询问患者有无上呼吸道感染,有无邻近器官感染如咽炎、扁桃体炎等,有无过度发声、疲劳,有无烟酒嗜好,患者的职业及工作环境等。

2. 身心状况

(1)身体状况：成人多表现为声音嘶哑、咳嗽，急性炎症可有发热。小儿急性喉炎患者可有典型喉阻塞症状，声音嘶哑，呈"空、空"样咳嗽；吸气性喉喘鸣和吸气性呼吸困难。

(2)心理状况：本病多有声音嘶哑，影响患者语言交流。小儿急性喉炎可出现喉阻塞症状，并有窒息的危险，家属多有焦虑和恐惧。

3. 辅助检查　血常规检查白细胞计数明显升高，间接喉镜检查结果不满意者可做纤维喉镜检查。

(二)护理诊断及合作性问题

1. 语言沟通障碍　与喉部炎症引起的声音嘶哑或失音有关。

2. 体温过高　与喉部感染有关。

3. 有窒息的危险　与小儿急性喉炎有关。

(三)护理措施

1. 心理护理　对患者家属做好解释工作，消除焦虑、恐惧心理，使其配合治疗和护理工作。

2. 病情观察　严密观察患者的呼吸、脉搏等生命体征变化。如有异常，及时报告医生。

3. 用药护理　对于病情较重的患者静脉给予抗生素和糖皮质激素，同时给予支持疗法，维持水、电解质平衡。小儿患者烦躁不安可适当给予镇静剂，忌用苯巴比妥或阿托品类药物。

4. 治疗护理　遵医嘱给予超声雾化吸入，改善局部症状。对于严重呼吸困难患者做好气管切开术的准备。对小儿急性喉炎患者应尽量避免哭闹，以免加重病情。体温过高者遵医嘱给予乙醇擦浴等物理方法降温。

5. 气管切开术护理　对需要做气管切开术的患者做好手术前后的护理。

(四)健康教育

1. 嘱患者噤声，使声带得到休息。

2. 戒烟、酒，避免刺激性食物及有害理化因素的长期刺激。

3. 指导正确发声方法，禁止大声喊叫。

考点提示：小儿急性喉炎的临床特点及护理措施

三、喉 阻 塞

【疾病概要】

喉阻塞是指由于喉部或邻近器官的病变，导致喉腔变窄，通气受阻，出现以吸气性呼吸困难为主要症状的症状群，又称喉梗塞。是耳鼻咽喉科常见的急症之一，若不及时抢救，可窒息死亡。本病多发生于小儿，冬、春季节发病。

1. 病因

(1)急性炎症：如小儿急性喉炎、急性会厌炎、急性喉气管支气管炎等。

(2)外伤：如喉部挫伤、切割伤、烧灼伤、火器伤、气管插管或气管镜检查引起的损伤及高温蒸汽吸入灼伤等。

(3)异物：喉部、气管异物可引起喉腔机械性阻塞，又可引起喉痉挛。

(4)肿瘤：如喉癌、多发性喉乳头状瘤、喉咽部肿瘤、甲状腺肿瘤等。

(5)其他：各种原因引起的喉水肿，声带麻痹、喉的先天畸形、喉瘢痕狭窄等。

2. 临床特征

(1)吸气性呼吸困难：为喉阻塞的主要症状。表现为吸气运动加强，时间延长，吸气深而慢。吸气期软组织凹陷，出现四凹征。因缺氧而面色青紫，脉搏细速，烦躁不安，血压下降，心律不齐，心力衰竭，最终发生昏迷而死亡。

(2)吸气期喉喘鸣：由于吸入气流通过狭窄的声门裂，气流由层流转为涡流撞击声带，使之颤动而产生的一种尖锐的喘鸣声。其响度与阻塞程度呈正相关。

(3)声嘶：若病变累及声带，出现声音嘶哑甚至失声。

3. 治疗原则　迅速解除呼吸道梗阻，恢复通气。积极去因治疗。

【临床护理】

(一)护理评估

1. 健康史　询问患者近期健康状况，有无上呼吸道感染病史，有无喉部外伤、吸入异物、喉部肿瘤史，有无药物过敏、接触变应原史，有无甲状腺手术史、气管插管史等。

2. 身心状况

(1)身体状况：吸气性呼吸困难是喉阻塞的主要症状。表现为吸气运动加强，时间延长，吸气深而慢。患者吸气时伴随吸气性喉喘鸣，吸气性软组织凹陷。疾病累及声带出现声嘶。重者可因缺氧和二氧化碳潴留，出现心、肺、脑、肾等重要脏器功能衰竭的表现。

临床上根据呼吸困难程度分为四度，见表8-1。

表 8-1　喉阻塞呼吸困难分度及处理原则

分度	临床表现	处理原则
Ⅰ度	安静时无呼吸困难,活动或哭闹时有轻度呼吸困难,轻度喉喘鸣及轻微四凹征	针对病因治疗,严密观察
Ⅱ度	安静时有轻度呼吸困难、喉喘鸣及四凹征,活动或哭闹时加重,但不影响睡眠和进食,无烦躁不安等缺氧征,脉搏正常	积极进行病因治疗,密切观察呼吸情况,做好气管切开或插管准备
Ⅲ度	吸气期呼吸困难明显,喉喘鸣甚响,四凹征显著,因缺氧而出现烦躁不安,轻度发绀,心跳加快,但尚整齐有力	根据具体病情,决定是否手术。如为异物,立即取出;炎症给予大量抗生素+激素;外伤、肿瘤应行气管切开术
Ⅳ度	极度呼吸困难,因缺氧,患者面色苍白或发绀,心律不齐,脉搏细数,血压下降,昏迷,二便失禁;窒息、衰竭死亡	立即行气管插管、气管切开术或环甲膜穿刺,待病情缓解后再行病因治疗

（2）心理状况：喉阻塞患者常急诊就医,患者和家属都会因疾病危及生命而恐惧,希望立即解决呼吸困难。但对气管切开术缺乏认识,拒绝气管切开,造成延误治疗时机,使病情加重。

3. 辅助检查　主要有影像学和内镜检查,必要时做血气分析。

（二）主要护理诊断及合作性问题

1. 有窒息的危险　与喉阻塞或手术后套管阻塞或脱管有关。

2. 语言沟通障碍　与声音嘶哑和喉部疾病有关。

3. 低效性呼吸型态　与吸气性呼吸困难有关。

4. 潜在并发症　低氧血症、术后皮下气肿、出血、感染、气胸等。

5. 知识缺乏　缺乏气管切开术后自我护理和喉阻塞预防知识。

（三）护理措施

1. 心理护理　耐心向患者及家属交代内镜检查、气管切开术的目的,取得配合,缓解其紧张、焦虑心理。

2. 观察病情　密切观察患者的脉搏、血压、神志、呼吸及缺氧的变化。

3. 用药护理　对于炎症引起的Ⅰ度、Ⅱ度呼吸困难,应静脉给予抗生素、糖皮质激素控制感染。

4. 治疗护理　解除喉腔阻塞,保持呼吸道的通畅,可给予吸氧或雾化吸入,并根据喉阻塞的病因及程度给予相应的处理(表 8-1)。

5. 手术护理　对于气管切开术患者需做好气管

切开术前、后护理。

气管切开术是一种切开颈段气管前壁并插入气管套管,使患者直接经套管呼吸的急救手术。手术时患者取仰卧位,垫肩,头后仰,保持正中位(图 8-7)。一般采用局部麻醉。切开颈部皮肤,在第 3～4 气管环处切开气管前壁,插入带有管芯的套管。

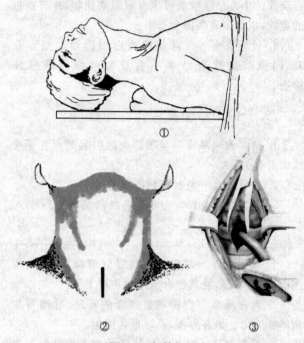

图 8-7　气管切开术
①气管切开体位;②气管切开的切口;③插入气管套管

（1）术前护理

1）遵医嘱协助患者完善术前必要的化验检查。

2）向患者家属交代术中、术后可能发生的有关问题,特别是有窒息的危险。

3）准备好立灯、气管切开包、吸引器及合适的套管。

（2）术后护理

1）患者取平卧位,去枕,以利呼吸和气管内分泌物引流。恢复期可取半卧位。

2）专人护理,严防昏迷、自杀患者、儿童等抓脱套管,应备好急救器械,以防万一。

3）保持适宜的室内湿度和温度,室内湿度宜在80%左右,温度宜在 22℃左右。

4）遵医嘱给予抗生素。

5）密切观察病情。严密观察切口分泌物的量、性质,有无颈部皮下气肿、出血、感染、气胸等并发症的发生。一旦发现异常,马上通知医生并协助处理。

6）保持套管内管通畅。一般每 4～6 小时清洗套管内管 1 次,清洗消毒后立即放回。如分泌物较多,要增加清洗次数,防止分泌物阻塞呼吸道。从拔出内管到重新放回每次时间不宜超过半小时。

7) 保持下呼吸道通畅,及时吸出套管内分泌物。分泌物黏稠者可给予雾化吸入或蒸汽吸入。用消毒生理盐水浸湿的单层纱布盖住套管口,或定时通过气管套管滴入少许 0.5% 新霉素溶液和 0.5% 糜蛋白酶溶液,利于分泌物的排出。

8) 保持颈部切口清洁,每日清洁消毒切口,更换套管垫布。

9) 预防脱管。应经常检查系带松紧度和牢固性,系好后以能容纳 1 指为度。

10) 带气囊套管的护理:为防止气管黏膜的压迫性坏死和溃疡,气囊内压力应保持在 1.47~2.45kPa(15~25mmHg),每小时应放气 5 分钟。放气前应吸除口咽部分泌物,放气后嘱患者作咳嗽动作,以防误吸。

11) 术后患者暂时失去发声功能,嘱患者可用手势或书写交谈,也可用手指暂时堵气管套管口说一两句话,同时细心照料患者起居生活。

12) 术后 1 周内给予流食或半流食。患者进食时取坐位或半卧位,头稍前倾。吞咽前作深吸气,然后屏气将食物吞下,防止误咽。

13) 拔管前先堵管。堵管要逐步进行,先堵 1/3,观察 48 小时无呼吸困难,再堵 1/2,再观察 48 小时,无呼吸困难者堵 2/3,依此类推到全堵。48 小时后无呼吸困难者方可拔管。拔管后清除切口分泌物,用蝶形宽胶布将切口拉紧,数日后即可痊愈。拔管 1~2 天内无呼吸困难后方可出院。

14) 需长期戴管或暂不能拔管者,出院时要教会患者及其家属掌握内管拔出和放入的方法、内管清洗煮沸消毒方法、敷料更换方法、气管内滴药法及意外脱管后的紧急处理方法等。

(四) 健康教育

1. 指导患者加强身体锻炼,提高身体素质,防治上呼吸道感染。

2. 戒烟、酒,避免进食刺激性食物及接触有害粉尘气体。

3. 注意安全,避免喉外伤及呼吸道异物。

4. 带管出院者,教会家属和患者伤口与套管的护理知识。

5. 向患者介绍发生喉阻塞的原因,尽可能避免本病的发生。讲解喉阻塞的危险性,使患者及时诊治。

考点提示:喉阻塞的病因、呼吸困难的分度及处理原则、气管切开术后的护理

四、喉气管支气管异物

【疾病概要】

是耳鼻咽喉科常见的急危重症之一。多见于小儿,特别是 3 岁以下的小儿。异物的种类繁多,按来源可分为外源性及内源性异物,而以外源性居多。包括植物性、动物性、矿物性及化学合成物等,其中以植物性异物最为多见,如各种豆类、瓜子、花生仁等。内源性异物系指呼吸道伪膜、脱落痂皮、血凝块等存留于呼吸道内。

1. **症状**

(1) 喉异物:临床上喉异物少见。异物进入喉腔立即引起刺激性剧烈咳嗽,因异物刺激喉部黏膜而引起反射性喉痉挛,导致不同程度的吸气性呼吸困难和喉痛、声嘶、吸气性喉喘鸣及缺氧等。若异物大者,可立即窒息死亡。

(2) 气管异物:异物进入气管,因刺激气管黏膜而发生剧烈咳嗽并伴有不同程度呼吸困难等。若异物较轻且光滑,如西瓜子等,则可随呼吸在气管内往复活动,引起阵发性呛咳。

(3) 支气管异物:临床上以右侧多见。异物进入支气管后所引发的早期症状与气管异物相似。若异物能停留在支气管内不移动可只有轻微咳嗽,其他症状不明显;若为花生仁、豆类等植物性异物,因可产生游离脂肪酸而刺激支气管黏膜,导致发热、咳嗽、咳痰等症状。若忽视病史,则常易误诊为支气管炎或肺炎。

2. **体征**

(1) 喉腔检查可见喉部异物。

(2) 气管内活动性异物:颈部听诊可闻及拍击声,喉部及气管扣诊时可有撞击感。

(3) 支气管异物:肺部听诊可闻及湿啰音,出现肺气肿或肺不张时,听诊患侧呼吸音减弱或消失。

3. **并发症** 化脓性支气管炎、吸入性肺炎、肺脓肿、肺气肿、肺不张。

4. **治疗原则** 内镜下取出异物是唯一有效的治疗方法。

【临床护理】

(一) 护理评估

1. **健康史** 因本病常见于儿童,故应详细询问家属或患者在发病前有无异物接触史或吸入史,是否突然发病。

2. **身心状况**

(1) 身体状况:喉、气管、支气管异物多有异物吸入史。由于异物刺激引起剧烈的呛咳,不同大小的异物可有不同程度的呼吸困难、憋气,植物性异物可由于产生脂肪酸而引起支气管炎或肺炎。活动性异物气管触诊有撞击感,气管前听诊有撞击声。支气管异物可引起发热、咳嗽、咳痰。肺部听诊出现呼吸音减

弱或消失,或闻及湿性啰音。

(2) 心理状况:因患者大多为儿童,有时异物吸入史不明确,症状不明显,家长及患者会忽视而未及时就医,延误治疗。本病常发病突然、急骤,未等进行及时有效救治可突发窒息死亡,让患者及家属痛苦。

3. 辅助检查　X线透视及摄片,可知道异物的大小、形状及所停留的部位。支气管镜是确诊的最可靠方法。

(二) 主要护理诊断及合作性问题

1. 清理呼吸道无效　与喉、气管及支气管内异物存留有关。

2. 有窒息的危险　与较大异物阻塞声门裂或气管有关。

3. 有感染的危险　与异物损伤、刺激喉、气管及支气管黏膜继发感染有关。

4. 知识缺乏　缺少喉、气管及支气管异物的预防知识。

(三) 护理措施

1. 心理护理　耐心向患儿家属及患者解释本次手术的目的、过程及可能的愈后情况,使家属及患者了解疾病并认同手术治疗。要同患者做好心理沟通,尤其是儿童,避免其过度哭闹加重呼吸困难或造成异物移位导致窒息。

2. 观察病情　如出现呼吸困难加重、青紫、三凹征,要马上给予吸氧,并立即报告医师并协助医师积极救治。如出现发热、咳嗽、咳痰及疼痛等提示有继发感染的存在,应通知医师给予及时的处置。异物取出后应密切注意患者尤其是婴幼儿患者的呼吸及体温变化情况,若呼吸困难进行性加重,应立即通知医师进行救治,同时做好气管切开术的准备。

3. 治疗护理　喉、气管、支气管异物为急症,常可危及生命,力求尽快诊断,及早取出。按医嘱迅速做好直接喉镜或支气管镜检查的准备工作,床头备齐氧气、吸痰器、喉镜、气管插管、气管切开包、额镜、灯等应急抢救的物品。

4. 用药护理　在异物取出前后,为预防感染,应遵医嘱给予抗生素和激素治疗。

(四) 健康教育

1. 向患者及家属详细说明气管异物的危害及预后。

2. 告知家长5岁以内的小儿磨牙未萌出,咀嚼技能不完善,喉的保护技能不健全,不应进食花生、瓜子、豆类等硬性食物。

3. 进食时不可逗笑、哭闹、追逐,纠正口中含物

的不良习惯。如发现不要强行用手企图掏取小儿口内所含的异物,应设法诱其吐出。

4. 对昏迷及全麻患者,应随时清除口内分泌物,以防吸入下呼吸道。有活动性义齿者应及时取下。

考点提示:喉、气管、支气管异物患者的健康教育

链接

科学用嗓

咽喉既是正常呼吸必经之路,又是重要发声器。所以人人都要注意保护嗓子,尤其是教师、演员、广播员,更要注意。首先要注意坚持室外活动,以增强机体对疾病的防御能力,避免咽炎、喉炎的发生。其次是养成咽喉部卫生习惯,饭前饭后要作咽部含漱,保持咽部清洁。抽烟、喝酒要适度,否则会刺激咽喉部组织而引发慢性炎症。谨记不要过度用嗓,不要在嘈杂的区域高声讲话及尖叫。如有咽喉部病变应及时就医。

小　结

本节主要介绍了喉科常见病、多发病的病因与发病机制、临床表现、治疗原则、护理诊断、护理措施及健康教育。其中重点掌握小儿急性喉炎的临床表现、治疗原则、护理诊断和护理措施,喉阻塞的分度和护理措施,喉、气管、支气管异物的护理措施及健康教育。

目标检测

一、名词解释

1. 喉阻塞　2. 气管切开术　3. 急性会厌炎

二、填空题

1. 喉部疾病最常见的症状是_____。

2. _____为急性会厌炎最常见原因。

3. _____是喉阻塞的主要症状。

4. 气管切开术后护理的关键是_____。

5. 气管切开患者准备拔管前,堵管_____小时,如观察无异常可行拔管。

6. 支气管异物易进入_____。

三、选择题

1. 喉阻塞患者安静时无呼吸困难,活动时有轻度吸气性呼吸困难,其阻塞程度为(　　)

　A. Ⅰ度　　　　　　　B. Ⅱ度

　C. Ⅲ度　　　　　　　D. Ⅳ度

　E. Ⅴ度

2. 喉阻塞分度的主要依据是(　　)

　A. 呼吸困难的程度　　B. 病程长短

　C. 喉腔大小　　　　　D. 病变范围

　E. 声嘶程度

3. 气管、支气管异物儿童多见的主要原因是(　　)

　A. 年龄太小　　　　　B. 对异物的危害性无经验

　C. 喜将小物品放入口内　D. 咀嚼功能不完善

E. 喜食瓜子及豆类

4. 咽喉疼痛剧烈,不伴有声音嘶哑,咽部检查无明显异常,应考虑为(　　)

 A. 急性喉炎   B. 急性扁桃体炎

 C. 急性会厌炎 D. 急性咽炎

 E. 以上都是

5. 小儿急性喉炎与成人不同,小儿可发生(　　)

 A. 声音嘶哑   B. 咳嗽

 C. 吸气性呼吸困难 D. 发热

 E. 咽喉疼痛

6. 急性喉炎患者的护理措施,正确的是(　　)

 A. 噤声

 B. 遵医嘱给予抗生素和糖皮质激素治疗

 C. 雾化吸入

 D. 含喉片

 E. 以上都是

7. 喉阻塞的常见原因是(　　)

 A. 炎症   B. 外伤

 C. 肿瘤   D. 异物

 E. 以上都是

8. 以下不属于气管切开术后护理的是(　　)

 A. 保持气管套管通畅

 B. 每4～6小时清洗、消毒内套管1次

 C. 专人护理

 D. 痰液黏稠时可滴入湿化液

 E. 储液瓶内应先放入250ml消毒液

9. Ⅳ度喉阻塞时应采取哪种治疗措施(　　)

 A. 立即吸氧,密切观察

 B. 使用足量抗生素和激素治疗

 C. 立即行气管切开术

 D. 积极寻找病因,对因治疗

 E. 抗休克治疗

10. 关于急性会厌炎的叙述,下列错误的是(　　)

 A. 起病急,发病快 B. 多由细菌感染所致

 C. 剧烈的咽喉痛 D. 多数患者伴声嘶

 E. 吞咽困难

四、简答题

1. 试述喉阻塞呼吸困难的分度及相对应处理原则。

2. 简述气管切开术后患者的护理措施。

3. 简述小儿急性喉炎的临床特点、护理措施。

（王　利）

第9章　耳鼻咽喉科常用护理技术操作

第1节　耳鼻咽喉局部用药及清洁

一、外耳道滴药法

【目的】

治疗外耳道、中耳的病变或软化耵聍。

【用物准备】

棉签、滴管、滴耳液、3%过氧化氢溶液。

【操作步骤及要点】

1. 核对解释　核对患者及滴耳药是否正确，向患者讲解滴耳药的目的及方法，以取得合作。
2. 取体位　患者取坐位，头偏向健侧，患耳向上。
3. 清洁外耳道　如有分泌物，用棉签浸3%过氧化氢溶液拭净外耳道分泌物，再用干棉签拭干外耳道。
4. 滴药　左手向后上外方牵拉耳郭，右手持滴药管（瓶）将药液顺外耳道后壁滴入3～5滴，轻轻提拉耳郭或轻压耳屏数下，使药液均匀分布，保持患耳向上5～10分钟。
5. 堵耳　外耳道口塞入干棉球，以免药液流出。

【注意事项】

1. 药液温度应与体温相近，不能过凉或过热，以免刺激内耳，引起眩晕。
2. 切忌将药液直接滴在鼓膜上。
3. 避免滴管或药瓶口触及外耳道口，以免污染。
4. 告知耵聍栓塞患者滴药后会有耳胀感，取出耵聍即会消失。
5. 嘱患者休息片刻再离开，观察有无眩晕等症状。
6. 教会患者正确滴药方法，以便自行用药。

二、鼻腔滴药法

【目的】

收缩或湿润鼻腔黏膜，用于检查或治疗鼻腔、鼻窦和中耳的疾病。

【用物准备】

滴鼻剂、滴管。

【操作步骤及要点】

1. 核对解释　核对患者、滴鼻药是否正确，向患者解释滴鼻药的目的及方法，使其配合。
2. 取体位　协助患者取仰卧头低位或取坐位，头后仰，使鼻腔低于口及咽喉部。不能取仰卧头低位者，可取侧卧垂头位，患侧向下。
3. 滴药　滴管距前鼻孔1～2cm处，滴入药液3～5滴，交替按压鼻翼数次，使药液在鼻腔黏膜表面均匀分布，5～10分钟后恢复自由体位。

【注意事项】

1. 滴入的药液应适量，不宜过多或过少。
2. 药瓶口、滴管口和喷雾器头勿插入前鼻孔触及鼻翼和鼻毛，以防污染。
3. 告知患者正确的方法以便能够自行滴药。

三、咽部涂药及喷药法

【目的】

用于治疗咽喉部疾病及其黏膜的表面麻醉。

【用物准备】

额镜、压舌板、长棉签或卷棉子、喷雾器、各种治疗用药（如20%硝酸银溶液、复方碘甘油、西瓜霜、1%丁卡因溶液等）。

【操作步骤及要点】

1. 核对解释　核对患者、药物是否正确，向患者解释操作目的及方法，以取得合作。
2. 取体位　患者取坐位，头稍前倾。
3. 涂药及喷药　嘱患者张口发"啊——"音，用压舌板压低舌前2/3部位，充分暴露咽部。用长棉签或卷棉子将药液直接涂布于病变处；或将喷雾器的头端放在腭垂的下方，右手挤压橡皮球，转动喷雾器头端将药液向各个方向均匀喷布于咽喉部。喷雾后，嘱患者含药液3～5分钟后吐出。

4. 观察 如为表面麻醉剂,用药后观察10分钟,注意有无过敏及中毒现象。

【注意事项】

1. 喷雾器头在使用前后均应擦拭消毒。

2. 压舌板不宜过深,喷雾器头避免触及咽部,以免引起恶心。

3. 涂药时,棉签上的棉花应缠紧,以免脱落。所蘸药液(尤其是腐蚀性药液)不宜过多,以免损伤到正常组织。

4. 涂(喷)药后尽可能暂不吞咽或咳出,也不宜立即进食或漱口。

5. 长期或需反复用药者应教会其在家里自行用药。

四、外耳道清洁法

【目的】

清洁外耳道内的脓液、痂皮及耵聍,为耳部检查及治疗做准备,检查鼓膜时尤为重要。

【用物准备】

卷棉子、棉签、耳镜、耳镊、耵聍钩、3%过氧化氢溶液。

【操作步骤及要点】

1. 核对解释 核对患者并解释操作方法及目的,以取得患者合作。

2. 取体位 患者取侧坐位,患耳朝向操作者。

3. 清洁 一手置入耳镜并固定,另一手持耳镊或耵聍钩将整块耵聍轻轻取出,或用卷棉子清除耵聍碎屑,耳道内的分泌物用蘸有3%过氧化氢溶液的棉签清洗,然后用干棉签拭净。

【注意事项】

1. 操作应在明视下进行。

2. 操作时动作应轻柔,不可损伤外耳道皮肤和鼓膜。

3. 对不合作儿童应由家长或护士协助。

五、外耳道冲洗法

【目的】

清除外耳道内的耵聍、微小异物或脓液。

【用物准备】

洗耳球或20ml注射器、弯盘、治疗碗、卷棉子、0.9%氯化钠温溶液。

【操作步骤及要点】

1. 核对解释 核对患者并说明操作方法,使其配合。

2. 取体位 患者侧坐,患耳向操作者,头稍偏向健侧。自持弯盘紧贴于耳垂下,以盛接流出的冲洗液。

3. 冲洗 操作者左手向后上方轻拉耳郭,右手持冲洗球或注射器,向外耳道后上壁缓慢注入0.9%氯化钠温溶液,借水的回流将耵聍或异物冲出(图9-1),直至冲洗干净为止。

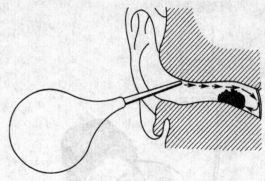

图9-1 外耳道冲洗法

4. 擦拭 冲洗完毕用卷棉子拭干外耳道。

【注意事项】

1. 冲洗液温度应与体温接近,以免引起眩晕、恶心和呕吐。

2. 冲洗方向应斜对外耳道后上壁,勿直对鼓膜,以免损伤;也勿直对耵聍或异物,以免将其冲至外耳道深部。

3. 冲洗应缓慢,勿用力过大。

4. 注意观察患者有无头晕等不适,冲洗后嘱患者休息片刻方可离开。

5. 急性化脓性中耳炎及鼓膜穿孔者禁忌冲洗。

六、鼻腔冲洗法

【目的】

清洁鼻腔,用于去除萎缩性鼻炎、鼻及鼻窦手术后及鼻咽癌放疗后鼻腔内的分泌物或脓痂,以及鼻腔、鼻窦的手术前准备。

【用物准备】

灌洗桶或鼻腔冲洗器、受水器、橡皮管、橄榄头、500～1000ml 0.9%氯化钠温溶液。

【操作步骤及要点】

1. 核对解释　核对患者并解释操作过程及配合要求,以取得患者合作。

2. 取体位　患者取坐位,头前倾稍低,张口呼吸,颏下接受水器。

3. 冲洗　将装有 0.9%氯化钠温溶液的灌洗桶悬挂于距患者头顶 30～50cm 的高度,下接橡皮管并与橄榄头相接,将橄榄头塞入一侧前鼻孔。开放控制夹,使桶内的 0.9%氯化钠温溶液缓缓进入一侧鼻腔并经另一侧鼻腔流出,同时将分泌物、痂皮一并清除(图 9-2)。按此法冲洗对侧鼻腔。也可用鼻腔冲洗器冲洗,两侧交替进行。

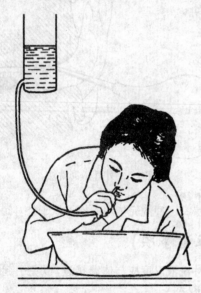

图 9-2　鼻腔冲洗法

【注意事项】

1. 鼻腔急性炎症时禁止冲洗,以免炎症扩散。

2. 灌洗桶不宜悬挂过高,防止因压力过大将分泌物经咽鼓管冲入中耳腔。

3. 冲洗应先从鼻塞较重的一侧开始。

4. 冲洗液温度以接近体温为宜。

5. 冲洗时患者勿讲话,以免发生呛咳。

6. 教会患者自行冲洗。

七、剪　鼻　毛

【目的】

使术野清晰,便于消毒和手术操作。

【用物准备】

鼻镜、小剪刀、凡士林、棉签、75%乙醇溶液。

【操作步骤及要点】

1. 核对解释　核对患者并说明操作方法,以取得合作。

2. 取体位　患者取坐位,头稍后仰。

3. 剪除鼻毛　将少许凡士林涂于剪刀刃上,以便粘住剪下的鼻毛。用左手拇指将鼻尖向上推,或以鼻镜撑开前鼻孔,右手持剪刀齐鼻毛根部剪断,用凡士林棉签拭净鼻毛。

4. 清洁　用 75%乙醇溶液清洁消毒鼻前庭。

【注意事项】

操作应在明视下进行,避免损伤鼻前庭皮肤、黏膜。

第 2 节　耳鼻咽喉常用治疗操作

一、鼓膜穿刺法

【目的】

用于诊断、治疗分泌性中耳炎,清除中耳积液或向鼓室内注入药液,改善咽鼓管通气引流功能。

【用物准备】

额镜、耳镜、1ml 或 2ml 注射器、鼓膜穿刺针、2%丁卡因溶液或 Bonain 液、75%乙醇溶液、治疗药物、无菌棉球。

【操作要点】

患者取侧坐位。用 75%乙醇溶液清洁消毒耳周及外耳道皮肤,滴入 2%丁卡因溶液或 Bonain 液行鼓膜表面麻醉 10～15 分钟。将耳镜置入耳道并固定,持穿刺针沿外耳道下壁于鼓膜前下方刺入鼓室(会有"落空感");一手固定穿刺针,另一手轻轻抽吸鼓室积液或注入治疗药物(图 9-3)。退针后用无菌棉球堵塞外耳道口,预防感染。

【注意事项】

1. 严格无菌操作,防止中耳继发感染。

2. 进针的方向必须与鼓膜垂直,进针不宜过深,以免损伤内耳。针头刺入鼓室后,要固定好,以防抽液时针头顺势脱出。

3. 抽吸积液的力量勿过大、过快,以免引起耳痛。注入耳内的药液温度应接近体温。

4. 操作中注意观察患者有无眩晕和晕厥。

5. 术后防止耳内进水,禁止滴耳,以防继发感染。

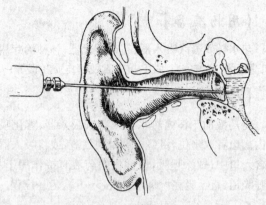

图 9-3 鼓膜穿刺术

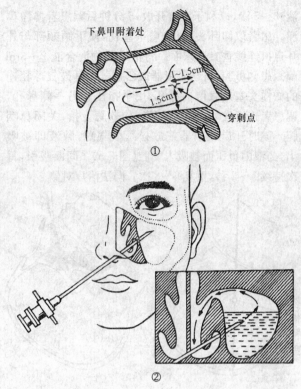

图 9-4 上颌窦穿刺冲洗法
①穿刺部位;②穿刺针的位置及冲洗液流向示意图

二、上颌窦穿刺冲洗法

【目的】

用于诊断和治疗上颌窦疾病。

【用物准备】

前鼻镜、上颌窦穿刺针、橡皮管及接头、20～50ml注射器、治疗碗、弯盘、棉签或卷棉子及棉片、1％麻黄碱溶液、1％丁卡因溶液、500～1000ml 0.9％氯化钠温溶液、治疗用药。

【操作要点】

1. 体位　患者取坐位,头稍前倾,嘱其擤净鼻涕。

2. 麻醉　先用1％麻黄碱溶液棉片收缩鼻黏膜开放窦口,再用1％丁卡因溶液棉片或棉签置于下鼻道外侧壁行表面麻醉5～10分钟。

3. 穿刺部位　一手固定患者头部,另一手持穿刺针于下鼻道中段顶部,距下鼻甲前端约1～1.5cm下鼻甲根部,向同侧耳郭上缘方向稍用力旋转进针,有落空感即已穿入窦腔(图9-4);然后拔出针芯,接上注射器,回抽无血而有空气或脓液流出,表明穿刺成功。

4. 冲洗　用橡皮管连接于穿刺针和注射器之间,嘱患者头向前倾,偏向健侧,张口呼吸,手持弯盘放于颏下接污物。连续缓慢注入0.9％氯化钠温溶液冲洗,直至将脓液洗净为止。如为双侧上颌窦炎可同法冲洗对侧。冲洗结束遵医嘱注入药物(如庆大霉素等),放入针芯,旋转退出穿刺针,用1％麻黄碱溶液棉片压迫止血。术毕,记录冲洗结果,如脓量、性质等。

【注意事项】

1. 高血压、血液病、老幼体弱及急性炎症期患者禁忌穿刺。

2. 进针部位、方向要准确,用力适中,一旦有落空感即停,以免损伤邻近组织器官。确认针尖进入窦腔方能冲洗。

3. 冲洗时不可注入空气,以免发生气栓。冲洗不畅勿强行操作,应调整进针部位、方向及深度,并收缩中鼻道黏膜,如仍有阻力应停止冲洗。

4. 应密切观察患者反应,若发生晕针及过敏反应,应立即拔针,去枕平卧,观察生命体征的变化并遵医嘱给予必要处理。

5. 操作结束,嘱患者休息片刻再离开,观察有无不良反应或出血。若出血不止可用1％肾上腺素溶液棉片紧压下鼻道止血。

6. 告知患者3～5天内涕中带有少量血丝为正常现象,如出血较多应及时到医院处理。

三、鼻窦负压置换疗法

【目的】

吸引鼻腔内分泌物,促进鼻窦引流,利用负压使药液进入鼻窦,用以治疗慢性多鼻窦炎或全鼻窦炎。

【用物准备】

带橡皮管及橄榄头的负压吸引器或耳鼓气球、滴管、弯盘、0.5％或1％麻黄碱溶液、治疗药物(如抗生素、糖皮质激素和α-糜蛋白酶混合液等)。

【操作要点】

先滴入1％麻黄碱溶液(儿童滴0.5％麻黄碱溶

液)3～5滴,以利于窦口开放,5分钟后嘱患者擤净鼻涕。患者取仰卧头低位,肩下垫枕,使下颌颏部与外耳道口连线垂直于床面。将治疗药物混合液2～3ml滴入患侧鼻腔,将与吸引器或已排气的耳鼓气球相连的橄榄头塞入患侧前鼻孔,用手指压紧另一侧鼻孔,嘱患者连续发"开、开、开"音,使软腭上抬,关闭鼻咽腔。同时开启吸引器或放松耳鼓气球,脓液即被吸出,药液因负压而被吸入窦腔(图9-5)。间断吸引,每次持续1～2秒,重复6～8次。同法治疗对侧。

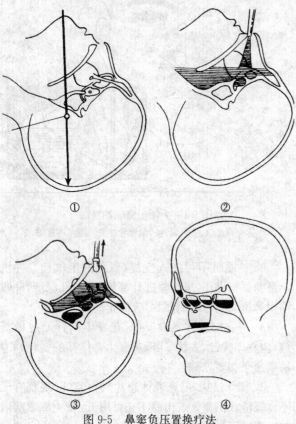

图9-5　鼻窦负压置换疗法
①患者头部后仰,额部向上;②将药液注入鼻腔;③患者发"开"音,抽吸负压;④头部直立,药液留在窦腔

【注意事项】

1. 急性鼻炎、急性鼻窦炎、鼻出血、鼻部手术后伤口未愈、高血压患者等不宜使用此方法。

2. 吸引时间不宜过长,负压不宜过大(一般不超过24kPa),以免损伤黏膜引起头痛或鼻出血。

3. 嘱患者休息5分钟后再起身,15分钟内勿擤鼻或弯腰。

四、蒸汽或雾化吸入法

【目的】

治疗咽炎、喉炎、气管支气管炎以及鼻腔干燥。

【用物准备】

热水杯或蒸汽吸入器、超声雾化器、各种治疗用药(如薄荷醑、复方安息香酊、抗生素及糖皮质激素等)。

【操作要点】

将药液加于杯内热水中或蒸汽吸入器、雾化吸入器内。患者取坐位,将口或鼻对准气流,或将吸入器喷嘴含入口中;做深呼吸,使雾化的药液直接作用于上、下呼吸道,直至吸完。每日1次,5～6次为一疗程。

【注意事项】

1. 使用之前先检查机器是否正常,治疗结束后清洗并消毒吸入器。喷嘴应一次性使用,防止交叉感染。

2. 定时检查水槽内的水,若过热应加入适量凉水。

3. 蒸汽的温度不可太高,以免烫伤。

4. 吸入的频率不宜过快,以免因过度换气引起头晕。

5. 气管切开术后的患者,应从气管套管口吸入。

6. 雾化吸入后,应轻拍患者背部以协助排痰,并稍事休息再外出,以免受凉。

小　结

耳鼻咽喉科常用护理技术操作包括耳鼻咽喉的局部用药及清洁,常用的小治疗等。一名合格护士应熟练掌握操作要领,牢记注意事项。在操作过程中,应注意动作规范、轻柔、准确,体现高度的责任心和对患者的爱心。

目标检测

一、填空题

1. 鼻窦负压置换疗法负压一般不超过_____。

2. 气管切开术后的患者雾化吸入时,应从_____吸入。

3. 咽部喷药时,喷雾器头应避免触及咽部,以免引起_____。

4. _____、_____、_____及_____禁忌上颌窦穿刺冲洗。

二、选择题

1. 鼓膜穿刺的部位是( )

A. 鼓膜前上方　B. 鼓膜后上方　C. 鼓膜前下方
D. 鼓膜后下方　E. 鼓膜脐部

2. 下列哪种情况禁忌上颌窦穿刺冲洗( )

A. 高血压　　B. 血液病　　C. 急性炎症期患者
D. 老幼体弱　E. 以上均是

3. 鼻腔冲洗时,灌洗桶悬挂处距患者头顶的高度为( )

A. 10～30cm　B. 30～50cm　C. 50～70cm
D. 70～90cm　E. 1m

三、简答题

1. 外耳道滴药时应注意什么?

2. 鼻腔滴药法的注意事项有哪些?

(姜　楠)

第3篇 口腔科患者的护理

第10章 口腔颌面部的应用解剖和生理

口腔颌面部是人体最显露的部位,极易遭受外界损伤。口腔颌面部解剖关系复杂,因此,理解并掌握其解剖、生理特点尤为重要。

第1节 口腔的应用解剖与生理

口腔以牙列为界,分为前外侧部的口腔前庭和后内侧部的固有口腔两部分(图10-1)。

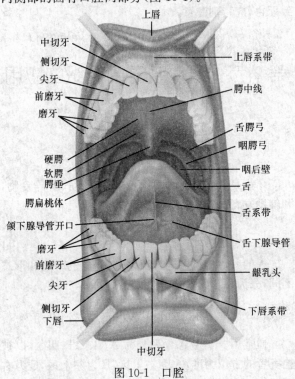

图10-1 口腔

一、口腔前庭

上下牙列、牙槽突与唇颊之间的潜在腔隙,称口腔前庭。其两端借第三磨牙后方的间隙与固有口腔相通,牙关紧闭或颌间结扎的患者,可经此通道输入流质食物。

(一)唇

唇分上唇和下唇,构成口腔前壁。上下唇间的裂隙称口裂;上下唇的游离缘系皮肤与黏膜的移行区,称唇红;唇红与皮肤的交界处为唇红缘;上唇的唇红缘呈弓背状,称唇弓;上唇中央、鼻小柱下方的纵行沟称鼻唇沟;口腔前庭沟中线上扇形或线性的黏膜小皱襞称唇系带。唇结构松软,血运丰富,感觉灵敏,是面部疖、痈、血管瘤、痣及痤疮的好发部位(图10-2)。

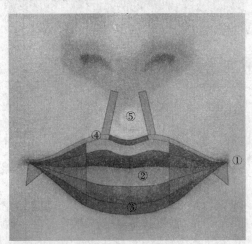

图10-2 唇
①口裂;②唇系带;③唇红;④唇红缘;⑤鼻唇沟

(二)颊

颊位于面部两侧,构成口腔的外侧壁,由皮肤、肌肉和黏膜构成。上界起于颧骨下缘,下界止于下颌骨下缘,前至鼻唇沟。后至嚼肌前缘。大张口时,因颊脂垫的衬托而使颊黏膜呈底在前方的三角形突起。其尖端称颊垫尖,向后接近翼下颌皱襞前缘,尖顶略高于下颌孔的水平,为临床下牙槽神经阻滞麻醉进针点的重要标志(图10-3)。

考点提示:颊垫的解剖意义

99

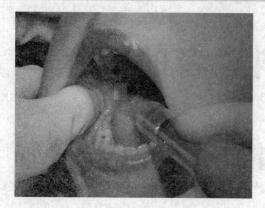

图 10-3　颊垫

二、固有口腔

固有口腔为闭口时从牙列的舌侧到咽部之间的腔隙。其上界为硬软腭、下界为舌和口底，前界和两侧界为上下牙列，后界为咽门（图 10-4）。

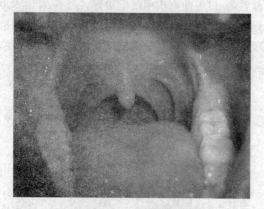

图 10-4　固有口腔

（一）腭

腭是固有口腔的上界，分隔口腔和鼻腔。前 2/3 为硬腭，后 1/3 为软腭。软腭后缘正中突出部位为腭垂（悬雍垂），后部向两侧形成舌腭弓和咽腭弓，容纳腭扁桃体。通过腭肌和咽肌的协调运动，完成腭咽闭合，对呼吸、吞咽、言语等功能起重要作用。

（二）舌

舌司味觉，运动灵活，搅拌食物、参与吞咽和语言功能。舌上为舌背，下为舌腹。以人字沟为界，舌前 2/3 为舌体，后 1/3 为舌根，舌根活动度小；舌腹面中线基底部为舌系带，如果发育异常（过短或附着过前）则限制舌的运动，造成吸吮、咀嚼及语言障碍，须行系带修整术矫正。正常舌质为淡红色，舌面上有舌苔，观察其变化，可作为疾病诊断的依据之一。

（三）口底

口底为舌腹以下和下颌舌骨肌、舌骨舌肌以上的

组织结构（图 10-5）。

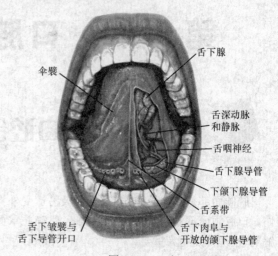

图 10-5　口底

口底黏膜下有颌下腺导管和舌神经走行。组织疏松，外伤或感染时易形成水肿、血肿或脓肿等，将舌推压向上，易引起呼吸和吞咽困难甚至造成窒息，导致死亡，应特别注意。

考点提示：口底的解剖特点

第2节　牙体及牙周组织的应用解剖生理

一、牙　齿

牙齿是人体最坚硬的器官，有咬、切、磨碎食物，和辅助发音的作用。

（一）牙的发育

人的一生中有两副牙齿，根据萌出的时间和形态不同，分为乳牙和恒牙。

（二）牙位记录法

通常用"＋"号将牙列分为 A、B、C、D 四区，以被检查者的方位为准，A 为右上区，B 为左上区，C 为右下区，D 为左下区。

（三）牙齿的形态

牙齿由牙冠、牙根与牙颈三部分组成。

1. 牙冠　是牙齿暴露在口腔内的部分。每个牙齿的牙冠分 5 个面，即舌（腭）面、唇（颊）面、近中面、远中面和　面（切缘）。牙冠的形态及命名因其功能而不同，切牙的牙冠边缘扁平锐利，用于咬切食物；尖牙呈楔形如锥状，用于撕咬食物；磨牙的牙冠大，呈方形，面多尖呈凹陷和隆起两部分，用于磨碎食物。

2. 牙根 包埋于牙槽骨中,其形态与数目各不相同,切牙、尖牙为单根;上颌第一前磨牙多为双根(颊根、舌根),其余前磨牙多为单根;下颌磨牙为双根(近、远中根);上颌磨牙为3根(近中根、远中根、腭侧根);第三磨牙牙根变异情况大,多为融合根,也有双根和多根。

3. 牙颈 是牙冠与牙根的交界处,也是牙釉质与牙骨质的分界处。

考点提示:牙齿的形态

(四) 牙的组织结构

牙齿由牙釉质、牙骨质、牙本质和牙髓构成(图10-6)。

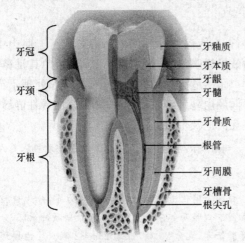

图 10-6 牙体及牙周组织

1. 牙釉质 牙冠表面乳白色、半透明的组织。牙釉质钙化程度很高。含无机物96%~97%,是人体最硬、最耐磨的组织。牙釉质在窝沟处较薄,牙颈部最薄,切缘、牙尖处最厚。

2. 牙骨质 牙根表面覆盖的黄色类骨组织,较硬,与全身其他部位的骨质相比硬度稍低。牙骨质在牙颈部较薄,根尖处较厚。

3. 牙本质 牙釉质、牙骨质内包含的组织,呈淡黄色,内有神经末梢分布,遇冷热酸甜会出现刺激痛。在牙本质内有一空腔,称牙髓腔,内有牙髓。

4. 牙髓 充填于髓腔内的疏松结缔组织,内含神经、血管、淋巴等,其功能是形成牙本质和营养牙体组织。

考点提示:牙的组织结构及其特点

二、牙周组织

牙周组织即牙齿周围的组织,由牙龈、牙周膜和牙槽骨三部分组成,具有支持、固定、营养牙齿的功能。

1. 牙龈 是口腔黏膜包围牙颈及牙槽骨的部分,分游离龈、附着龈和龈乳头。

2. 牙周膜 是牙根与牙槽骨之间的结缔组织,其间含有血管、神经,具有感觉、营养、缓冲咀嚼压力的作用。发生炎症或脓肿时会导致牙齿松动。

3. 牙槽骨 又称牙槽突,是包围着牙根的上、下颌骨突起,容纳牙根的凹陷称牙槽凹,两牙之间的牙槽骨称牙槽间隔。当牙齿脱落后,牙槽骨会逐渐萎缩。

> **链接**
>
> **牙齿与健康**
>
> 1. 牙列拥挤错位不易清洁,易发生龋齿、牙结石、牙龈炎、牙周病等一系列危害口腔健康的疾病。
>
> 2. 牙列不齐会影响咀嚼、发音、呼吸和吞咽功能。
>
> 3. 生长发育过程中发生错牙和畸形,会影响口腔及面部软硬组织的正常发育。
>
> 4. 严重的口腔疾病会导致消化不良或胃肠疾病。
>
> 5. 牙齿的缺失或者牙列不全使人在正常的社会交往中产生阴影,久之影响心理健康。

第3节 颌面部应用解剖生理

一、颌 骨

(一) 上颌骨

上颌骨是颜面部中1/3最大的骨,左右各一,相互对称,形态不规则,由"四突"(额突、颧突、腭突及牙槽突)、"一体"(上颌骨体)组成。体的中央形成空腔称上颌窦。上颌骨血运丰富,抗感染能力强,骨折愈合快,但外伤骨折时出血较多(图10-7)。

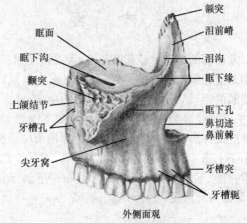

图 10-7 上颌骨

(二) 下颌骨

由下颌骨体和升支构成,是颌面部唯一可活动而

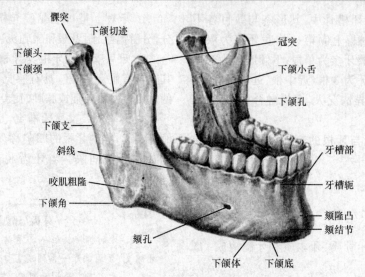

图 10-8 下颌骨

且坚实的骨骼。下颌骨体分为内外两面和上下两缘，升支分为内外两面和上下前后四缘。升支的上端为喙突(前方)和髁状突(后方)。体内有下颌管，内有下牙槽神经和下牙槽动脉等重要结构。下颌骨血运较上颌骨差，因此骨髓炎多见，骨折时愈合也较上颌骨慢(图 10-8)。

二、肌　肉

表情肌与咀嚼肌是构成颌面部肌肉的两大肌群。口轮匝肌、眼轮匝肌、上下唇方肌、笑肌等表情肌具有表情功能；咀嚼肌由升颌肌群(闭口肌)和降颌肌群(开口肌)构成，升颌肌群包括嚼肌、翼内肌和颞肌等，降颌肌群包括下颌舌骨肌、颏舌骨肌和二腹肌等，此外还有翼外肌和颊肌等，在开口运动中，翼外肌牵拉下颌前伸和侧向运动，颊肌参与表情运动。

三、神　经

颌面部的运动神经有面神经、舌下神经和三叉神经第三支的前支发出的神经，分别支配表情肌、舌与咀嚼肌的运动，感觉神经主要是舌咽神经与三叉神经，三叉神经分为眼神经、上颌神经和下颌神经。上颌神经又分出鼻腭神经、腭神经、上牙槽前中后神经，分布于上颌牙、牙周膜、牙龈与牙槽骨；下颌神经又分出舌神经、下牙槽神经、颊神经，分布于下颌牙、牙周膜、牙龈与牙槽骨。

四、血　管

口腔颌面部的血供主要来自颈外动脉的分支，如舌动脉、颌外动脉、颌内动脉和颞浅动脉等，静脉与动脉伴行，形成深浅静脉网。面静脉走行于肌肉中，且其内缺乏瓣膜，又与颅内海绵窦相通，尤其是鼻根至两侧口角的危险三角区发生疖痈时，如处理不当，感染可向颅内蔓延，形成严重的海绵窦血栓性静脉炎等并发症而危及生命。

考点提示：危险三角区与海绵窦血栓性静脉炎的关系

小　结

口腔是消化道的起始端，以牙列为界，分为口腔前庭和固有口腔两部分。牙齿是人体最坚硬的器官，分为乳牙和恒牙，乳牙 20 颗，恒牙 28～32 颗。牙齿按形态分为牙冠、牙颈和牙根三部分，其周围的牙周组织由牙龈、牙周膜和牙槽骨三部分组成。上颌骨血运丰富，抗感染能力强，骨折愈合快，但外伤骨折时出血多。下颌骨一体两支，肌肉、神经、血管分布其间。

目标检测

一、名词解释

1. 口腔前庭　2. 固有口腔　3. 牙本质

二、填空题

1. 口腔是消化道的起始端，以牙列为界，分为＿＿＿＿和＿＿＿＿两部分。

2. 口腔前庭与固有口腔可借＿＿＿＿间隙相通，牙关紧闭或颌间结扎的患者，可经此通道输入流质食物。

3. 牙齿由＿＿＿＿、＿＿＿＿、＿＿＿＿和＿＿＿＿构成。

4. 人体中最硬、最耐磨的组织是＿＿＿＿。

5. 牙周组织中具有感觉、营养、缓冲咀嚼压力作用的是＿＿＿＿。

三、选择题

1. 下牙槽神经阻滞麻醉进针点的重要标志是(　　)
   A. 牙槽突　　　　　　B. 腭垂
   C. 咽腭弓　　　　　　D. 颊垫的垫尖

E. 舌腭弓

2. 临床上为记录牙位采用牙位记录法,4B是指（　　　）
   A. 中切牙
   B. 侧切牙
   C. 左上第一前磨牙
   D. 左上第二前磨牙
   E. 右上尖牙

3. 具有支持、固定牙齿功能的是（　　　）
   A. 牙周组织
   B. 口腔前庭
   C. 固有口腔
   D. 唇颊部
   E. 口底

4. 唯一位于颌面部可活动又很坚实的骨骼是（　　　）
   A. 上颌骨
   B. 下颌骨
   C. 颧骨
   D. 牙槽骨
   E. 上腭

四、简答题

1. 牙冠的形态与其功能有何关系?

2. 试述牙的组织结构。

（王　巍）

第11章 口腔科护理检查

口腔是人体消化系统和呼吸系统的起始部位,口腔疾病在人群中的发病率非常高,且有逐年递增的趋势,人们对口腔科诊疗服务的要求也不断提高。因此,掌握口腔科患者的护理评估及常见护理问题、口腔科诊疗感染的控制与常规工作程序,熟悉口腔科常用护理技术操作,才能为口腔科患者提供高效优质的服务。

第1节 口腔科患者的护理评估及常见护理问题

一、基本特征

(一)易损伤

口腔颌面部位于人体暴露部位,极易遭受损伤。随着社会的发展,交通事故等意外伤的增多,颌面部创伤的发生率逐年上升且伤情复杂、损伤广泛,以出血、肿胀、张口受限、语言功能障碍等为主要特点,常合并颅脑损伤、呼吸道梗阻、休克、感染等。因此,口腔科护士应有急救意识和敏锐的观察力、判断力及分析和解决问题的能力,做到常用仪器设备使用娴熟、应急反应快、抢救技术熟练。

(二)易感染

颌面部手术多是经口途径的手术或是创伤伤口与口腔相通,故术前、术后的口腔护理极为重要。颌面部手术后,因口腔机械性自洁作用受限,加上口内分泌物、食物残渣的滞留及组织损伤等诸多因素的影响,口腔不洁加重,极易造成口内伤口的感染,因此口腔护理对颌面部手术及外伤患者尤为重要。

(三)密切观察的重要性

口腔颌面部解剖关系错综复杂,窦腔多,手术难度大,手术范围涉及面广,可涉及如颅脑、眼、耳、鼻、咽、喉等诸多部位。所以伤时及伤后密切观察、严密护理对预防感染、减少并发症尤为重要。

二、护理评估

口腔患者的护理评估是确定护理诊断、制订护理计划的依据,在评估时,不但要了解患者的身心状况,还要关心患者的社会、文化、经济等情况,才能作出全面的评估,为护理诊断、护理计划及护理措施提供系统的、完整的、可靠的资料。

(一)健康史

1. **患病经过** 了解发病的诱因、起始情况、时间、主要的症状、体征,包括部位、性质、程度、症状出现和缓解的规律等。

2. **检查及治疗经过** 以往检查、用药情况及疗效,目前治疗情况,包括正在使用的药物种类、剂量和用法,以及特殊的治疗、饮食等。

3. **个人史** 出生地、生活地、年龄、文化层次、职业、口腔卫生及饮食习惯和口腔保健知识等,如龋病患者是否有良好的刷牙习惯。

4. **既往史** 了解患者既往的健康状况及口腔卫生状况,注意口腔疾病与全身性疾病的关系,评估将来可能出现的并发症。

5. **家族史** 如复发性口疮常有家族遗传史。

(二)身心状况

1. **身体状况**

(1)疼痛:是口腔科常见的症状之一。最常见的疼痛是牙痛,刺激痛多为龋病、牙髓炎、牙本质过敏症;自发痛、阵发性、夜间剧烈放射痛多为急性牙髓炎;自发性持续性钝痛、咬合痛多为急性根尖周炎;剧烈跳痛可能为急性化脓性根尖周炎,口腔黏膜自发性疼痛可能为复发性口疮、疱疹性口炎等。

> **链接**
>
> ### 牙痛怎么办?
>
> 牙痛也是病。引起牙痛的主要疾病有:龋病、牙髓炎、根尖炎、牙周病等,疼痛性质多种多样。生活中人们往往在家自行解决,乱用抗生素、消炎药,甚至偏方,导致病情逐渐加重。所以牙痛时一定要到正规医院口腔科检查,以免误诊耽误病情。

(2)口腔黏膜病损:主要评估病损的部位和特点。牙龈红肿呈暗红色,多为牙龈炎及牙周炎;口腔黏膜溃疡多为复发性口疮;口腔黏膜白斑多为口腔念珠菌病。

（3）牙龈出血：引起牙龈出血的疾病很多，常见的有牙龈炎、牙周炎等局部病变；血液病、肝硬化、脾功能亢进及维生素C缺乏等全身病变。

（4）牙齿松动：常见原因为牙周炎、根尖周炎等，也可见于颌骨内囊肿及肿瘤所波及的牙位。

（5）张口受限：一般为累及颞下颌关节或闭口肌群的炎症、肿瘤所致。如严重的冠周炎、颌面蜂窝织炎、颌骨骨折、颞下颌关节损伤或强直等均可引起张口受限。

（6）口臭：引起口臭的原因有口腔卫生不良，牙垢、牙石堆积，口腔黏膜糜烂或溃疡，龋病或残冠、残根的存在，牙龈炎，牙周炎和脓肿，智齿冠周炎以及某些全身性疾病的局部表现，如消化不良、糖尿病、尿毒症等。

2. 心理状况　口腔疾病引起的疼痛、治疗中的疼痛和不良感受以及牙科器械发出的声音和陌生环境等因素可引起患者恐惧、紧张、痛苦。患者因牙齿缺失影响其美观和发音，给其社会交往、工作、生活及学习带来不便，导致患者心理压力增加，因此容易出现焦虑、失眠、悲观、情绪低落、孤独等心理失衡表现。

三、常用检查

口腔颌面部检查是诊断和治疗口腔科疾病的前提和基础，也是指导护理活动的客观依据，因而检查要力求全面、仔细，有整体意识，检查时要动作轻柔，有顺序且主次分明。

（一）检查前准备

1. 环境准备　光线明亮、整洁、舒适；设备、材料严格消毒，摆放合理。

2. 患者准备　根据检查部位的不同，椅位的调整也不同。

3. 器械准备　口腔科常用检查器械有口镜、探针和镊子（图11-1）。

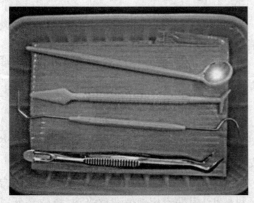

图11-1　口腔科常用检查器械

（二）基本检查方法

1. 问诊　主要针对患者的主诉、现病史、既往史、家族史进行询问。

2. 视诊　颌面部左右是否对称，有无畸形、肿胀、下颌运动情况等。

3. 探诊　用探针检查牙齿的病变部位、范围、疼痛反应，确定龋洞的部位、深度、牙髓暴露及反应情况等。

4. 叩诊　用镊子或口镜柄端叩击牙齿，判断根尖及牙周膜的情况。

5. 触诊　了解病变的硬度、范围、活动度、波动感等。

6. 嗅诊　通过嗅觉进行检查，牙髓坏疽有腐败性恶臭。

（三）口腔前庭检查

1. 唇　注意其色泽、形态、运动、有无肿胀、疱疹、皲裂等。健康人口唇呈淡粉红色，青紫多为缺氧、慢性心脏病、汞中毒等。

2. 颊　注意颊部色泽，对称性，颊部有无肿胀、变硬、压痛、瘘管，有无感觉障碍、感觉过敏等。颊黏膜的变化常可反映全身疾病，如麻疹患者的颊黏膜上会出现直径0.5～1mm大小的斑点，周围伴有红晕，称克氏斑。正常人两颊对称，颊黏膜不对称可见于先天性畸形，还可见于外伤、骨折、瘢痕、颞下颌关节脱臼、面瘫等。

3. 牙龈　注意观察牙龈有无红肿、出血、增生、萎缩，牙周袋内有无脓液、瘘管等，牙龈点彩有无减少或消失。

4. 系带　观察其数目、形状、位置及其附着情况，对口腔运动及修复体使用有无影响。

5. 腮腺及导管开口　检查腮腺局部有无压痛、肿胀、硬结，导管口有无充血、水肿、溢脓、触痛等。

（四）固有口腔检查

1. 腭　观察有无腭裂、缺损，黏膜下骨质有无异常；黏膜有无充血、溃疡、假膜、白斑等异常变化。

2. 舌　观察舌的色泽、舌苔的变化，以协助诊断其他全身性疾病。

3. 口底　可用视诊和触诊了解有无淋巴结浸润、压痛和硬结，检查舌系带有无异常。

4. 口咽部　观察有无充血、水肿、糜烂、溃疡，有无咽腔缩小，是否影响呼吸及吞咽功能。

（五）牙齿检查

1. 视诊　先检查主诉部位，再观察牙齿的数目、形态、色泽、位置、牙体、牙周组织等。

2. 探诊 用牙科探针或口腔镊子探测有无龋洞及其深度、大小、类型,探痛是否明显,牙周破坏情况及瘘管方向等。还可用钝头探针探测牙周袋的深度、牙周袋内牙石情况等。

3. 触诊 手指轻压牙周组织进行触诊,轻压牙龈观察有无脓液流出,触诊根尖部的牙龈,注意有无压痛及波动感。

4. 叩诊 包括垂直叩诊和水平叩诊,用口镜或镊子柄垂直轻叩牙齿面或切缘,先叩健齿再叩患齿以对比反应。正常叩诊音清脆,如声音混浊表示根尖有损害。水平轻叩牙冠唇(颊)面,可判断牙周膜有无损坏。

5. 牙齿松动度 正常牙齿具有一定的活动度,范围在1mm以内,超出此松动范围为病理性。利用牙科镊子夹住牙冠前后摇动来检查牙齿的松动度。

6. 牙髓活力检查 运用物理或化学方法测定牙髓的反应,以确定牙髓病及其发展程度,牙髓组织的生活状况。正常牙齿能耐受而无不适感的温度刺激是20～50℃常用温度检测法和电流测试法,其中电流测试法禁用于心脏安有起搏器的患者。

(六)颌面部检查

1. 视诊 观察颜面部表情与意识形态,颜面部外形与色泽等。

2. 触诊 了解病变范围、大小、形态、深度、硬度、温度、活动度、有无触痛、波动感等。

3. 探诊 探测瘘孔、涎腺导管部位及深度,应注意避免穿破瘘管及导管壁。

4. 颞下颌关节检查 请患者做开闭口运动,观察张口度是否正常、关节部位是否疼痛及开口是否偏斜等。

四、主要护理诊断及合作性问题

1. 疼痛 与龋病、牙髓炎、根尖炎、牙周病、口腔颌面部外伤及手术有关。

2. 焦虑 与担心预后不良和影响美观有关。

3. 知识缺乏 缺乏有关口腔科疾病预防、保健、治疗等方面的知识。

4. 口腔黏膜病损 与口腔黏膜溃疡、损伤、炎症、肿瘤、颌面部手术、放疗后机体抵抗力低、口腔卫生不良等有关。

5. 营养失调 与颌面部损伤、张口受限、咀嚼吞咽困难、缺乏营养知识有关。

6. 有感染的危险 与颌骨骨折、颌面部组织损伤、口腔卫生不良、机体抵抗力降低、营养不良有关。

7. 语言沟通障碍 与疼痛、口腔敷料填塞及手术固定(如颌间结扎固定等)有关。

8. 体温过高 与口腔颌面部炎症及全身各系统导致发热的疾病有关。

9. 潜在并发症 出血、感染、窒息等。

考点提示:口腔患者常见护理诊断

第2节 口腔科护理管理

一、诊疗室护理管理

(一)建立消毒隔离制度

建立诊室清洁消毒制度,对室内空气、桌椅、地面进行常规消毒。无菌物品应贴有灭菌日期标签,与非无菌物品分别放置,专人负责,定期检查。加强个人防护,防止交叉感染。

(二)注意口腔常用器械设备的消毒

口腔诊疗器械应一人一份,一用一消毒,特别是机头、钻头要采取有效的消毒措施,建议使用一次性用品。

> **链接**
>
> **口腔科护士如何做好个人防护?**
>
> 口腔科患者流动性大,传染性疾病比较隐蔽,口腔科护士常通过直接或间接途径接触患者的血液或唾液等分泌物,成为高危易感人群。作为口腔科护士应该增强自我防范意识,采取七步洗手法严格洗手;护理操作时戴手套、口罩、防护眼罩,穿防护服,养成用持物钳取尖锐物品的习惯;减少和避免生理、心理性疲劳;按时计划免疫;每年体检一次,发现身体不适及时治疗。

二、门诊护理管理

(一)诊前准备

1. 卫生 诊室应保持清洁、明亮、整齐、通风,备好消毒洗手液、肥皂、毛巾等。

2. 物品 备好诊疗所需用物、药品、材料、器械等。

(二)诊中护理

1. 分诊 对患者初步问诊后,根据病情分诊,优先安排急、重症及年老体弱、残疾人就诊。

2. 椅旁护理 热情接待患者,安排指导患者坐在牙科椅上,根据治疗部位调整光源、椅位高低、靠背及头枕位置。诊疗过程中,主动、及时配合医生操作,调拌、递送所需材料,及时吸唾,保持术野清晰,随时调整患者的体位,保证患者治疗过程的安全、舒适。

考点提示:椅旁护理要点

(三) 诊后护理

1. 交代注意事项 对需复诊患者做好登记,叮嘱患者按时复诊及诊后注意事项,指导患者诊后用药及离开诊室后的自我护理方法。根据病情预约复诊和手术时间,术前了解患者情况及既往病史,如有无高血压、心脏病、血液病等。女患者须了解月经史、妊娠史。

2. 整理器械 及时收检可再用的诊疗器械,按规定清洁消毒后备用。对于一次性器械,按规定合理处理。

小 结

口腔科疾病因口腔颌面部解剖关系的复杂性,具有易损伤、易感染、易引起并发症的特点,故口腔颌面部检查是诊断和治疗口腔科疾病的前提和基础,要做好检查前准备,了解常用检查方法,熟悉常见护理诊断,掌握诊前、诊中、诊后护理要点。

目标检测

一、填空题

1. 口腔科常用的检查器械是 _____、_____、_____。

2. 牙齿检查方法主要包括_____、_____、_____、_____。

二、选择题

1. 口腔科用来牵拉口角的检查器械是( )
   A. 压舌板   B. 镊子
   C. 探针   D. 口镜
   E. 吸唾管

2. 引起牙龈出血的局部病变有( )
   A. 牙龈炎及牙周炎   B. 龋病
   C. 血液病   D. 脾功能亢进
   E. 牙髓炎

3. 正常牙髓能耐受而无不适感的温度刺激是( )
   A. 5～10℃   B. 10～30℃
   C. 20～50℃   D. 40～60℃
   E. 5～15℃

4. 以下治疗配合错误的是( )
   A. 诊治上颌牙时,应使患者张口后的上颌牙平面与地面呈15°,其高度略高于医生的肘关节
   B. 诊治下颌牙时,要使下颌平面与地面大致平行,椅背与座位平面大体垂直,略向后仰
   C. 保持手术视野的清晰
   D. 协助医生调拌各种材料和药剂
   E. 及时吸唾

5. 正常牙齿的活动度在( )
   A. 1mm   B. 2mm
   C. 3mm   D. 4mm
   E. 1.5mm

三、简答题

1. 口腔科患者常见护理诊断有哪些?
2. 口腔科患者护理的基本特征。

(王 巍)

第12章　口腔科患者的护理

口腔卫生健康状况,对于人体健康有着重要的意义。口腔疾病被世界卫生组织(WHO)列为第三位的防治疾病。正确认识、评估、护理口腔科疾病可使大多数的口腔疾病得以避免或治愈,利于整体健康。

第1节　牙体及牙髓病患者的护理

一、龋　病

> **案例 12-1**
>
> 患者男,20 岁。因右上后牙遇冷、热刺激时不适两月余就诊,查体:A6 近中面有一墨浸斑,直径约 3mm,探诊稍敏感,洞深 3mm,去净腐质未见穿髓孔。
>
> **问题**:1. 你评估该患者得了什么疾病?
>
> 　　　2. 应采取什么护理措施?

【疾病概要】

龋病是在细菌为主的多种因素作用下,牙体硬组织中无机物脱钙、有机物分解,使牙体硬组织发生慢性进行性破坏的一种疾病。其特点是发病率高,分布广,是口腔科的常见病及多发病。龋病再向纵深发展,则可引起牙髓炎、根尖周炎、牙槽脓肿等,影响整个身体健康。

1. 病因

(1)细菌:是引起龋病的主要因素。常见致龋菌是变形链球菌、乳酸杆菌及放线菌等。这些细菌和食物中的糖蛋白结合,形成牙菌斑,黏附于牙齿的表面,使食物中的糖发酵、产酸,致牙齿硬组织被破坏,形成龋病。

(2)食物:与龋病的关系十分密切。龋病的发生与蔗糖及其他低分子糖类的作用直接相关。

(3)宿主:牙齿的形态、结构、成分、排列均与龋病的发生有关,窝、沟、邻面、牙颈部是龋病的好发部位,唾液的分泌量、性质及成分与龋病的发生也有关。

(4)时间:龋病的发生发展是一个慢性过程。从早期损害发展为一个龋洞,一般需要 1.5～2 年。2～14 岁这段时间是乳恒牙患龋的易感期,所以时间因素在龋病发生中具有重要意义。

考点提示:龋病的四联因素

2. 临床特点　主要引起牙体硬组织色、形、质的改变。

3. 治疗原则　终止病变发展,保护牙髓活力,恢复牙的形态、功能及美观。

【临床护理】

(一) 护理评估

1. 健康史　目前被普遍接受的龋病病因学说是"四联因素论",即细菌、食物、宿主、时间共同作用的结果(图 12-1)。

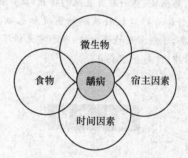

图 12-1　龋病四联因素

2. 身体状况　主要引起牙体硬组织色、形、质的改变。颜色可呈白垩色、黄褐色、墨浸状的黑色等,质变软,形态各异。

(1) 好发部位:牙齿表面一些不易得到清洁,细菌、食物碎屑易于滞留的场所,菌斑积聚较多,易于发生龋病。牙体的窝沟、邻面、牙颈部是龋齿的好发部位,其病变是由牙釉质或牙骨质表面开始,由浅入深逐渐累及牙本质,呈连续破坏过程。

(2) 龋病的分度:临床上根据龋损程度分为浅龋、中龋及深龋(图 12-2)。

1) 浅龋:龋蚀只限于牙釉质或牙骨质。初期在牙表面可有脱钙而失去固有色泽,呈白垩色点或斑,继之成黄褐色或黑色,患者无自觉症状。探诊有粗糙感(图 12-3)。

2) 中龋:龋蚀已进展到牙本质浅层,形成龋洞,洞内除了病变的牙本质外还有食物残渣、细菌等。患者对冷、热、酸、甜等刺激较为敏感。外界刺激去除后,症状即可消失(图 12-4)。

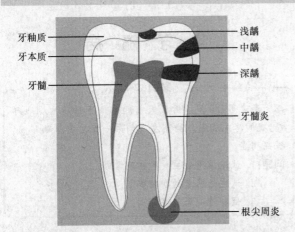

图 12-2　龋病的分度

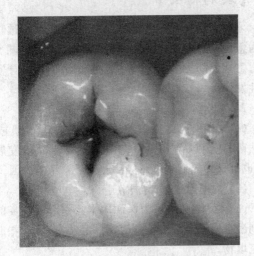

图 12-3　浅龋

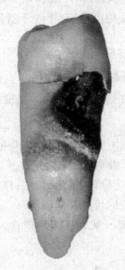

图 12-4　中龋

3) 深龋：龋蚀已进展到牙本质深层，形成较深的龋洞。由于深龋病变接近牙髓所以对温度变化及化学刺激敏感，尤其冷刺激更为明显，无自发痛。如食物嵌入洞内压迫发生疼痛，探查龋洞时酸痛明显，说明龋蚀已接近牙髓组织(图 12-5)。

考点提示：龋病的分度

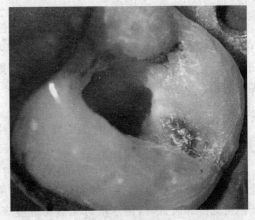

图 12-5　深龋

3. 心理状况　病变初期患者无自觉症状，部分患者对牙病不重视，认为牙疼不是病，以至牙髓炎、根尖周炎、牙槽脓肿等严重的口腔疾病发生。患者对钻牙普遍存在恐惧心理，也是不愿意到医院及时就医的原因之一。

4. 辅助检查

(1) X 线检查：了解龋洞深度、有无邻面龋、颈部龋、隐匿龋等。

(2) 透照检查：用光导纤维装置进行透照检查，了解龋损范围及部位。

(3) 牙髓活力测试：了解深龋的牙髓状况，以确定治疗方案。

(二) 主要护理诊断及合作性问题

1. 组织完整性受损　与龋坏造成牙体硬组织缺损有关。

2. 知识缺乏　缺乏有关龋病的防治及自我保护知识。

3. 潜在并发症　牙髓炎、根尖周炎等。

(三) 护理措施

1. 心理护理　向陪诊人员及患者介绍龋病的治疗方法，做好解释工作，消除患者对钻牙的恐惧心理，使其积极配合。

2. 治疗配合　牙体是高度钙化的组织，一旦遭到破坏后需采用充填术恢复缺损。一般包括两个步骤：第一步是洞形制备，医生须先用牙钻将牙齿上的病变组织去除并将洞按要求做成一定形状；第二步是充填，即选用适当充填材料填入洞内，恢复牙齿的形态和功能。在进行充填术的过程中，护士应做好如下配合。

(1) 术前准备

1) 器械及用物：备好检查盘，黏固粉充填器、双头挖器、银汞充填器、各型车针、成形片及成形片夹、咬舍纸、橡皮轮、纱团、小棉球。

　　2）药品：备好 25％麝香草酚酊溶液、75％乙醇溶液、樟脑酚合剂、丁香油、银汞合金、复合树脂、玻璃离子黏固粉、磷酸锌黏固粉、氧化锌丁香油黏固粉、氢氧化钙黏固粉。

　　（2）术中配合

　　1）安排患者体位：根据治疗的需要调节椅位及光源。

　　2）制备洞形：医生制备洞形时，协助牵拉口角，用吸唾器及时吸净冷却液，保持术野清晰。如使用电动牙钻机无冷却装置时，用水枪对准钻头缓慢滴水，防止因产热刺激牙髓而引起疼痛。

　　3）隔湿、消毒：协助医生用棉条隔湿、吹干牙面；准备窝洞消毒的小棉球，消毒药物根据龋洞情况、充填材料及医嘱选用。

　　4）调拌垫底及充填材料：浅龋不需垫底；中龋用磷酸锌黏固粉或玻璃离子黏固粉单层垫底；深龋则需用氧化锌丁香油黏固粉及磷酸锌黏固粉双层垫底。遵医嘱调拌所需垫底材料，再选用永久性充填材料充填。后牙多选用银汞合金，前牙可选用复合树脂或玻璃离子黏固粉。

　　5）清理用物：术后及时清理用物，并将所用牙钻、车针消毒后备用。

　　（3）术后指导：嘱患者银汞合金填充术后的牙齿24 小时内不能咀嚼硬物，深龋填充后如有疼痛应及时到医院复诊。

（四）健康教育

　　1. 保持口腔卫生　龋病的发生与口腔卫生状况密切相关，应养成早晚刷牙、饭后漱口的好习惯，尤其是睡前刷牙更为重要，可减少菌斑及食物残渣的滞留时间。

　　2. 采取特殊的防护措施　如儿童可进行牙齿窝沟封闭防龋；中老年人要经常做牙龈按摩或叩齿运动，有利于牙齿的稳健。

　　3. 定期进行口腔检查　一般 2～12 岁儿童半年一次，12 岁以上 1 年 1 次，以便早期发现龋病，及时治疗。

　　4. 限制蔗糖的摄入率　教育儿童和青少年少吃甜食，尤其在临睡前勿进甜食。可使用蔗糖替代品，如木糖醇、甘露醇等。多吃富含纤维的耐嚼食物，这样会增加唾液分泌，利于牙面清洁。

　　5. 卫生宣教　向健康人群和患者宣传预防龋病的有关知识，增强人们的健康意识。

考点提示：龋病的预防

二、牙 髓 病

～～～ 案例 12-2 ～～～

　　患者男，25 岁。诉 2 天前起右侧下颌后牙剧烈疼痛，夜间疼痛加重。检查左上颌第一磨牙有深龋穿髓，探痛明显。

　　问题：1. 试述该患者主要的护理诊断。

　　　　　2. 试述该患者的护理要点。

　　　　　3. 试制订健康教育计划。

【疾病概要】

　　牙髓病是牙髓组织的疾病。按其临床经过将其分为急性牙髓炎和慢性牙髓炎，其中以急性牙髓炎多见。急性牙髓炎多由深龋发展而来，或为慢性牙髓炎急性发作。

　　1. 病因

　　（1）细菌感染：以口腔内潜在细菌感染为主，如链球菌、葡萄球菌和厌氧菌等。主要由深龋发展而来，也可是牙周逆行性感染。此为最常见的病因。

　　（2）物理因素：如牙外伤、高温、电流刺激。

　　（3）化学刺激：均为医源因素。引起牙髓炎的化学刺激主要来自牙髓治疗时窝洞的消毒药物、垫底物和充填物。

　　（4）免疫因素：进入牙髓和根尖周抗原物质可诱发机体的特异性免疫反应，导致牙髓和根尖周组织的损伤。

　　2. 临床表现

　　（1）急性牙髓炎：主要特征是自发性、阵发性剧烈牙齿疼痛。疼痛夜间较剧，对温度刺激敏感；疼痛不能定位。

考点提示：急性牙髓炎疼痛的特点

　　（2）慢性牙髓炎：临床表现轻重不一，一般无剧烈自发疼痛史，为隐痛、钝痛、胀痛；疼痛呈间歇发作，时常反复。检查时可见深的龋洞。

　　3. 治疗原则　减轻患者的痛苦，尽量保存活髓，保存患牙。

【临床护理】

（一）护理评估

　　1. 健康史　了解患者是否患有龋齿；患牙近期有无受到外界刺激；询问疼痛的性质、发作方式、持续时间等。

　　2. 身体状况

　　（1）急性牙髓炎：主要特征是自发性、阵发性剧烈疼痛。疼痛夜间较剧,早期温度和机械刺激常引起激发痛;疼痛不能定位,检查可见深龋,探痛明显。沿三叉神经分布的区域放散痛。上颌第一磨牙最多见,男性多于女性。

考点提示:急性牙髓炎疼痛的特点

(2)慢性牙髓炎:为隐痛、钝痛、胀痛;疼痛呈间歇发作,时常反复。患牙有咬合不适感。检查可见牙髓息肉或有牙髓穿孔。

3. 心理状况

(1)当病情不严重,疼痛症状不明显时,患者不重视,延误治疗。

(2)当牙髓炎急性发作,出现难以忍受的痛苦,才促使患者就诊,解除痛苦愿望迫切,但又惧怕钻牙,表现为紧张焦虑。

4. 辅助检查 急性牙髓炎有深龋、穿髓改变;慢性牙髓炎有广泛的牙周组织破坏或根分叉病变。

(二)主要护理诊断及合作性问题

1. 疼痛 牙痛,与炎症、牙髓腔内压力增高有关。

2. 焦虑 与疼痛反复发作、咀嚼不适、牙体颜色改变有关。

3. 睡眠剥夺 与急性牙髓炎夜间疼痛有关。

4. 知识缺乏 缺乏牙病的防治知识,对预防和早期治疗的重要性认识不足。

(三)护理措施

1. 一般护理 嘱患者遵医嘱服用镇痛剂、维生素等药物,并注意休息及口腔卫生。

2. 对症护理 急性牙髓炎主要表现为剧烈的疼痛,故应首先止痛。

(1)开髓引流:是最有效的止痛方法。

(2)药物止痛:樟脑酚棉球置于洞内暂时止痛,同时口服止痛药。

3. 治疗配合

(1)应急处理:开髓引流。

(2)保存患牙的治疗护理(以根管治疗为例)。

1)术前准备:牙钻、根管扩锉针、拔髓针、根管充填器、根管充填材料、消毒棉球等。

2)术中配合

①根管预备:对活髓牙,在局麻或失活下拔除根髓,用0.9%氯化钠溶液反复冲洗,用根管锉针反复扩锉管壁,冲洗拭干。

②根管消毒:将蘸有消毒液的棉捻置于根管内,用氧化锌丁香油糊剂暂封。待复诊时自觉症状消失,即可进行根管充填。

③根管充填:最后做永久性充填。

4. 病情观察 观察患者开髓及根管治疗后疼痛的变化。

5. 心理护理 向患者介绍疾病的治疗方法,目的及步骤,消除其恐惧心理,树立治愈疾病的信心。

(四)健康教育

向患者介绍牙髓病的病因、治疗方法、目的以及早期治疗的重要性。

第2节 根尖周病患者的护理

【疾病概要】

根尖周病是指牙齿根尖部及其周围组织病变的总称。临床上分为急性根尖周炎和慢性根尖周炎,以慢性根尖周炎多见。

1. 临床特点 牙齿疼痛是患者的主要症状。

急性根尖周炎:患牙有自发性、持续性疼痛,咀嚼时加重。患牙有浮起感,患者能明确指出患牙。检查时患牙有叩痛,颌下区淋巴结肿大。若病情加重,可导致骨膜下脓肿、黏膜下脓肿。全身可伴有发热、畏寒、全身不适等症状。

急性炎症可缓解,转为慢性根尖周炎。在检查时可见患牙龋坏变色,牙髓坏死,无探痛但有叩痛,根尖区牙龈可有瘘管。

2. 治疗原则 急性根尖周炎应首先缓解疼痛,然后进行根管治疗或牙髓塑化治疗。慢性根尖周炎用机械或化学方法,消除髓腔内的感染源,再用根管充填术严密封闭根管,防止根尖再次感染,促进根尖病变逐渐修复。

考点提示:急性根尖周炎的牙痛特点

【临床护理】

(一)护理评估

1. 健康史 了解患者是否患有龋齿、牙髓炎、有无牙髓炎治疗史。

2. 身体状况

(1)急性根尖周炎:炎症初期,患牙有浮起感,咀嚼时疼痛,患者能指出患牙,检查时有叩痛,当形成化脓性根尖周炎时有跳痛。

(2)慢性根尖周炎:多无明显自觉症状,常有反复肿胀、疼痛的病史。口腔检查可见患牙龋坏变色,牙髓坏死,无探痛但有轻微叩痛,根尖区牙龈可有瘘管。

3. 心理状况

(1)当病情不严重,疼痛不明显时,患者常不重视,延误治疗。

（2）当根尖周炎急性发作,出现难以忍受的痛苦,或患牙出现脓肿及瘘管时,才促使患者就诊,但又惧怕钻牙,表现为紧张、焦虑。由于患者对治疗过程缺乏了解,期望一次治愈,缺乏治疗耐心。

4. 辅助检查　慢性根尖周炎 X 线显示根尖区有稀疏阴影或圆形透射区。

（二）主要护理诊断及合作性问题

1. 体温过高　与根尖周组织急性感染有关。
2. 疼痛　牙痛、颌面部疼痛,与牙髓感染、根尖周炎急性发作、牙槽脓肿未引流或引流不畅有关。
3. 焦虑　与疼痛反复发作、咀嚼不适、牙体颜色改变有关。
4. 口腔黏膜改变　与慢性根尖周炎引起瘘管有关。
5. 知识缺乏　缺乏根尖周病治疗及预防的相关知识。

（三）护理措施

1. 一般护理　嘱患者遵医嘱服用抗生素、镇痛剂、维生素等药物,并注意休息及口腔卫生。高热患者多饮水,进食流质及半流质食物。
2. 对症护理　急性根尖周炎的主要症状是难以忍受的疼痛,故应首先止痛。开髓引流或药物止痛。

（1）开髓引流的治疗配合:开髓引流是控制急性根尖周炎最有效的方法。在局麻下,医生用牙钻开髓后,拔除根髓,护士遵医嘱抽吸 3% 过氧化氢溶液及 0.9% 氯化钠溶液协助冲洗髓腔,吸净冲洗液,吹干髓腔及吸干根管,备消毒棉球置于根管及髓腔内,窝洞不封闭,以利引流。

（2）脓肿切开的治疗配合:对急性根尖周炎黏膜下或黏膜上已形成脓肿者,除根管引流外,须同时切开排脓,才能有效控制炎症。切开脓肿前,护士遵医嘱准备麻醉药物,协助医生对术区进行清洁、消毒、隔湿准备。深部脓肿术后需放置橡皮引流条。

（3）牙髓塑化治疗的护理配合:牙髓塑化治疗是将塑化液注入根管内,使其与残存牙髓组织及感染物质聚合固定为无害物质,起到封闭根管、消除炎症的作用,常用于多根牙。进行塑化治疗前,护士准备好所需器械(同根管治疗)及塑化剂(常用酚醛树脂液),协助医生进行消毒、隔湿、窝洞冲洗,保持术野清晰。遵医嘱配制塑化剂。往髓腔送塑化剂时,注意防止液体外溢,避免烧伤口腔黏膜及软组织。

3. 病情观察　观察患者根管治疗后疼痛的变化;脓肿切开后症状是否缓解、体温是否恢复;正常牙髓塑化治疗术后是否疼痛等。

4. 心理护理　向患者介绍根管治疗方法、目的及步骤,以及治疗过程中可能出现的问题;做好患者的解释工作,消除其对钻牙、开髓的恐惧心理,使其积极配合治疗,按时复诊,树立治愈疾病的信心。

（四）健康教育

1. 向患者讲明根尖周病开髓减压及脓肿切开均是应急处理,当急性炎症消退后,必须继续采取根除病因的治疗方法,如根管治疗或牙髓塑化治疗,才能达到根治目的。
2. 早期治疗对保存牙齿有着十分重要的意义。对于已经失去治疗价值的残冠、残根应及时拔除镶复。
3. 嘱患者按时复诊,以达到最佳治疗效果。

第 3 节　牙周组织病患者的护理

牙周组织包括牙龈、牙周膜、牙槽骨及牙骨质等牙齿支持组织,牙周组织病以牙龈炎和牙周炎最为常见。

案例 12-3

患者男,65 岁。一周前发现刷牙时出血,未予重视。2 天前,左下颌牙龈红肿、疼痛剧烈,口臭明显。有糖尿病病史。检查:左下颌牙龈肿胀呈暗红色,探诊易出血。5D牙齿Ⅱ度松动,牙周袋形成,局部呈圆形突起,发红肿胀,按压后见脓液溢出,叩痛明显。

问题: 1. 你评估该患者患了什么疾病?
　　　2. 应采取什么护理措施?

一、牙　龈　炎

【疾病概要】

牙龈炎指炎症只局限于龈乳头和龈缘,严重时累及附着龈,未侵及深部的牙周组织。其病变是可逆的,病因去除,炎症消退,牙龈即可恢复正常。病因多是由于口腔卫生不良,如牙菌斑、牙石、牙垢以及食物嵌塞、不良修复体和牙颈部的刺激引起。

1. 症状　偶有牙龈发痒、发胀等不适感,当受到刺激时牙龈出血,可有口臭。
2. 体征
1）牙龈红肿出血。
2）假性牙周袋形成:炎症刺激导致牙龈缘及龈乳头增生肥大,覆盖牙冠形成假性牙周袋,袋内偶有炎性分泌物溢出。但牙齿无松动、牙槽骨无破坏、无真性牙周袋形成。

3. 治疗原则 去除局部刺激因素,如行龈上洁治术或龈下刮治术,注意口腔卫生。

【临床护理】

(一) 护理评估

1. 健康史 了解患者的口腔卫生状况及全身健康状况。如妇女妊娠期、糖尿病及全身抵抗力下降时,可诱发牙周病或使其症状加重。

2. 身体状况 患者受到刷牙、进食、发音等刺激时牙龈出血,可有口臭。口腔检查可见牙龈水肿呈暗红色,点彩消失。牙垢堆积,假性牙周袋形成。

3. 心理状况 牙龈炎症状较轻,常未引起患者重视,部分患者因口臭影响其社会交往而产生自卑心理。

(二) 主要护理诊断及合作性问题

1. 口腔黏膜改变 与牙周组织炎症造成牙龈充血水肿、色泽改变有关。

2. 知识缺乏 与患者对牙龈炎的预防及早期治疗的重要性认识不足,缺乏口腔卫生保健知识有关。

(三) 护理措施

1. 一般护理 嘱患者注意口腔卫生,教会患者刷牙及使用牙线的正确方法。指导患者加强营养,增加维生素 A、维生素 C 的摄入。

2. 治疗配合

(1) 有假性牙周袋形成者应进行龈沟冲洗术,协助医生用 3% 过氧化氢溶液与 0.9% 氯化钠溶液交替冲洗龈沟,冲洗完毕局部涂碘甘油或碘酚,注意避免灼伤邻近黏膜组织。

(2) 去除致病因素,口内有食物嵌塞、不良修复体或牙根部龋时要及时协助医生进行相应治疗。如可行龈上洁治术或龈下刮治术去除牙结石和牙菌斑等。

(3) 病情严重者遵医嘱服用抗生素。

3. 病情观察 密切观察洁治术中的出血情况,如出血过多,应配合医生及时止血。

4. 心理护理 治疗前向患者解释治疗目的及步骤,消除其紧张、恐惧心理,取得患者的合作。告知只要经过积极治疗,口臭等症状会很快消失,恢复其社交信心。

(四) 健康教育

1. 指导患者采取正确的刷牙方法及其他保持口腔卫生的措施,并定期复查,巩固疗效。

2. 让患者了解牙龈炎如不及时治疗,发展到牙周炎将对口腔健康带来很大危害,增强患者的防病意识。

链接

牙龈出血的原因及预防保健

牙龈出血是常见口腔疾病之一,一般表现为刷牙时出血、吃东西出血、甚至用力吸吮出血等,那么牙龈出血的原因都有哪些? 缺乏维生素 C、龋洞刺激、牙石刺激、牙周疾病、其他全身疾病等,都有可能造成牙龈出血。牙龈出血常伴有口臭,有碍工作和社交活动,有时会带来精神负担。预防牙龈出血,一定要养成良好的口腔卫生习惯,坚持早晚刷牙,饭后漱口,清除污物和食物残渣,可防止牙垢和牙结石的形成。另外最好定期到医院进行牙周洁治(洗牙),这是最好的牙齿保健方法。

二、牙 周 炎

【疾病概要】

牙周炎是指发生在牙周组织的慢性破坏性疾病,牙龈、牙周膜、牙槽骨及牙骨质均有改变。除牙龈炎的症状外,牙周袋的形成是其主要临床特点。

引起牙龈炎的原因均是牙周炎的重要原因,全身因素如营养代谢障碍、内分泌紊乱、机体抵抗力低下,均与本病有密切关系。

治疗原则是去除局部刺激、消除牙周袋、处理松动牙、积极的全身治疗。

【临床护理】

(一) 护理评估

1. 健康史 了解患者的全身健康状况,口腔卫生状况。如妇女妊娠期、糖尿病及全身抵抗力下降时,可诱发牙周炎或使其症状加重。

2. 身体状况

(1) 牙龈红肿、出血:在刷牙、进食、说话时牙龈出血。

(2) 牙周袋形成:由于牙周膜被破坏,用牙周探针测牙周袋的深度超过 2mm 以上。

(3) 牙周袋溢脓及牙周脓肿:牙周袋出现慢性化脓性炎症。常伴有口臭。

(4) 牙齿松动:由于牙周膜破坏,牙槽骨吸收,牙齿支持功能丧失,出现牙齿松动。

3. 心理状况 早期未引起重视,当病情进一步发展,出现牙周袋溢脓、牙齿松动时才来就诊,此时常需拔除松动牙。牙失后,严重影响咀嚼肌和美观,患者表现出焦虑自卑心理。

4. 辅助检查　X线示牙槽骨呈水平吸收,牙周膜间隙变宽,骨小梁疏松等。

(二) 主要护理诊断及合作性问题

1. 口腔黏膜改变　与牙龈炎症导致充血、水肿、色泽改变有关。

2. 知识缺乏　与患者缺乏口腔卫生保健知识有关。

3. 社交障碍　与牙齿缺失、口臭有关。

(三) 护理措施

1. 一般护理　指导患者合理饮食,增加维生素A、维生素C等营养物质的摄入,禁烟酒。

2. 治疗配合

(1) 局部治疗:协助医生进行牙周袋冲洗。

(2) 全身治疗:严重者选取有效抗生素口服。

(3) 去除局部刺激因素:协助医生进行龈上洁治术或龈下刮治术。

(4) 手术切除:经局部治疗,牙周袋仍不能消除者,协助医生进行手术切除。

3. 病情观察　观察患者术中出血情况,术后创口愈合情况。

4. 心理护理　向患者介绍牙周炎的预防保健知识,消除患者的心理压力和思想顾虑,使其积极配合治疗。

(四) 健康教育

1. 介绍牙周炎的危害,使患者了解牙周炎与口腔卫生的密切关系。

2. 牙周炎术后定期复诊,以巩固疗效。

链接

正确刷牙可预防牙周炎

牙周病早期的症状并不明显,牙龈红肿、牙齿松动、牙根暴露等都有可能是牙周炎的信号。刷牙是通过牙刷摩擦牙齿产生的机械力量,来清除牙菌斑,阻止牙结石的形成。正确的刷牙能有效预防牙周病的发生。刷牙每天要3次,每次要刷足3分钟;要注意牙刷质量,刷头不要太大,刷毛不能太密太硬;在刷牙方法上,要坚持"竖刷牙法",也提倡用"短横刷法"(即刷毛只在牙面及牙齿的缝隙中作前后短距离的颤动);对于牙间隙比较大的人,可以使用专门设计的牙间刷、牙线来辅助等。

第4节　口腔黏膜病患者的护理

口腔黏膜病是发生在口腔黏膜和软组织的疾病,病因复杂,常与全身疾病因素有关,常在机体抵抗力降低时发生。现将几种临床上常见的口腔黏膜病介绍如下。

一、复发性口疮

【疾病概要】

复发性口疮又称复发性阿弗他溃疡,是口腔黏膜呈周期性、复发性及自限性的溃疡性损害。一般 7～10 天可自愈。病因复杂,如消化不良、过度疲劳、睡眠不足等,也有学者认为本病是一种自身免疫性疾病。

1. 症状　局部灼热感、疼痛,受刺激时加重。

2. 体征　在口腔黏膜上可见圆形或椭圆形溃疡,周围绕以红晕,溃疡表面覆盖有伪膜。

3. 治疗原则　分局部治疗和全身治疗。目的是保护创面,减轻疼痛;促进愈合,缩短病程;防止继发感染。

【临床护理】

(一) 护理评估

1. 健康史　询问患者近期有无呼吸道感染、消化道不适、过度疲劳、精神紧张等诱因。

2. 身体状况

(1) 轻型:好发于口腔黏膜未角化或角化程度低的部位,初期口腔黏膜充血、水肿,随即出现单个或多个粟粒大小的红点或疱疹,很快破溃成圆形的溃疡,直径 2～3mm,边缘光滑,中央稍凹陷,周围红晕,表面覆以灰黄色假膜。经 7～10 天可自愈,愈后不留瘢痕,一般无明显全身症状,易复发。

(2) 重型:较少见,好发于咽旁、颊、硬腭、软硬腭交界处。溃疡一般为单发,面大而深,直径可达 10～30mm,似"弹坑状"。疼痛较剧,病程长,愈后常有瘢痕。

3. 心理状况　因溃疡新旧交替、此起彼伏,虽无明显的全身症状,但患者十分痛苦。发作期间,因疼痛求治心切。

(二) 主要护理诊断及合作性问题

1. 疼痛　口腔灼痛,与口腔黏膜病损形成溃疡、食物刺激有关。

2. 口腔黏膜改变　与口腔黏膜充血、水肿、破溃有关。

3. 焦虑　与溃疡反复发作有关。

4. 知识缺乏　与患者缺乏口腔黏膜病的防治知识有关。

（三）护理措施

1. 一般护理　充分休息，给予易消化的全流质或半流质温凉饮食，禁止刺激性食物。

2. 治疗配合　全身遵医嘱使用抗生素及抗病毒的药物；适当补充维生素 C 和复合维生素 B；对于严重患者，可使用糖皮质激素；对免疫功能减退者，可选用转移因子。

局部止痛：常用 0.5％盐酸达克罗宁液或 1％丁卡因溶液在疼痛难忍和进食前用棉签涂布溃疡面。

如局部用 10％硝酸银溶液烧灼溃疡时，护士应协助隔离唾液、压舌、切勿损伤周围正常黏膜。

3. 病情观察　密切观察溃疡面的愈合及有无感染。

4. 心理护理　对于反复发作的患者，应耐心解释疏导，消除其不良情绪，树立信心，积极配合治疗。

（四）健康教育

1. 耐心向患者介绍本病的病因及发病特点。

2. 嘱患者注意调节生活节律，调整情绪，均衡饮食，少食刺激性食物，多食新鲜的蔬菜水果，避免和减少诱发因素，防止复发。

二、疱疹性口炎

【疾病概要】

疱疹性口炎是单纯疱疹病毒引起的急性传染性口腔黏膜感染。以冬、春两季多见。本病多为原发性，常见于 6 岁以下儿童，以 6 个月至 2 岁最易发生。有自限性，3～5 天病情缓解，7～10 天溃疡可自行愈合，不留瘢痕。

1. 临床表现　口腔黏膜出现散在或成簇分布的水疱，并破溃形成溃疡。

2. 治疗原则　抗病毒、抗感染、镇痛、促进愈合、增强体质。

【临床护理】

（一）护理评估

1. 健康史　了解患者近期有无上呼吸道感染、消化不良等导致机体抵抗力下降的诱因，是否有该类疾病接触史。

2. 身体状况　因咽部疼痛、发热，患儿表现为烦躁、啼哭、流涎、拒食。口腔黏膜充血、水肿，出现多数针尖大小透明水疱，散在或成簇分布于唇、颊、舌、腭等处黏膜上。水疱很快破溃形成表浅小溃疡，也可融合形成较大溃疡（图 12-6）。

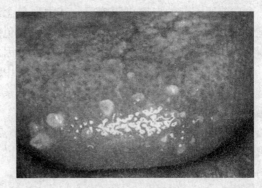

图 12-6　疱疹性口炎

3. 心理状况　疱疹性口炎患儿常表现为躁动不安、哭闹拒食，家属也表现出烦躁及焦虑，求治心切。

（二）主要护理诊断及合作性问题

1. 疼痛　口腔灼痛，与口腔疱疹破溃形成溃疡有关。

2. 体温升高　与病毒感染有关。

3. 口腔黏膜改变　与口腔黏膜充血、水肿、破溃有关。

（三）护理措施

1. 一般护理　充分休息，给予高热量易消化的流质或半流质软食。餐后注意清洁口腔，保持口腔卫生，可用 0.1％～0.2％的氯己定溶液、复方硼酸溶液漱口，去除局部刺激。疼痛剧烈影响进食时，饭前可用 0.5％盐酸达克罗宁液、1％丁卡因溶液涂布溃疡面，可暂时止痛。饭后用 2.5％的金霉素甘油糊剂局部涂布，也可用养阴生肌散、锡类散、冰硼散等局部敷撒。必要时进行隔离，避免与他人接触。

2. 治疗配合　遵医嘱使用抗生素及抗病毒药物，补充维生素 B、维生素 C，必要时静脉输液。

3. 病情观察　注意创面的愈合情况及有无继发感染。对于病情严重、反复发作的患者，给予悉心安慰，消除其烦躁焦虑情绪，使其认真遵医嘱用药，以缩短病程，促进愈合。

（四）健康指导

向患者及家属耐心介绍本病的病因及发病特点。指导患者餐后清洁口腔，注意口腔卫生，加强锻炼，增强体质。

三、口腔念珠菌病

【疾病概要】

口腔念珠菌病（又称为雪口病或鹅口疮）是真

菌—念珠菌所引起的口腔黏膜疾病。其中白色念珠菌是最主要的病原菌。长期大量使用抗生素和免疫抑制剂导致菌群失调或免疫力降低是本病的诱因之一。本病多发生于婴幼儿,婴幼儿常在分娩过程中被阴道念珠菌或通过被念珠菌污染的哺乳器及母亲乳头感染而致病。

1. 临床表现　口腔黏膜有微凸的乳白色小点,形成斑片,似凝乳,不易拭去。

2. 治疗原则　增强机体免疫力,抗真菌治疗。

【临床护理】

(一) 护理评估

1. 健康史　了解患者的健康状况,是否患有慢性疾病,有无长期大量使用抗生素、免疫抑制剂的病史。婴幼儿应询问母亲的身体状况及哺乳卫生状况(图12-7)。

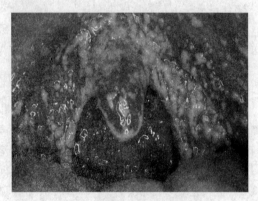

图12-7　口腔念珠菌病

2. 身体状况　本病多见于婴幼儿,好发于唇、颊、舌、腭等黏膜处。在充血、水肿的基础上,出现散在凝乳状柔软小斑点,随后融合成白色或蓝色丝绒状斑片,相互融合成大的白色凝乳状假膜。

3. 心理状况　患儿常表现为躁动不安、哭闹拒食。家属也表现出十分烦躁、焦虑,求治心切。

4. 辅助检查　涂片或培养时,显微镜下可见真菌菌丝和孢子。

(二) 主要护理诊断及合作性问题

1. 疼痛　口腔灼痛,与口腔黏膜病损形成溃疡、食物刺激有关。

2. 口腔黏膜改变　由口腔黏膜充血、水肿、破溃引起。

3. 知识缺乏　患者及家属缺乏对口腔念珠菌病的防治、保健知识。

考点提示:口腔念珠菌病的护理措施

(三) 护理措施

1. 指导患儿家属在哺乳前用2‰~4‰碳酸氢钠溶液洗涤患儿口腔和母亲乳头,使其口腔呈碱性环境,以抑制白色念珠菌的生长繁殖。

2. 局部破溃可涂擦0.5%甲紫液或制霉菌素液、咪康唑散剂,每日3~4次。

3. 重症患者遵医嘱给予抗真菌药物,临床上常用制霉菌素,也可使用酮康唑口服。

4. 对身体衰弱、有免疫缺陷病或全身慢性疾病的患者,可辅以增强机体免疫力的综合治疗措施。

(四) 健康教育

1. 介绍口腔念珠菌病的发病原因及预防知识。

2. 哺乳期间注意妇幼卫生,哺乳用具及乳头应经常清洁消毒并保持干燥。

3. 儿童在冬季应防止口唇干燥,以免发生皲裂。

4. 长期使用抗生素与免疫抑制剂者应警惕白色念珠菌感染,必要时考虑停药。

四、口腔黏膜白斑

【疾病概要】

口腔黏膜白斑是中老年人较常见的口腔黏膜病,是口腔癌前病变之一。病因不明,可能与吸烟、饮酒,不良修复体等口腔局部刺激,白色念珠菌感染,维生素A、B族缺乏,内分泌紊乱,微循环改变等因素有关。

1. 临床表现　口腔黏膜白斑的好发部位为颊、唇次之,舌、口角、前庭沟、腭、牙龈也有发生。以双颊白斑最多见。

白斑可分为斑块状、颗粒状、皱纸状、疣状、溃疡状。

2. 治疗原则　去除刺激因素,密切观察病情,必要时及时手术切除。

【临床护理】

(一) 护理评估

1. 健康史　了解患者有无吸烟、喜饮烈性酒、食过烫或酸辣食物、嚼槟榔等不良习惯,口腔有无残根、残冠、不良修复体或尖锐的牙尖牙嵴等,有无口腔白色念珠菌感染、口腔溃疡病史等。

2. 身体状况　口腔黏膜白斑常表现为以下几种类型。

(1) 斑块状:口腔黏膜上出现白色或灰白色均质型较硬的斑块,平或稍高出黏膜表面,不粗糙,柔软,可无症状或仅轻度不适感。

(2) 颗粒状:口角区黏膜多见,黏膜充血,白色损害呈颗粒状突起,本型白斑多数可查到白色念珠菌感染。

(3)皱纸状:多发生于口底及舌腹,表面粗糙,边界清楚,周围黏膜正常,白斑呈灰白色或垩白色。

(4)疣状:损害呈乳白色,厚而高起,表面呈刺状或绒毛状突起,粗糙,质稍硬。

(5)溃疡状:增厚的白色斑块上有糜烂或溃疡,可有反复发作史。在口角1cm处唇联合区的白斑应警惕恶变的可能。

3. 心理状况 当患者了解到本病为癌前病变时,有恐惧、焦虑心理。

4. 辅助检查 如诱因为口腔念珠菌感染,涂片或培养可见真菌菌丝和孢子。

(二)主要护理诊断及合作性问题

1. 疼痛 口腔灼痛,与口腔黏膜病损形成溃疡、食物刺激有关。

2. 口腔黏膜改变 与口腔黏膜白斑病变有关。

3. 知识缺乏 与患者及家属对口腔黏膜白斑的相关知识缺乏有关。

(三)护理措施

1. 一般护理 给予易消化、少刺激、营养丰富的饮食,戒除烟酒、嚼槟榔等不良习惯,注意休息。

2. 治疗配合 局部可用0.1%～0.3%维A酸软膏或鱼肝油涂擦,口服维生素A、维生素B、维生素E等。

3. 病情观察 观察患者局部用药或其他治疗后,病变部位是否变薄、变软、面积缩小。

4. 心理护理 给予患者积极的心理支持,消除其恐惧、焦虑的情绪,使其树立战胜疾病的信心,积极配合治疗。

(四)健康教育

1. 令患者了解戒烟、戒酒是预防口腔黏膜白斑的有效措施。

2. 注意口腔卫生,清除残根、残冠、不良修复体等局部刺激。

3. 嘱患者定期复查,一般半年或1年复查一次,以利早发现,早治疗。

考点提示:口腔黏膜白斑的健康教育

第5节 口腔颌面部感染患者的护理

口腔颌面部感染是口腔科的常见病,由口腔内潜在细菌或口腔外部的细菌感染引起,以智齿冠周炎、

颌面部间隙感染、颌骨骨髓炎等较多见。

一、智齿冠周炎

案例12-4

患者男,21岁。7天前上火后出现右侧下方磨牙后区轻微胀痛,未予治疗。1天前疼痛加重,张口困难就诊。查体:右下颌第三磨牙萌出不全,牙冠周围龈瓣红肿糜烂、有明显触痛。探诊可探及阻生牙,压迫龈袋可有脓液、脓血溢出。

问题:1. 你评估该患者患了什么病?

2. 护理诊断及护理要点是什么?

【疾病概要】

智齿冠周炎指智齿(第三磨牙)萌出不全或阻生时,冠周盲袋形成,食物残渣进入后不易清除。同时袋内湿度与温度有利于细菌繁殖,使其牙冠周围软组织发生感染。临床上以下颌智齿冠周炎最多见,常见于18～25岁的青年。

(1)症状:局部自发性跳痛;不同程度张口受限;口臭。

(2)体征:下颌第三磨牙萌出不全,牙冠周围软组织红肿、糜烂、触痛。龈瓣下有脓性分泌物溢出。

【临床护理】

(一)护理评估

1. 健康史 了解患者全身健康状况,有无牙列与下颌骨不协调,有无牙周袋形成,有无第三磨牙萌出不全、萌出位置不正、阻生,有无冠周牙周袋形成等病史。

2. 身体状况 患侧磨牙后区疼痛,咀嚼、吞咽、开口等活动时疼痛加重。口腔检查可见下颌智齿萌出不全,牙冠周围龈瓣红肿,有明显触痛,探针可探及阻生牙,压迫龈袋可有脓液溢出。下颌下淋巴结肿胀(图12-8)。

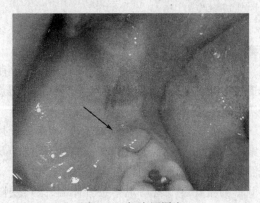

图12-8 智齿冠周炎

考点提示:智齿冠周炎的形成

3. 心理状况　患者因疼痛、张口受限、进食困难或病情反复发作而感到痛苦和焦虑。须拔除阻生牙时,患者因惧怕手术疼痛产生恐惧心理。

> **链接**
>
> ### 智齿不治害处多
>
> 智齿通常是在人类心智趋于成熟时才会长出,这也是"智齿"的由来。智齿在生长过程中,如护理不当还会导致多种疾病的发生。
>
> 由于智齿生长在牙列最深处,日常刷牙不易清洁,易产生龋齿,且因萌发空间不足还会侵犯邻牙;加之由于没有对颌牙,有时智齿会过度萌发,进而影响咬合;智齿萌发不足形成阻生齿,可引起牙列不齐、冠周间隙感染、张口困难等。

(二) 主要护理诊断及合作性问题

1. 疼痛　口腔颌面部疼痛、牙痛,与牙冠周围急性感染引起局部肿胀,组织受压有关。

2. 语言沟通障碍　与疼痛、张口受限有关。

3. 焦虑　与病程长、经久不愈、疼痛不适有关。

4. 潜在并发症　颌面部间隙感染、颌骨骨髓炎等。

5. 知识缺乏　与患者对疾病的早期诊断和及时治疗的重要性认识不足有关。

(三) 护理措施

1. 一般护理　注意休息,避免过度劳累,保持口腔清洁,用温盐水或含漱剂漱口,每日数次。

2. 治疗配合

(1) 协助医生对冠周炎龈袋用1‰～3‰过氧化氢溶液和0.9%氯化钠溶液反复冲洗,以清除龈袋内的脓液、细菌、食物残渣等,至冲洗液清亮为止。冲洗后擦干局部,用探针蘸取碘甘油或复方碘酚送入龈袋内,每日1～3次,效果良好,使用上述药物时应避免烧灼邻近黏膜组织。

(2) 如龈瓣附近脓肿形成,协助医生及时切开引流。

(3) 急性炎症消退后,对位置正常、有足够萌出位置且有对颌牙的智齿,协助医生在局麻下行冠周龈瓣切除术,以消除龈袋。

(4) 局部炎症及全身反应较重者,遵医嘱使用抗生素,嘱患者注意休息及进食流质食物,不吃辛辣刺激性食物,治疗期间戒烟酒。

3. 病情观察　密切观察患者体温、张口受限情况、有无呼吸困难,并询问患者的自觉症状。

4. 心理护理　向患者简单介绍本病的发病过程、治疗方法,消除其恐惧、焦虑心理,树立治愈本病

的信心,积极配合治疗。

(四) 健康教育

1. 向患者宣传冠周炎的发病原因及早期治疗的重要性,告知患者对无保留价值的阻生牙、病灶牙应待急性炎症消退后及时拔除,防止复发。

2. 嘱患者注意口腔卫生,并指导患者正确刷牙、漱口。

二、颌面部间隙感染

> **案例 12-5**
>
> 患者女,23岁。右下颌冠周炎经常发作,未给予治疗,渐渐张口受限,咀嚼食物时疼痛加重,遂来就诊。查体见右下颌角内侧明显压痛,重度张口受限。予以穿刺,抽出脓性液体约6ml。
>
> 问题:1. 该病例的护理诊断是什么?
> 　　　2. 上述病例的护理要点是什么?

【疾病概要】

颌面部间隙感染是颜面、颌周及口咽部潜在间隙中化脓性炎症的总称。

常见的病原菌为金黄色葡萄球菌,其次是溶血性链球菌,常为需氧菌和厌氧菌混合感染为主。常见的感染来源有下列几种。

(1) 牙源性感染:最常见,如下颌第三磨牙冠周炎、根尖周炎、颌骨骨髓炎等;不同部位牙齿的感染常引起不同部位的感染。

(2) 腺源性感染:可由扁桃体炎、唾液腺炎、颌面部淋巴结炎等引起。

(3) 继发感染:可继发于外伤、面部疖痈、口腔溃疡和血源性感染者,但较少见。

1. 临床表现　常表现为急性炎症过程,根据感染的性质、途径和部位不同,常见有眶下间隙、咬肌下间隙、颌下间隙感染和口底蜂窝织炎。局部表现为红、肿、热、痛、功能障碍,重者全身中毒症状严重,高热、寒战或体温不升,短期内可出现全身衰竭,甚至昏迷、中毒性休克等症状(图 12-9～图 12-12)。

2. 治疗原则　抗生素控制感染,脓肿形成后切开排脓。

【临床护理】

(一) 护理评估

1. 健康史　仔细询问病史,了解患者是否存在未经彻底治疗的牙病史。

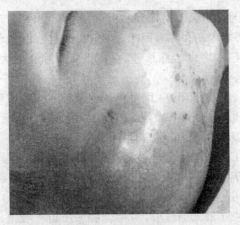

图 12-9　颊间隙感染

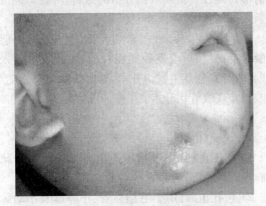

图 12-10　下颌下间隙感染

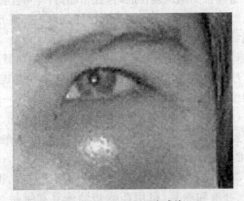

图 12-11　眶下间隙感染

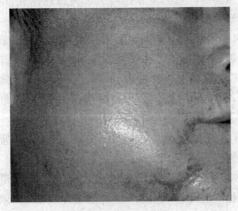

图 12-12　咬肌间隙感染

2. 身体状况　局部表现为红、肿、热、痛、功能障碍,重者全身中毒症状严重,高热、寒战或体温不升。

感染可局限于一个间隙内,也可经阻力较小的组织扩散至其他间隙,形成多间隙感染。

炎症侵及喉部、咽部、咽旁、口底,可引起局部水肿,使口腔缩小或压迫气管造成不同程度的呼吸和吞咽困难

3. 心理状况　口腔颌面部间隙感染所致局部及全身症状严重,患者对疾病的预后十分担忧,感到紧张及焦虑,常常表现出烦躁不安、失眠。

4. 辅助检查　实验室检查可见白细胞计数明显升高或出现中毒颗粒。

(二) 主要护理诊断及合作性问题

1. 疼痛　口腔颌面部疼痛,与口腔颌面部间隙感染引起局部肿胀、组织受压有关。

2. 体温升高　与急性感染有关。

3. 语言沟通障碍　与疼痛、张口受限有关。

4. 焦虑　与病程长、经久不愈、症状严重致全身不适及担心预后不佳有关。

5. 有窒息的危险　与肿胀致咽腔缩小有关。

(三) 护理措施

1. 一般护理　为患者提供舒适的休息环境。给予高营养、易消化的流质饮食,张口受限者采用吸管进食。

2. 治疗配合　遵医嘱给予止痛剂、镇静剂及抗生素。需脓肿切开者,配合医生做好术前、术中及术后的护理工作。

3. 病情观察　密切观察患者的生命体征、注意有无窒息的危险以及感染局部的病情变化。

4. 心理护理　向患者解释病情及治疗计划,减轻紧张情绪。

(四) 健康教育

1. 嘱患者治愈出院后,逐渐练习张、闭口运动,直至功能恢复。

2. 鼓励患者进食高热量、高蛋白、高维生素的食物,保证营养摄入,以利身体恢复。

3. 指导患者正确刷牙、漱口,使患者明白加强口腔护理、预防口腔感染是切断颌面部间隙感染的重要途径。

第6节　口腔颌面部损伤患者的护理

> **案例 12-6**
>
> 患者男,31 岁,工人。上颌外伤后牙齿变短半小时。因半小时前骑自行车不慎摔倒,致面部嘴唇着地后发现疼痛变短。检查:1A 牙龈红肿、龈沟渗血,牙冠完整,但比相邻牙缩短 3mm,叩痛(＋＋),松动度(＋)。上唇黏膜红肿,约有 1cm 长的裂口,渗血。X 线片示:1A 根尖周膜间隙消失,未见根折。
>
> **问题:** 1. 分析此病例,说出你的医疗、护理诊断。
> 　　　2. 请你为上述病例制定合理的护理措施。

【疾病概要】

口腔颌面部是人体的暴露部位,在交通事故或遭受外力打击时易损伤。由于其解剖生理特点及功能的要求,损伤后有其特殊性,急救措施也有其特点。

(一) 损伤特点

1. **易引起出血**　因颌面部血液循环丰富,损伤后易引起出血甚至出血性休克;颌面部皮下组织疏松,筋膜间隙多,伤后易形成组织内血肿。但因血运丰富,组织的愈合能力和抗感染能力均较强,伤后 24～48 小时甚至更长时间,只要伤口未出现明显的化脓感染,清创后均可行一期缝合,且预后良好。

2. **易发生感染**　口腔颌面部通过鼻腔、口腔直接与外界环境相通,与外界环境中致病菌接触的机会大大增加。外伤后,创口易与腔窦相通,由于异物的污染与存留易发生感染。

3. **易发生窒息**　口腔颌面部在呼吸道上端,损伤后软组织移位,水肿,血肿、血凝块、分泌物以及各种异物的存留、舌体后坠等,均可能阻塞呼吸道而致窒息。

4. **易合并颅脑等相邻组织损伤**　口腔颌面部骨骼邻近颅脑,损伤时常合并有颅脑损伤,如脑震荡、脑挫伤、颅底骨折等。

考点提示:口腔颌面部损伤特点

(二) 急救原则

急救的根本目的是抢救生命,必须全面了解伤情,分清主次和轻重缓急,采取正确急救措施。现场急救应从威胁生命的最主要问题开始,因此首先处理窒息,然后依次为出血、休克、颅脑损伤等,并随着机体体征的改变,及时采取有效措施。

1. **窒息的急救**　防治窒息的关键在于早发现、早处理。窒息的前期症状有烦躁不安、出汗、口唇发绀、鼻翼扇动和呼吸困难,严重时出现发绀、吸气"三凹"征,随之发生脉细速、血压下降及瞳孔散大等危象,甚至死亡。

(1) 解除阻塞:用手指或器械伸入口腔咽喉部,迅速取出分泌物、血液、血凝块等阻塞物。对舌后坠引起窒息的患者,应立即将舌拉出口外。

(2) 改变患者体位:先解开颈部衣扣,并使患者的头部偏向一侧或采取俯卧位,便于唾液及分泌物自然流出。采用俯卧位时,须垫高患者的前额。

(3) 放入通气管:对咽部肿胀压迫呼吸道、下颌骨前部粉碎性骨折或双侧骨折的患者,可经口腔或鼻腔插入通气管,以解除窒息。

(4) 环甲膜穿刺或气管切开:以上方法都不能使呼吸维持畅通时,应迅速用粗针头,由环甲膜刺入气管内,或行紧急环甲膜切开术,暂时解除窒息。随后,再改行常规气管切开术。

2. **出血的急救**

(1) 压迫止血

1) 指压止血:用手指压迫出血部位供应动脉的近心端,可达到暂时止血的目的。

2) 包扎止血:用于毛细血管、小静脉及小动脉出血。将移位的组织复位后,包扎稍加力,即可止血。

3) 填塞止血:开放性或洞穿性创口或口底出血,可用纱布填塞,外面再用绷带加压包扎。

(2) 结扎止血:对较大的出血点,可用血管钳夹住作结扎止血或连同止血钳包扎后转送,注意观察有无继续出血。

(3) 药物止血:局部应用云南白药、止血棉、吸收性明胶海绵等。全身性止血药物亦可应用,如酚磺乙胺、维生素 K 及仙鹤草素等。

3. **休克的急救**　休克的处理原则为镇静、镇痛、止血、补液和给氧,可用药物协助恢复和维持血压。口腔颌面部严重的复合伤可引起失血性休克,以补充血容量为根本措施。

4. **合并颅脑损伤的急救**　由于口腔颌面部与颅脑相邻,颌面部损伤易伴发颅脑损伤。

(1) 应严密观察神志、脉搏、呼吸、血压及瞳孔的变化,嘱患者卧床休息,保持呼吸道通畅、呼吸和循环的稳定,及早发现并纠正休克。

(2) 予以损伤控制性手术,减少搬动,并暂停不急需的检查或手术。

(3) 严重颅脑损伤昏迷患者常发生呼吸道异物误吸和气道开放,造成严重局部或全身感染,须加强抗感染治疗。

(4) 对烦躁不安的患者,可适当给予镇静剂,但禁用吗啡,以免影响病情观察、抑制呼吸、引起呕吐、增加颅内压。

（5）如有颅内压增高现象应控制入水量，并用高渗性脱水剂、利尿剂、激素等。

5. 包扎和运送

（1）包扎：是急救过程中不可缺少的治疗措施，起到压迫止血、临时固定、减少骨折段活动、保护并缩小创面、减少污染或唾液外流、止痛等作用。常用的包扎方法有四尾带包扎法、十字绸带包扎法。

（2）运送：运送途中，应保持呼吸道通畅，昏迷患者可采用俯卧位，颈部垫高，使口鼻悬空，以利于引流和防止舌后坠。一般伤员可采取侧卧位或头偏向一侧，避免血凝块及分泌物堆积在口咽部。同时，应密切观察病情变化，防止窒息或休克发生。搬动疑有颈椎损伤的伤员，应2～4人同时搬运，一人固定头部并加以牵引，其他人相互协调，将伤病员平直滚动到担架上，颈下放置一小枕，头部两侧加以固定，防止头摆动。

6. 预防及控制感染 口腔颌面部损伤的创面常被污染，甚至嵌入砂石、碎布等异物以及自身软组织碎片。感染对患者的危害有时比原发损伤更为严重。故预防感染是前期抢救中的主要注意事项，应尽早进行清创缝合术，如没有条件，应及早包扎创口。伤后应尽早运用广谱抗生素，并及时注射破伤风抗毒素。

考点提示：口腔颌面部损伤急救要点

【临床护理】

（一）护理评估

口腔颌面部损伤的类型很多，临床上以软组织损伤、牙、牙槽骨损伤及颌骨骨折较为常见。

1. 健康史 口腔颌面部损伤多因突如其来的暴力、交通事故、外伤所致。

2. 身体状况

（1）口腔颌面部软组织损伤：分为闭合性损伤与开放性损伤。

闭合性损伤常见有挫伤和血肿，表现为局部皮肤的变化、肿胀和疼痛。

开放性损伤常见有擦伤、切割伤、刺伤、撕裂或撕脱伤、咬伤、火器伤等，主要表现为不同程度的伤口破裂出血、肿胀、疼痛，甚至咀嚼功能障碍等，严重的头皮撕裂或撕脱伤可出现休克症状。

（2）牙及牙槽骨损伤：前牙区多见，常因碰撞、打击、跌倒或咀嚼硬物而引起。轻则牙体松动、倾斜、缩短、伸长和疼痛，妨碍咀嚼。重则发生牙折断、不完全或完全性脱位，常伴有牙龈撕裂伤和牙槽骨骨折及口唇的损伤，如有骨折移位，可引起咬合错乱。

（3）颌骨骨折：包括上颌骨骨折、下颌骨骨折及

上、下颌骨联合骨折等。

由于下颌骨位于面部最突出的部分，因而较常见。骨折线易发生在解剖结构较薄弱的部位。一般均有错位、咬合关系紊乱等。临床表现为面部肿胀、畸形、疼痛、出血、张口受限、咬合错乱，骨折处压痛等。如下颌骨骨折伴有下牙槽神经损伤时，可出现患侧下唇麻木；如因颌骨骨折引起舌后坠，则可发生呼吸困难，甚至窒息。

3. 心理状况 日常生活中，颌面部损伤多因突如其来的外伤、暴力或交通事故所致，颌面部骨折不仅给患者造成语言、进食、呼吸等功能上的改变，还常引起严重的容貌畸形，给患者造成巨大的心理障碍、出现不同程度的恐惧与焦虑情绪。

4. 辅助检查 X线片显示骨折部位及骨折片移位。

（二）主要护理诊断及合作性问题

1. 急性疼痛 与外伤导致皮肤黏膜破损、骨折有关。

2. 口腔黏膜改变 与损伤、下颌运动障碍致口腔护理障碍有关。

3. 吞咽障碍 与疼痛、咬合紊乱、咀嚼功能障碍、下颌运动障碍有关。

4. 营养失调：低于机体需要量 与张口受限、咀嚼及吞咽困难，外伤引起代谢紊乱有关。

5. 潜在并发症 出血、感染、窒息等。

6. 恐惧 与突发的伤害及手术有关。

7. 焦虑 与面部畸形、环境改变及担忧预后不佳有关。

8. 知识缺乏 缺乏颌面部外伤急救护理相关知识。

休 克

休克是口腔颌面部损伤常见的急危重病症，系各种强烈致病因素作用于机体，使循环功能急剧减退，组织器官微循环灌流严重不足，以至重要生命器官功能、代谢严重障碍的全身危重病理过程。休克分为低血容量性、感染性、心源性、神经性和过敏性休克五类。创伤和失血引起的休克为低血容量性休克，而低血容量性和感染性休克在口腔颌面外科最常见。休克的治疗原则为改善全身组织的血流灌注，恢复及维持患者的正常代谢和脏器功能。

（三）护理措施

1. 一般护理 密切观察患者的生命体征、神志及瞳孔变化，防止窒息、休克、颅脑并发症的发生。一

般取仰卧、头偏向一侧体位,避免分泌物堵塞呼吸道造成窒息;出血不多及合并颅脑损伤的患者,可采取半卧位,以利血液回流减轻局部组织水肿,增进肺部呼吸运动,利于痰液和分泌物的排出。如有躁动及惊厥时,可遵医嘱给予镇静剂。颌间固定的患者,应定期检查咬合关系及固定物固定情况。

2. 治疗配合　按医嘱及时输血、输液、全身应用抗生素,及时注射破伤风抗毒素。遵医嘱做皮试,如青霉素、普鲁卡因、破伤风抗毒素等皮肤试验。根据伤情准备急救用品,如氧气、吸引器、气管切开包、急救药品、输液架等。保持患者呼吸道顺畅,及时清除口、鼻腔分泌物、呕吐物以预防窒息,必要时行气管插管或气管切开术,对于气管切开的患者,应作好气管切开护理。缺氧患者及时给氧。经急救处理,伤员情况好转后,协助医生及早对局部创口进行清创术。

3. 饮食护理　颌间固定或口腔部位损伤的患者进食困难,可用吸管进食。对伤情较重,不宜经口腔进食者可采用鼻饲法或经静脉补充营养。为了促进创口早日愈合,给予高热量、高蛋白、富有多种营养素的流质清淡饮食,以增强患者抵抗力。特殊患者应由医生特殊制定饮食,如腮腺或下颌下腺损伤在治疗期禁食酸性食物;而腮腺导管损伤后,在导管吻合或导管再造术治疗期间,应让患者多食酸性饮食,促进导管畅通。

4. 口腔护理　颌面部损伤患者,常因伤口疼痛,口内有固定物,使口腔自洁作用受阻,故应加强口腔护理,防止伤口感染。可用 0.02% 氯己定漱口液或 0.1% 苯扎溴铵溶液清洗口腔,每日 3 次;对口内有结扎钢丝或颌面牵引固定的患者,可用 20ml 注射器接弯针头冲洗或用小毛刷刷洗。有脑脊液耳漏或鼻漏者,切不可用液体冲洗和棉球堵塞,以免逆行感染入颅。

5. 病情观察　注意患者生命体征的变化,有无窒息、出血、休克、感染等潜在危险。

6. 心理护理　由于患者遭受突然的意外伤害,常表现为惊慌、恐惧不安,应稳定患者情绪。颌面部损伤往往造成面部畸形,影响美观,患者常表现出焦虑和恐惧,对治疗和护理有抵触心理,应予以疏导、解释及安慰,使其树立战胜伤痛的信心和勇气,并主动配合医护人员进行治疗。

(四) 健康教育

1. 提高患者安全意识,如自觉遵守交通规则等,从根本降低口腔颌面部损伤的发病率。

2. 对全身状况良好者,鼓励其早期下床活动,掌握功能训练的时机与方法,以改善局部和全身血液循环,促进其早日康复。

3. 指导颌骨骨折患者掌握张口训练的时机与方法,逐渐恢复咀嚼功能,减少并发症的发生。

4. 出院指导　指导患者注意合理饮食,勿进食粗硬食物,勿咬、碰患牙。视患者具体情况嘱其定期复查。

小　结

口腔科常见病、多发病包括牙体硬组织病、牙周病、黏膜病、口腔颌面部感染及损伤等,涵盖从新生儿到老年全过程,在人生的任何阶段,出现任何口腔问题都会对身心健康造成不良影响。因此,牙体硬组织病以早检查、早发现、早治疗为护理原则;牙髓病及根尖周病的主要护理措施为止痛、局部治疗护理;口腔黏膜病常见的有复发性口疮、疱疹性口炎、口腔念珠菌病等,均以口腔黏膜损害为主要表现;口腔颌面部感染以智齿冠周炎、颌面部间隙感染、颌骨骨髓炎较多见。口腔颌面部损伤特点为易窒息、出血、休克、感染,合并颅脑损伤等,急救护理主要针对窒息、出血、休克、颅脑损伤等急危重症进行。

目标检测

一、名词解释

1. 龋齿　　2. 鹅口疮

二、填空题

1. 临床上根据龋损程度分为浅龋、中龋及深龋,浅龋的龋蚀只限于_____,中龋的龋蚀已进展到_____,深龋的龋蚀到_____。

2. 定期进行口腔检查的时间为_____,以便早期发现龋病,及时治疗。

3. 牙周炎的主要症状为_____、_____、_____。

4. 根尖脓肿的治疗配合:切开脓肿前,护士遵医嘱准备麻醉药物,协助医生对术区进行_____、_____、_____准备。

5. 疱疹性口炎是以_____病毒感染为主的口腔黏膜病。

6. 口腔念珠菌病的口腔护理中,可使用_____洗涤患儿口腔,使其口腔呈_____环境以抑制_____的生长繁殖。

三、选择题

1. 面部危险三角区内的感染处理不当可以引起(　　)

　　A. 根尖周炎　　　　　　B. 鼻前庭炎

　　C. 尖牙凹感染　　　　　D. 角膜炎

　　E. 海绵窦血栓性静脉炎

2. 颌面部间隙感染最常见的原因是(　　)

　　A. 血源性　　　　　　　B. 腺源性

　　C. 外伤性　　　　　　　D. 牙源性

　　E. 继发于其他感染

3. 急性牙髓炎止痛的最有效的方法是(　　)

　　A. 药物止痛　　　　　　B. 开髓引流

　　C. 直接或间接盖髓　　　D. 摘除牙髓

E. 拔除患牙

4. 急性牙髓炎的疼痛特点不包括（　　）
   A. 自发性阵发性疼痛　　B. 夜间痛加重
   C. 温度刺激疼痛加剧　　D. 疼痛不能定位
   E. 咬合痛

5. 温度刺激出现迟缓且不严重的疼痛,表明可能是（　　）
   A. 牙髓正常　　　　　　B. 牙髓坏死
   C. 可复性牙髓炎　　　　D. 急性牙髓炎
   E. 慢性牙髓炎

6. 食物中特别容易致龋的物质是（　　）
   A. 蔬菜　　　　　　　　B. 蔗糖
   C. 肉类　　　　　　　　D. 脂肪
   E. 矿物质

7. 下列口腔黏膜病中属于癌前病变的是（　·　）
   A. 扁平苔藓　　　　　　B. 复发性阿弗他溃疡
   C. 疱疹性口炎　　　　　D. 口腔念珠菌病
   E. 黏膜白斑

8. 复发性阿弗他溃疡临床表现中错误的是（　　）
   A. 溃疡中央微凹,上覆一层淡黄色假膜
   B. 多见于青壮年,男性多于女性

C. 本病可反复发作
D. 本病有自限性,7～10 天自愈
E. 愈后不留瘢痕

9. 对口腔念珠菌病不正确的叙述是（　　）
   A. 治疗一般用抗生素
   B. 发生于口腔的任何部位
   C. 黏膜损害不能擦除
   D. 治疗用碱性含漱剂
   E. 白色念珠菌适于酸性环境生存

10. 智齿冠周炎发生的原因是（　　）
   A. 智齿阻生　　　　　　B. 盲袋形成
   C. 细菌感染　　　　　　D. 机体抵抗力低下
   E. 以上都是

四、简答题

1. 龋病的四联因素。
2. 简述急性牙髓炎的疼痛特点及护理措施。
3. 试述如何对牙周炎患者进行健康指导。
4. 试述如何对口腔念珠菌病患者进行健康指导。

（王　巍）

第13章 口腔科常用护理技术操作

第1节 四手操作基本技能

【目的】

熟练掌握口腔四手操作法。

【用物准备】

牙科综合治疗机、一次性口腔器械盘。

1. 医、护、患的位置关系 分四个区,静息区、护士操作区、器械传递区、医生操作区。

2. 座椅的基本要求 椅位能上下调节,座面上有适当厚度的泡沫软垫,以保证操作者的小腿和足有一定空间,并有利于操作者更换体位。护士座椅较医生座椅稍高,下部带有可放脚的底盘,椅背有一可旋转的扶手。

【操作步骤及要点】

包括器械传递和保持清晰的治疗区域。

1. 器械传递 优点:①动作的经济;②时间的经济;③减少眼睛的疲劳;④高质量的医疗效果;⑤使用规范的传递技术,可减少因使用牙科器械而导致的误伤。

主要传递方法:即双手传递法和接送法(图13-1～图13-4)。

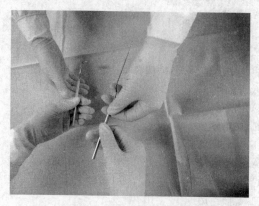

图13-2 口镜、探针的传递

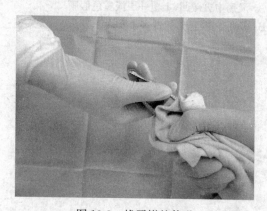

图13-3 拔牙钳的传递

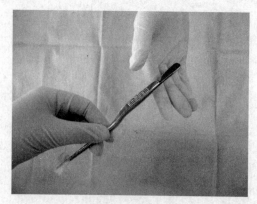

图13-1 镊子的传递

传递要领:要送出去的器械是用拇指、食指和中指的指尖握着,所握部位为靠近器械的操作端,以便医生接到器械时就能使用。

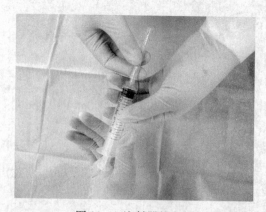

图13-4 注射器的交换

器械交换注意事项:①禁止在患者头面部传递器械;②及时准备交换下一步治疗所需器械;③注意握持器械的部位及方法;④器械交换应平行进行。

医、护、患关系的协调:护士要把病历资料、模型、材料和器械都准备好,医生有责任告知护士做哪些特殊准备工作和注意事项。对前来就诊的患者应热情接待,多与患者交谈。操作前,护士应按正常使用顺序把器械排放好,以便顺利传递。

2. 保持清晰的治疗区域 首先随时调节牙用灯,注意避免刺激患者的眼睛。其次注意随时吸去患者口内的积水以保持手术部位的清晰。

【注意事项】

1. 要有正确的计划与组织 第一步就是要有正确的治疗方案,第二步就是按治疗方案提前准备所需的器械和材料,第三步是护士需完全熟悉治疗步骤,并按治疗需要准备好消毒的器械包。 .

器械与设备的合理摆放与使用应遵照四手操作原则。护士应熟悉操作流程,能预见下一步操作,合理使用器械,从而提高工作效率。

2. 四手操作的优缺点 优点:①减轻临床工作的压力和疲劳;②在保证质量的前提下提高工作效率;③增加临床服务收入;④缩短医—护—患之间的距离。缺点:①医生的习惯性差异;②需聘请或培训一位经过训练的护士,财政支出相应要增加;③患者不适应仰卧位,感觉上难以忍受。

第2节 口腔手机清洗消毒灭菌标准操作规程

【目的】

熟练掌握口腔手机清洗、消毒、灭菌标准操作。

【用物准备】

口腔用手机、全自动手机清洗机、酶清洁剂、超声清洗器、高压水枪(注射器)、75%乙醇溶液、全自动注油机、高温高压灭菌器、封口机。

【操作步骤及要点】

(一) 预处理

1. 医生每次治疗结束后及时踩脚闸冲洗管腔30秒。
2. 使用者及时卸下污染手机,用湿棉球及时擦除手机表面肉眼可见的污物,放入诊室污染器械回收容器中暂存。
3. 清洗人员清点收取使用过的手机,将污染器械回收容器送至清洗间。

(二) 清洗

1. 无全自动手机清洗机的清洗
(1) 冲洗:将手机置于流动水下冲洗,初步去除表面污染物。
(2) 洗涤:冲洗后,用酶清洁剂浸泡2～5分钟后刷洗、擦洗。部分手机冲洗后可放进超声清洗器内加酶清洗3～5分钟。
(3) 漂洗:洗涤后,在流动水下冲洗或刷洗。管腔用高压水枪或注射器冲洗。
(4) 终末漂洗:漂洗后,用软水、纯化水或蒸馏水冲洗。管腔内用高压水枪或注射器冲洗。
(5) 清洗后手机放入网筐中准备干燥。
2. 有全自动手机清洗机的清洗
(1) 检查自动清洗机工作性能及酶清洗剂、中和剂、增亮剂是否足够。
(2) 将手机头逐个平稳地插入手机清洗机专用插孔,进行充分有效清洗。

(三) 干燥

将手机逐个从网筐或清洗机中取出,使用高压气枪或注射器吹干管道、风轮轴承表面水分,也可注入75%乙醇溶液干燥。

(四) 消毒

用75%乙醇溶液消毒手机内外表面。

(五) 内部保养

使用全自动注油设备向手机内部注入专用的手机清洁润滑油,若使用手工式注油,宜选用喷雾型清洁润滑油。

(六) 干燥

注油后器械外表应及时擦干,管腔内应用机械烘干、压力气枪吹干,不得自然晾干。

(七) 检查

用目测或带光源放大镜检查干燥后的手机、器械的洁净度和性能。

(八) 包装

宜使用纸塑单包装,用医用热封机封口。

(九) 灭菌

1. 首选预真空压力蒸汽灭菌器进行灭菌。
(1) 装载时不能堆放,应将封装好的手机依次放在托盘内,每只手机之间应保留一定间隙,并且纸面向上,有利于蒸汽穿透及干燥。
(2) 严格控制灭菌温度、压力和时间。温度＞135℃或灭菌时间超过规定时间均可损坏手机密封胶圈及轴承的护珠套等部件。

2. 若采用快速卡式压力蒸汽灭菌器灭菌,可不封装裸露灭菌。

3. 也可采用环氧乙烷、过氧化氢等离子体等其他低温灭菌器进行灭菌。

(十) 储存

1. 有包装的应在包外注明物品名称、灭菌器编号、灭菌批次、灭菌日期、失效日期及操作人签名或代码,放入无菌物品存放柜。

2. 裸露灭菌的应存放于灭菌盒内或无菌容器中备用。一经打开使用,有效期不超过 4 小时。

(十一) 发放

发放时应保证包装完好。如发现油包、包装破损等应视为污染不得发放,需重新清洗灭菌。

【注意事项】

1. 不能将手机浸入消毒液内浸泡,以免腐蚀手机内零件。

2. 纸塑复合包装纸面应避免被润滑油浸湿,以免影响灭菌过程中蒸汽穿透。

第 3 节　超声波清洗机使用标准操作规程

【目的】

熟练掌握口腔超声波清洗机使用标准操作规程。

【用物准备】

1. 操作者　穿抗湿罩袍或围裙,戴圆帽、口罩、护目镜或防护面罩、橡胶手套或防刺乳胶手套。

2. 用物　清洗剂、超声波清洗机。

【操作步骤及要点】

1. 配置清洗液,在清洗槽内按比例加水和清洗剂。

2. 打开电源开关,机器进行自检。

3. 打开除气开关排除气体。

4. 设置溶液温度,加热清洗液。

5. 流动水下初步冲洗器械后,将器械放入超声波清洗机的清洗网篮内。

6. 盖好超声波清洗机的盖子,设置清洗时间,开始超声清洗。

7. 器械超声清洗后继续后续的清洗、漂洗、终末漂洗及消毒处理。超声清洗完毕后排出超声波清洗机内液体。

【注意事项】

1. 确保没有异物落到超声波清洗机腔体底部,如有必须清除。

2. 加热设置温度不能超过 45℃。

3. 必须使用清洗网篮装载,直接放置在超声波清洗机腔体底部清洗。器械必须充分打开,可拆开的器械分离各组件;吸管等细长中空器械开口朝下倾斜放置,确保腔内注满溶液,清洗液液面浸过器械 2～4cm。

4. 超声清洗时间在 3～5 分钟,不宜超过 10 分钟。

(王　巍)

五官科护理教学大纲

一、课程性质和任务

五官科护理是中等卫生职业学校护理专业开设的临床护理学中的一个分支课程。本教材从护理工作的需要出发，主要阐述眼科、耳鼻咽喉科与口腔科的应用解剖和生理、常用护理检查、常见病的疾病概要、临床护理及常用护理技术操作。教学任务是使学生掌握本课程的基本理论、基本知识和基本技能，遵循护理程序对五官科常见病患者进行优质整体护理。

二、课程目标

（一）知识教学目标

1. 了解五官科常见病的基本医学知识，包括疾病的病因、病理及发病机制、诱发因素。辅助检查和健康教育。

2. 理解五官科常见病的基本理论、临床表现、治疗原则及常见急危重症的抢救原则。

3. 掌握五官科常见病患者的护理程序。

（二）能力培养目标

1. 初步学会五官科常用护理技术的基本操作。

2. 具有对五官科常见病患者实施相应护理的能力。

3. 对五官科常见急、危、重患者实施正确的应急处理和配合抢救。

（三）素质教育目标

1. 培养学生认真、严谨的学习态度和热情、积极主动地实施整体护理的工作意识。

2. 培养学生良好的职业道德和敬业精神。

3. 培养学生良好的护患沟通能力和团队协作精神。

三、教学内容和要求

教学内容	了解	理解	掌握	教学活动参考	教学内容	了解	理解	掌握	教学活动参考
第1篇 眼科护理				理论讲授	（二）病毒性结膜炎	√			
第1章 眼的应用解剖和生理				多媒体演示	（三）沙眼		√		
第1节 眼球		√		示范教学	二、变态反应性结膜炎	√			
第2节 视路	√			病例分析	三、翼状胬肉	√			
第3节 眼附属器		√			第3节 角膜疾病患者的护理				
第2章 眼科常用护理检查					一、细菌性角膜炎		√		
第1节 视功能检查		√			二、单纯疱疹病毒性角膜炎		√		
第2节 眼部检查		√			三、角膜软化症	√			
第3节 眼科其他检查	√				第4节 葡萄膜疾病患者的护理				
第3章 眼科患者的护理					一、虹膜睫状体炎		√		
第1节 眼睑及泪器疾病患者的护理					二、脉络膜炎	√			
一、睑缘炎	√				三、化脓性葡萄膜炎	√			
二、眼睑腺体疾病	√				第5节 青光眼患者的护理				
三、睑位置异常	√				一、急性闭角型青光眼			√	
四、慢性泪囊炎		√			二、开角型青光眼		√		
第2节 结膜疾病患者的护理					第6节 白内障患者的护理				
一、感染性结膜炎					一、年龄相关性白内障			√	
（一）急性细菌性结膜炎			√		二、先天性白内障	√			

127

续表

教学内容	了解	理解	掌握	教学活动参考
三、并发性白内障	✓			
四、代谢性白内障	✓			
五、外伤性白内障	✓			
六、药物及中毒性白内障	✓			
第7节　视网膜、玻璃体疾病患者的护理				
一、视网膜血管阻塞	✓			
二、全身疾病与视网膜病变	✓			
三、视网膜脱离	✓			
四、玻璃体混浊	✓			
第8节　屈光不正、斜视及弱视患者的护理				
一、屈光不正		✓		
二、斜视	✓			
三、弱视			✓	
第9节　眼外伤患者的护理		✓		
第4章　眼科常用护理技术操作（实践1）	学会			技能操作
第2篇　耳鼻咽喉患者的护理				理论讲授
第5章　耳科患者的护理				多媒体演示
第1节　耳的应用解剖和生理	✓			示范教学
第2节　常用护理检查	✓			病例分析
第3节　耳科患者的护理				
一、外耳道炎	✓			
二、耵聍栓塞	✓			
三、分泌性中耳炎		✓		
四、急性化脓性中耳炎			✓	
五、慢性化脓性中耳炎			✓	
六、梅尼埃病	✓			
第6章　鼻科患者的护理				
第1节　鼻的应用解剖和生理	✓			
第2节　鼻部常用护理检查	✓			
第3节　鼻科患者护理				
一、鼻疖	✓			
二、慢性鼻炎	✓			
三、变应性鼻炎		✓		
四、急性化脓性鼻窦炎			✓	
五、慢性化脓性鼻窦炎	✓			
六、鼻出血		✓		
第7章　咽科患者的护理				

教学内容	了解	理解	掌握	教学活动参考
第1节　咽的应用解剖和生理	✓			
第2节　咽部常用护理检查	✓			
第3节　咽科患者的护理				
一、急性咽炎	✓			
二、慢性咽炎	✓			
三、急性化脓性扁桃体炎			✓	
四、慢性化脓性扁桃体炎			✓	
五、阻塞性睡眠呼吸暂停综合征	✓			
第8章　喉科患者的护理				
第1节　喉的应用解剖和生理	✓			
第2节　喉部常用护理检查	✓			
第3节　喉科患者的护理				
一、急性会厌炎	✓			
二、急性喉炎			✓	
三、喉阻塞		✓		
四、五官科异物	✓			
第9章　耳鼻咽喉科常用护理技术操作（实践2）	学会			技能操作
第3篇　口腔患者的护理				理论讲授
第10章　口腔颌面部的应用解剖和生理				示范教学
第1节　口腔的应用解剖与生理	✓			多媒体演示
第2节　牙体及牙周组织的应用解剖生理		✓		病例分析
第3节　颌面部应用解剖生理	✓			
第11章　口腔科护理检查				
第1节　口腔科患者的护理评估及常见护理问题	✓			
第2节　口腔科护理管理	✓			
第12章　口腔科患者的护理				
第1节　牙体及牙髓病患者的护理			✓	
第2节　根尖周病患者的护理		✓		
第3节　牙周组织病患者的护理		✓		
第4节　口腔黏膜病患者的护理	✓			
第5节　口腔颌面部感染患者的护理	✓			
第6节　口腔颌面部损伤患者的护理	✓			
第13章　口腔科常用护理技术操作（实践3）	学会			技能操作

四、教学大纲说明

（一）适用对象与参考学时

本教学大纲可供中等职业教育 3 年制护理、助产等专业使用，总学时为 56 学时，其中理论教学 44 学时，实践教学 12 学时。

（二）教学要求

1. 本课程对理论教学部分要求有了解、理解、掌握三个层次。了解是指能够简单理解、记忆所学知识。理解是指能够解释、领会概念的基本含义并会应用所学知识。掌握是指对五官科护理学中所学的基本知识、基本理论具有深刻的认识，并能应用所学知识分析、解释临床问题。

2. 本课程在实践教学方面要求学会。学会是指能够在教师指导下进行实践技能操作。

（三）教学建议

1. 在教学过程中，要结合课程特点，积极采用现代化教学手段，用好多媒体、模型、挂图等，加强直观教学，充分发挥教师的主导作用和学生的主体作用。注重理论联系实际，并组织学生开展必要的临床病例分析讨论，以培养学生分析问题和解决问题的能力，使学生加深对教学内容的理解和掌握。

2. 实践教学要充分利用教学资源，结合挂图、仪器、模型、多媒体等，采用理论讲授、多媒体演示、标本模型观察、案例分析讨论等教学形式，充分调动学生学习的积极性和主观能动性，强化学生的动手能力和专业实践操作技能。

3. 本课程为考查课。教学评价应通过课堂提问、布置作业、单元目标测试、案例分析讨论、实践考核、期末考试等多种形式，对学生进行学习能力、实践能力和应用新知识能力的综合考核，以期完成教学目标提出的各项任务。

学时分配建议（56 学时）

序号	教学内容	理论	实践	合计
1	眼的应用解剖和生理	2		2
2	眼科常用护理检查		2	2
3	眼科患者的护理	18		18
4	眼科常用护理技术操作		2	2
5	耳科患者的护理	4	1	5
6	鼻科患者的护理	4	1	5
7	咽科患者的护理	4		4
8	喉科患者的护理	4		4
9	耳鼻咽喉科常用护理技术操作		2	2
10	口腔颌面部的应用解剖和生理	2		2
11	口腔科护理检查		2	2
12	口腔科患者的护理	6		6
13	口腔科常用护理技术操作		2	2
	合计	44	12	56

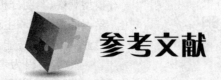

参考文献

劳樟森.1999.五官科护理学.北京:人民卫生出版社
郭金兰.2012.五官科护理.北京:科学出版社
马惠萍.2008.五官科护理.北京:科学出版社
陈燕燕.2000.眼耳鼻咽喉口腔科护理学.北京:人民卫生出版社
吴慧云.2004.眼耳鼻咽喉和口腔科护理学.北京:人民卫生出版社
田勇泉.2008.耳鼻咽喉头颈外科学.第七版.北京:人民卫生出版社
李敏.2011.五官科护理.第二版.北京:人民卫生出版社

 # 目标检测选择题参考答案

第1篇

第1章
1.B 2.C 3.D 4.E 5.B 6.A 7.D 8.C
第2章
1.B 2.A 3.C 4.B 5.D 6.E 7.C
第3章
第1节 1.B 2.C 3.A 4.A 5.C 6.B 7.B
第2节 1.B 2.B 3.A 4.E 5.A 6.E
第3节 1.A 2.B 3.B 4.B
第4节 1.B 2.A 3.D 4.D

第5节 1.A 2.C 3.E 4.A 5.B 6.D 7.A
第6节 1.C 2.A 3.E 4.B 5.A 6.B
第7节 1.C 2.D
第8节 1.D 2.C 3.B 4.D 5.C 6.C 7.B
8.A
第9节 1.D 2.E 3.C 4.B 5.C 6.D 7.C
第4章
1.C 2.B 3.A

第2篇

第5章
第1节 1.B 2.C 3.D 4.A 5.A 6.C 7.E
第2节 1.C 2.A 3.D 4.E
第3节 1.A 2.C 3.B 4.D 5.A 6.C 7.B
第6章
第1节 1.C 2.B 3.A 4.E 5.A 6.D
第2节 1.C 2.A 3.D 4.B
第3节 1.B 2.E 3.E 4.C 5.A 6.E 7.C
8.A 9.B
第7章
第1节 1.A 2.A 3.E 4.D 5.C
第2节 1.A 2.E 3.B 4.C
第3节 1.B 2.B 3.D 4.A 5.A 6.B 7.
8.E 9.A 10.D 11.D 12.E 13.A

第8章
第1节 1.A 2.C 3.C 4.A 5.C
第2节 1.D 2.C 3.A 4.B 5.C
第3节 1.A 2.A 3.D 4.C 5.C 6.E 7.E
8.E 9.C 10.D
第9章
1.C 2.E 3.B
第10章
1.D 2.C 3.A 4.B
第11章
1.D 2.A 3.C 4.A 5.A
第12章
1.E 2.D 3.B 4.E 5.B 6.B 7.E 8.B 9.A
10.E